BESTSELLER

Henry Marsh (Oxford, 1950) cursó Ciencias Políticas, Filosofía y Economía en la Universidad de Oxford, antes de estudiar Medicina en el Royal Free Hospital de Londres. Ingresó en el Colegio Real de Cirujanos en 1984, y ejerció durante más de treinta años de especialista en neurocirugía en el Atkinson Morley del St. George's Hospital de Londres hasta su jubilación en 2015. Su primer libro, *Ante todo no hagas daño*, que ha sido un best seller internacional, ganó el Pen Ackerley Prize y el South Bank Sky Awards for Literature y se tradujo a más de veinte idiomas. Además, el doctor Marsh ha protagonizado dos documentales —*Your Life in Their Hands*, ganador del Premio Royal Television Society Gold Medal, y *The English Surgeon*, que obtuvo un Emmy— y fue nombrado Comendador de la Orden del Imperio Británico en 2010. *Confesiones*, su segundo libro, fue finalista en 2017 del National Book Critics Circle Award en la categoría biografías. Su libro más reciente, *Al final, asuntos de vida o muerte*, ha tenido una gran acogida en la prensa y entre los lectores.

Biblioteca
HENRY MARSH

Ante todo no hagas daño

Traducción de
Patricia Antón de Vez

DEBOLS!LLO

Papel certificado por el Forest Stewardship Council®

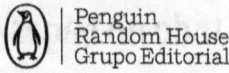

Título original: *Do No Harm*

Primera edición en Debolsillo: junio de 2024
Tercera reimpresión: abril de 2026

© 2014, Henry Marsh
© 2016, 2024, Penguin Random House Grupo Editorial, S.A.U.
Travessera de Gràcia, 47-49. 08021 Barcelona
© 2016, Patricia Antón de Vez, por la traducción
Diseño de la cubierta: Penguin Random House Grupo Editorial
Imagen de la cubierta: © Tom Pilston / Eyevine / Contacto

Printed in Spain – Impreso en España

ISBN: 978-84-663-7762-1
Depósito legal: B-7.913-2024

Impreso en Liber Digital, S. L.
Casarrubuelos (Madrid)

P 3 7 7 6 2 1

A Kate.
Sin ella, este libro nunca
se habría escrito

«Ante todo, no hagas daño...»

Frecuentemente atribuido a
HIPÓCRATES DE COS, c. 460 a.C.

«Todo cirujano lleva en su interior un pequeño cementerio al que acude a rezar de vez en cuando, un lugar lleno de amargura y pesar, en el que debe buscar explicación a sus fracasos.»

RENÉ LERICHE,
La filosofía de la cirugía, 1951

Prólogo

Cuando estamos en el hospital, enfermos, temiendo por nuestra vida y a la espera de una cirugía aterradora, tenemos que confiar en los médicos que nos tratan. Si no lo hacemos así, la vida se vuelve muy complicada.

Muchas veces, para superar nuestros temores, incluso atribuimos a los médicos cualidades sobrehumanas. Si la operación es un éxito, el cirujano es un héroe; si fracasa, es un villano.

La realidad, por supuesto, es completamente distinta. Los médicos son humanos, como el resto de nosotros. Gran parte de lo que ocurre en los hospitales es cuestión de suerte, y la suerte puede ser buena o mala. El médico pocas veces tiene control alguno sobre el éxito y el fracaso. Saber cuándo no hay que operar es tan importante como saber operar, y la experiencia en lo primero es más difícil de adquirir.

La vida de un neurocirujano nunca es aburrida y puede resultar profundamente gratificante, pero se cobra su precio. Es inevitable que uno acabe cometiendo errores, y debe aprender a vivir con las consecuencias, a veces espantosas.

Debe aprender a ser objetivo ante lo que ve y, al mismo tiempo, no olvidar que está tratando con personas. Los relatos de este libro versan sobre mis intentos —y ocasionales fracasos— de encontrar el equilibrio que se requiere en la carrera de un cirujano entre el necesario distanciamiento y la compasión, entre la esperanza y el realismo. No pretendo minar la confianza de la gente en los neurocirujanos —ni en la profesión médica, ya puestos—, pero confío en que este libro ayude a comprender las dificultades, tan a menudo más de naturaleza humana que técnica, a las que se enfrentan los médicos.

1

Pineocitoma

m. *Med*. Tumor de la glándula pineal, poco frecuente
y de crecimiento lento.

A menudo me veo obligado a hurgar en el cerebro, y eso es
algo que detesto hacer. Con unas pinzas bipolares, coagulo
los hermosos e intrincados vasos sanguíneos que recorren
la brillante superficie del cerebro. Hago una incisión con un
bisturí pequeño y abro un orificio por el que introduzco una
fina cánula conectada al aspirador quirúrgico. El cerebro
tiene una consistencia gelatinosa, y el aspirador ha acabado
siendo la herramienta principal del neurocirujano. Observando a través del microscopio quirúrgico me abro paso
poco a poco por la sustancia blanca de la masa cerebral, en
busca del tumor. La idea de que mi aspirador avance a través del pensamiento en sí, de la emoción y la razón, de que
los recuerdos, los sueños y las reflexiones puedan formar
parte de esa gelatina, resulta demasiado extraña como para
comprenderla. Mis ojos sólo ven materia. Y, sin embargo,
sé que si penetro por equivocación donde no debo, en la
zona que los neurocirujanos llamamos el «cerebro elocuen-
te», cuando acuda a la sala de recuperación después de la
cirugía para comprobar mis logros, me encontraré con un
paciente con secuelas y discapacitado.

La neurocirugía es peligrosa, y la tecnología moderna no ha hecho sino reducir el riesgo hasta cierto punto. Para la cirugía cerebral, por ejemplo, suele utilizarse la llamada «neuronavegación», una especie de GPS del cerebro. Esta técnica utiliza unas cámaras de infrarrojos que, como satélites en órbita alrededor de la Tierra, enfocan la cabeza del paciente. Las cámaras pueden «ver» los instrumentos que tengo en las manos, que llevan bolitas fluorescentes sujetas a ellos, y un ordenador conectado a las cámaras me muestra la posición del instrumental que estoy utilizando en ese momento en el cerebro del paciente, gracias a un escáner realizado justo antes de la cirugía. Eso me permite operar con el paciente despierto y con anestesia local, e identificar las zonas elocuentes del cerebro estimulándolo con un electrodo. El anestesista hace que el paciente ejecute una serie de tareas sencillas, y así podemos ver si causo algún daño a medida que avanza la operación. Si se trata de una cirugía de la médula espinal, más vulnerable incluso que el cerebro, puedo utilizar un método de estimulación eléctrica conocido como «potenciales evocados», para que me avise si estoy a punto de provocar una parálisis.

Aun así, pese a toda esa tecnología, la neurocirugía sigue siendo peligrosa. Cuando mi instrumental penetra en el cerebro o la médula espinal son necesarias la destreza y la experiencia, y uno tiene que saber cuándo parar. A menudo, incluso es mejor dejar que la enfermedad del paciente siga su curso natural y no operar siquiera. Y luego está la suerte, tanto la buena como la mala; a medida que adquiero más y más experiencia, me doy cuenta de que la suerte es cada vez más importante.

Tenía que operar a un paciente con un tumor de la glándula pineal. En el siglo XVII, el filósofo dualista Descartes defendía que mente y cerebro eran entidades completamente independientes, y situó el alma humana en la glándula pineal. Según él, era ahí donde el cerebro material, de alguna forma mágica y misteriosa, se comunicaba con la mente y el alma inmateriales. No sé qué habría dicho de haber podido ver a mis pacientes observando su propio cerebro en un monitor de vídeo, como hacen algunos de ellos cuando los opero con anestesia local.

Los tumores pineales son muy poco frecuentes. Algunos son benignos, y otros malignos. Los primeros no suelen precisar tratamiento. Los malignos, en cambio, acostumbran a tratarse con radioterapia y quimioterapia, y aun así pueden resultar letales. En el pasado se consideraban inoperables, pero con la neurocirugía microscópica moderna las cosas han cambiado. Hoy en día, suele plantearse la necesidad de operar al menos para obtener una biopsia y confirmar la clase de tumor, y así poder decidir el mejor tratamiento para el paciente. La glándula pineal está situada en lo más profundo del cerebro, de modo que la operación constituye, como dicen los cirujanos, todo un reto. Los neurocirujanos solemos observar los escáneres cerebrales que muestran tumores pineales con una mezcla de temor y emoción, como si fuéramos montañeros que contemplan un gran pico que esperamos poder escalar.

A aquel paciente en concreto le había resultado duro aceptar que padecía una dolencia muy grave y que ya no tenía control sobre su propia vida. Era director de una empresa de altos vuelos, y había creído que la causa de los dolores de cabeza que habían empezado a despertarlo por las noches era el estrés provocado por haber tenido que despedir a muchos de sus empleados tras el crac financiero de 2008. Sin embargo, resultó que tenía un tumor pineal e hidrocefalia aguda. El tumor obstruía la circulación normal del líquido cefalorraquídeo alrededor del cerebro, y el fluido atrapado incrementaba la presión en su cráneo. Sin tratamiento, se quedaría ciego y moriría en cuestión de semanas.

Mantuve algunas conversaciones difíciles con él en los días previos a la intervención. Le expliqué que los riesgos de la cirugía —que incluían la muerte o un grave derrame cerebral— eran menores, en definitiva, que los de no operarse. Él introducía en su móvil de última generación todo cuanto yo le decía, y lo hacía meticulosamente, como si teclear aquellos largos términos —hidrocefalia obstructiva, ventriculostomía endoscópica, pineocitoma, pineoblastoma— fuera de algún modo a devolverle el control de la situación y a salvarlo. Su ansiedad, combinada con mi sensación de profundo fracaso tras una cirugía que había llevado a cabo una semana antes, hacía que me enfrentara con temor a la perspectiva de operarlo.

Lo había visto la noche anterior a la intervención. Cuando hablo con mis pacientes la víspera de la cirugía, trato de no hacer demasiado hincapié en los riesgos, pues son aspectos que prefiero discutir con detalle en alguno de los encuentros anteriores. Intento tranquilizarlos y reducir su miedo, aunque eso signifique que aumente mi propia ansiedad. Para mí sería mucho más fácil llevar a cabo una operación difícil si le dijera de antemano al paciente que es terriblemente peligrosa y que hay bastantes probabilidades de que salga mal, ya que entonces, si en efecto no sale bien, quizá la dolorosa responsabilidad que sentiré será un poquito menor.

Su mujer estaba sentada a su lado y parecía muerta de miedo.

—Se trata de una operación relativamente sencilla —los tranquilicé con falso optimismo.

—Pero el tumor podría ser canceroso, ¿no? —quiso saber ella.

Con cierta renuencia, admití que sí. Expliqué que obtendría una biopsia durante la intervención, una muestra de tejido que congelaríamos enseguida para que un patólogo pudiera examinarla de inmediato. Si me informaba de que el tumor no era canceroso, no tendría que intentar extraerlo en su totalidad. Y si se trataba de un tumor llamado germinoma, ni siquiera tendría que extirparlo y a su marido se lo podría tratar —y probablemente curar— con radioterapia.

—O sea, que si no es cáncer o es un germinoma la operación es segura... —respondió ella, pero dejó la frase en suspenso, vacilante.

Titubeé, pues no quería asustarla. Escogí las palabras con cautela.

—Sí... La intervención es mucho menos peligrosa si no tengo que intentar extirparlo todo.

Hablamos un ratito más, y luego les di las buenas noches y me fui a casa.

A primera hora de la mañana siguiente, estaba tendido en la cama, pensando en la joven a la que había operado la semana anterior. Tenía un tumor en la médula espinal, entre la sexta y la séptima vértebras cervicales, y —aunque no sé por qué, pues la cirugía había parecido transcurrir sin incidentes— despertó de la intervención con todo el costado derecho del cuerpo paralizado. Probablemente, me había excedido con la resección y había extirpado una parte demasiado grande del tumor. Había confiado demasiado en mi pericia como cirujano. No había sentido el suficiente temor. Y ahora ansiaba que esa operación, la del tumor pineal, saliera bien. Que tuviera un final feliz y que todos acabaran más contentos que unas pascuas para poder volver a sentirme en paz conmigo mismo.

Aun así, sabía que, por amargo que fuera mi pesar, y por bien que saliera la intervención del tumor pineal, nada de lo que yo pudiera hacer podría compensar el daño que le había infligido a aquella joven. Cualquier grado de desdicha por mi parte era una nimiedad en comparación con lo que ella y su familia estaban pasando. Y, por supuesto, la operación del tumor pineal no iba a salir bien sólo porque yo deseara desesperadamente que así fuera o porque la anterior hubiese ido tan mal. El resultado de la cirugía que iba a realizar aquel mismo día —fuera o no maligno el tumor, pudiera extirparlo en su totalidad o lo encontrara tan pegado al cerebro que todo saliera espantosamente mal— no estaba del todo en mis manos. También sabía que, con el tiempo, el pesar que sentía por lo que le había hecho a aquella joven se iría desvaneciendo. El recuerdo de su imagen tendida en una cama de hospital, con un brazo y una pierna paralizados, dejaría de ser una dolorosa herida para convertirse en una triste cicatriz. La joven se añadiría a la lista de mis desastres: una lápida más en ese cementerio que, según dijo en cierta ocasión el especialista francés Leriche, todo cirujano lleva en su interior.

Aun así, en cuanto una operación da comienzo, suelo descubrir que cualquier temor morboso de esa clase se esfuma. Cojo el bisturí —ya no de manos del instrumentista, sino, como exige algún protocolo de salud pública, de una bandeja metálica— y, rebosante de confianza quirúrgica, hago con él una incisión precisa en el cuero cabelludo del paciente. Cuando la sangre brota de la herida, me invade la emoción de la caza y siento que tengo el control sobre todo lo que ocurre. Al menos, eso es lo que suele pasar. En aquella ocasión, la desastrosa operación de la semana anterior supuso que entrara en el quirófano presa de un miedo escénico considerablemente acusado, y, en lugar de charlar con Mike, uno de los cirujanos en prácticas conocidos como «especialistas residentes», que me hacía de ayudante, o de bromear con la asistente de quirófano, empecé a limpiar la piel del paciente y a colocar los paños estériles en silencio.

Mike llevaba unos meses trabajando conmigo y nos conocíamos bien. Debo de haber instruido a muchos cirujanos residentes en mis treinta años de carrera, y me gusta pensar que con la mayoría de ellos he hecho buenas migas. Estoy ahí para enseñarles y debo asumir la responsabilidad de lo que hacen, pero, al mismo tiempo, ellos me ayudan y apoyan y, cuando es necesario, me animan. Sé muy bien que suelen decirme sólo lo que les parece que deseo oír, pero la relación con ellos puede llegar a ser muy cercana —quizá se parezca un poco a la que hay entre los soldados que han luchado juntos—, y es lo que más voy a echar de menos cuando me retire.

—¿Qué pasa, jefe? —quiso saber Mike.

Solté un gruñido a través de la mascarilla.

—La idea de que la neurocirugía es una forma serena y racional de poner en práctica la ciencia es una verdadera chorrada —contesté—. Al menos para mí. Por culpa de esa maldita operación de la semana pasada, me siento tan nervioso como hace treinta años, cuando estaba empezando, y no como si estuviera a punto de jubilarme.

—Me muero de ganas —soltó Mike.

Ésa es una de las bromas que suelen hacerme mis residentes más audaces, ahora que se acerca el final de mi carrera. Actualmente, hay más cirujanos en prácticas que puestos de especialista, y a todos mis residentes les preocupa su futuro.

—En cualquier caso —añadió—, probablemente mejorará. Todavía es pronto.

—Lo dudo.

—Pero nunca se sabe con certeza...

—Bueno, supongo que eso es verdad.

Hablábamos de pie, detrás del paciente, a quien habían incorporado hasta dejarlo prácticamente en posición de sedestación, y que ya estaba anestesiado e inconsciente. Mike le había afeitado una estrecha franja de cabello en la nuca.

—Bisturí —le indiqué a Agnes, la instrumentista.

Cogí la herramienta en cuestión de la bandeja que me tendía y realicé una rápida incisión en la parte posterior de la cabeza del paciente. Mike utilizó el aspirador quirúrgico para succionar la sangre, y acto seguido separé y aparté los músculos de la nuca para que pudiéramos proceder a perforar el hueso del cráneo.

—Qué aplomo —comentó Mike.

En cuanto hube realizado la incisión en el cuero cabelludo del hombre, retraído los músculos, practicado una craneotomía y abierto y separado las meninges —la cirugía cuenta con su propio y antiquísimo lenguaje descriptivo—, hice que me acercaran el brazo del microscopio quirúrgico y me instalé en la silla de operaciones. En una cirugía pineal, a diferencia de lo que ocurre con otros tumores cerebrales, no es necesario abrir el cerebro para llegar al tumor; una vez abiertas las meninges, las membranas situadas bajo el cráneo, que envuelven el encéfalo y la médula espinal, se observa una estrecha fisura que separa la parte superior (los hemisferios cerebrales), de la inferior (el tronco del encéfalo y el cerebelo). Uno tiene la sensación de internarse en un largo túnel. A unos siete u ocho centímetros de profundidad —aunque el aumento del microscopio hace que esa distancia parezca cien veces mayor—, hallaremos el tumor.

Estoy viendo el centro mismo del cerebro, una zona secreta y misteriosa donde se encuentran las funciones más vitales que nos mantienen conscientes y vivos. Encima, como si fueran los grandes arcos de la bóveda de una catedral, tengo las venas profundas del encéfalo: las cerebrales internas, más allá la vena basal de Rosenthal y, en el punto medio, la vena magna o gran vena de Galeno, de un azul oscuro y reluciente a la luz del microscopio. Se trata de una anatomía que inspira un temor reverencial en los neurocirujanos. Esas venas llevan enormes cantidades de sangre arterial más allá del cerebro, y dañarlas tendría como resultado la muerte del paciente. Ante mí tengo el tumor, rojo y granular y, debajo de él, la placa tectal del tronco del encéfalo, donde una lesión puede provocar un coma permanente. A ambos lados se encuentran las arterias cerebrales posteriores, que alimentan las partes del cerebro responsables de la visión. Más allá, como una puerta que se abrirá a un pasillo distante de blancas paredes una vez extirpado el tumor, se halla el tercer ventrículo.

Hay cierta poesía quirúrgica en todos esos nombres que, cuando se combina con la hermosa óptica de un microscopio moderno bien equilibrado, convierte esta operación en una de las más maravillosas de la neurocirugía; si todo sale bien, por supuesto. En esta intervención, en mi avance hacia el tumor se interponían varios vasos sanguíneos que debían cortarse... Y hace falta saber cuáles pueden sacrificarse y cuáles no. En ese momento, siempre tengo la sensación de que todos mis conocimientos y mi experiencia se esfuman. Cada vez que corto un vaso sanguíneo, me estremezco un poco de miedo. Sin embargo, un buen cirujano aprende a aceptar ese desasosiego —ya en una etapa temprana de su carrera— como una parte normal de su jornada de trabajo, y a seguir adelante a pesar de todo.

Al cabo de una hora y media de cirugía, ya había llegado al tumor y tomado una muestra diminuta del mismo para enviarla al laboratorio de Patología. Me arrellané en la silla de operaciones.

—Ahora tendremos que esperar —le dije a Mike con un suspiro.

Interrumpir una intervención no resulta fácil, así que me desplomé en la silla, nervioso y tenso, ansiando poder continuar. Confiaba en que mi colega el patólogo me informara de que el tumor era benigno y operable; confiaba en que el paciente sobreviviera y en que después de la operación pudiera decirle a su mujer que todo iría bien.

Unos cuarenta y cinco minutos después, ya no pude soportar más la espera. Empujé la silla hacia atrás para apartarla de la mesa de operaciones, y salí corriendo en busca del teléfono más cercano, todavía con el traje y los guantes estériles puestos. Llamé al laboratorio y exigí hablar con el patólogo. Hubo una breve pausa, y luego se puso al teléfono.

—¡Qué pasa con mi pieza congelada! —exclamé.

—Ah —respondió el patólogo con tono imperturbable—. Sí, claro, siento el retraso... Estaba en otra parte del edificio.

—¿Qué narices es?

—Sí, sí. Bueno, estoy examinándola ahora mismo... ¡Vaya! Pues sí, parece un pineocitoma completamente benigno...

—¡Estupendo! ¡Gracias!

Olvidándome del patólogo al instante, volví a la mesa de operaciones, donde todo el mundo me esperaba.

—¡Adelante, sigamos!

Me lavé otra vez, me encaramé de nuevo a la silla, coloqué los codos en los brazos de apoyo y volví a centrarme en el tumor. Todos los tumores cerebrales son diferentes. Los hay duros como piedras y blandos como gelatina. Unos están completamente secos y otros supuran sangre hasta tal punto que, en ocasiones, el paciente puede morir desangrado durante la operación. Algunos se desprenden como guisantes de una vaina, otros están tan enraizados en el cerebro y en sus vasos sanguíneos que no hay nada que hacer. A partir de un escáner cerebral uno no puede saber con certeza cómo se comportará exactamente un tumor hasta que empieza a extirparlo. Aquel hombre tenía un tumor «cooperativo» y con un buen plano quirúrgico, como decimos los neurocirujanos; en otras palabras, no estaba muy pegado al cerebro. Lo fui extirpando poco a poco, replegándolo sobre sí mismo y desprendiéndolo de la masa que lo rodeaba. Al cabo de tres horas, me pareció que había logrado sacarlo casi del todo.

Como los tumores pineales son muy poco frecuentes, un colega pasó de su quirófano al mío para ver qué tal iba la operación. Probablemente estaba un poquito celoso.

Escudriñó el cerebro del paciente por encima de mi hombro.

—Tiene buena pinta.

—Por el momento —contesté.

—Las cosas sólo salen mal cuando no te lo esperas —añadió como comentario final, antes de regresar a su propio quirófano.

La operación continuó hasta que conseguí realizar una resección completa del tumor sin dañar la vital arquitectura del cerebro que lo rodeaba. Dejé a Mike suturando la herida y me dirigí a visitar a los pacientes que tenía ingresados en planta. No tenía muchos, pero uno de ellos era la joven madre a la que había dejado paralizada una semana antes. Estaba en una habitación lateral, sola. Cuando te acercas a un paciente al que has lisiado, da la sensación de que haya un campo de fuerzas empujándote, resistiéndose a tus intentos de abrir la puerta de la habitación en la que yace esa persona y cuyo picaporte parece de plomo; un campo de fuerzas que pretende apartarte de la cama del paciente y que se opone a tus intentos de esbozar una sonrisa vacilante. Uno no acaba de saber cuál es el papel que debe interpretar. El cirujano es ahora un villano, el autor de un crimen, o un incompetente en el mejor de los casos: ha dejado de ser una figura heroica y todopoderosa. Resulta mucho más fácil pasar de largo a toda prisa y no decirle nada al paciente.

Entré en la habitación y me senté en la silla junto a la cama.

—¿Cómo está? —pregunté sin mucha convicción.

La mujer me miró, esbozó una mueca y señaló con la mano sana el brazo derecho paralizado; luego lo levantó y lo dejó caer sobre la cama, inánime.

—He visto otros casos similares al de usted, en los que el paciente perdía parte de la movilidad después de la cirugía. Muchos de ellos mejoraron, aunque tardaron meses. Creo que usted mejorará mucho, de verdad.

—Antes de la operación confiaba plenamente en usted —contestó—. ¿Por qué debería hacerlo ahora?

No se me ocurrió una respuesta inmediata, y me miré los pies, incómodo.

—Aun así, le creo —añadió ella un instante después, aunque quizá sólo por pura compasión.

Volví a la zona de quirófanos. Habían trasladado al paciente del tumor pineal de la mesa de operaciones a una camilla, y ya estaba despierto. Tenía la cabeza sobre una almohada, y se lo veía adormilado. Una enfermera le limpiaba los restos de sangre y de polvo óseo que la cirugía le había dejado en el pelo, y los anestesistas y el personal de quirófano reían y charlaban mientras se afanaban en torno a él, cambiando la disposición de los múltiples tubos y cables que tenía conectados, como parte de los preparativos para llevarlo en camilla a la UCI. Si el paciente no hubiera despertado tan bien de la anestesia, habrían estado trabajando en silencio. Los auxiliares ordenaban el instrumental en los carritos y metían los paños, cables y tubos usados en bolsas de basura de plástico. Un sanitario ya estaba fregando la sangre del suelo y limpiando el quirófano para la siguiente cirugía.

—¡Está bien! —exclamó alegremente Mike desde el otro extremo de la sala.

Fui en busca de la esposa del paciente. Estaba esperando en el pasillo de la UCI, y su rostro se crispó de miedo y esperanza cuando vio que me acercaba.

24

—Ha ido todo lo bien que cabía esperar —dije en tono formal y práctico, interpretando el papel de un neurocirujano distante y brillante.

Pero entonces no pude evitar apoyar las manos sobre sus hombros. Ella puso las suyas sobre las mías y nos miramos a los ojos, y cuando vi sus lágrimas tuve que esforzarme por contener las mías. Me concedí un breve instante de celebración.

—Creo que todo va a salir bien —añadí.

2

Aneurisma

amb. *Med*. Dilatación anómala y localizada de la pared de un vaso sanguíneo, por lo general una arteria.

La neurocirugía consiste en el tratamiento quirúrgico de pacientes con enfermedades y lesiones del cerebro y la columna vertebral. Se trata de problemas poco frecuentes y, por tanto, el número de neurocirujanos y de departamentos de Neurocirugía, si se compara con otras especialidades médicas, es pequeño.

Cuando estudiaba Medicina, nunca presencié una intervención neuroquirúrgica. En el hospital en el que me formé, no se nos permitía la entrada al quirófano cuando se practicaba una operación de dicha disciplina: se consideraba algo demasiado especializado e indescifrable para simples estudiantes. Recuerdo que, en una ocasión, cuando recorría el pasillo principal de la zona de quirófanos, había visto brevemente, a través del pequeño ojo de buey de la sala de neurocirugía, a una mujer desnuda, anestesiada y con la cabeza afeitada por completo, sentada muy erguida en una mesa especial de operaciones. Un anciano neurocirujano enormemente alto, con la cara oculta por una mascarilla quirúrgica y una compleja linterna monocular sujeta a la cabeza, se hallaba de pie a su espalda. Con sus grandes manos pintaba el cuero cabelludo afeitado de la mujer con un antiséptico de yodo marrón oscuro. Parecía una escena de una película de terror.

Tres años después, me encontraba en la misma sala de neurocirugía, observando cómo el más joven de los dos neurocirujanos residentes operaba a una mujer con rotura de aneurisma cerebral. Para entonces, hacía un año y medio que había acabado los estudios, y ya me sentía defraudado y desilusionado ante la idea de hacer carrera en la medicina. En aquel momento, trabajaba como interno en prácticas en la UCI de mi hospital clínico, y, al ver que parecía un poco aburrido, uno de los anestesistas de la unidad me había sugerido que bajara con él a quirófano y lo ayudara a preparar a un paciente para una intervención de neurocirugía.

Aquélla era una operación distinta a las que había presenciado hasta entonces, que solían consistir al parecer en largas y sangrientas incisiones y en la manipulación de grandes y resbaladizas partes del cuerpo. Esa intervención, en cambio, se llevaba a cabo con un microscopio quirúrgico, a través de una pequeña abertura en el costado de la cabeza de una mujer, utilizando únicamente un fino instrumental endoscópico para manipular los vasos sanguíneos del cerebro, estructuras de apenas unos milímetros de diámetro.

Los aneurismas son pequeñas protuberancias parecidas a globos, que surgen en las paredes de las arterias cerebrales, y que pueden causar —y de hecho, lo hacen con frecuencia— hemorragias de consecuencias devastadoras en el encéfalo. El objetivo de la operación es colocar una diminuta grapa de resorte pinzando el cuello del aneurisma, que sólo tiene unos milímetros de ancho, para impedir que estalle. Existe el peligro muy real de que el cirujano —que trabaja a varios centímetros de profundidad en el centro de la cabeza del paciente y en un espacio angosto situado bajo la masa encefálica— rompa sin querer el aneurisma mientras lleva a cabo la resección para liberarlo del cerebro y de los vasos sanguíneos que lo rodean y trata de pinzar la pared de la arteria. Los aneurismas tienen paredes finas y frágiles, pero la sangre arterial fluye por ellos a mucha presión. A veces, la pared es tan delgada que se pueden ver los remolinos que forma la sangre en su interior, y que la ampliación del microscopio quirúrgico convierte en enormes y siniestros torbellinos de un rojo intenso. Si el cirujano rompe el aneurisma antes de poder llevar a cabo el grapado y sellado de la arteria, lo más habitual es que el paciente muera o que sufra al menos un derrame cerebral devastador, un destino que puede ser fácilmente peor que la muerte.

El personal de quirófano guardaba silencio. No había ni rastro de la relajada conversación de costumbre. Los neurocirujanos dicen a veces que operar un aneurisma se parece a la tarea de desactivar una bomba, aunque se requiere una valentía de otra clase y es la vida del paciente la que está en juego, no la del médico. La intervención que yo presenciaba, más que a un ejercicio técnico tranquilo y desapasionado, se parecía a un deporte sangriento en el que la presa fuera un peligroso aneurisma. Se trataba en efecto de una cacería, con el cirujano abriéndose paso con cautela hacia la guarida del aneurisma en las profundidades del cerebro, tratando de no perturbarlo. Y entonces, cuando le daba alcance, llegaba el clímax: le tendía una trampa y lo acorralaba con una reluciente grapa de titanio, salvando con ello la vida de la paciente.

Además, aquella intervención se realizaba en el cerebro, el misterioso sustrato de todos los pensamientos y sentimientos, de todo lo importante en la vida del ser humano; un misterio tan grande, me parecía, como las estrellas en la noche y el universo que nos rodea. Fue una operación elegante, delicada, peligrosa y llena de profundo significado. ¿Qué podía haber mejor, me dije, que ser neurocirujano?

Tuve la extraña sensación de que eso era lo que había deseado hacer toda mi vida, aunque acabara de darme cuenta de ello. Fue amor a primera vista.

La intervención fue bien. El grapado y sellado del aneurisma se llevó a cabo con éxito, sin provocar una hemorragia o un derrame que serían terribles, y el ambiente en el quirófano se volvió de pronto alegre y distendido. Aquella noche, al llegar a casa, le anuncié a mi mujer que iba a ser neurocirujano. Pareció un tanto sorprendida, dado que con anterioridad me había mostrado muy indeciso con respecto a la clase de médico que quería ser, pero pareció pensar que la idea tenía sentido. Ninguno de los dos podría haber previsto entonces que mi obsesión con la neurocirugía, las largas jornadas de trabajo que supondría y la autosuficiencia que hizo aflorar en mí conducirían al fin de nuestro matrimonio, veinticinco años después.

Treinta años y varios centenares de operaciones de aneurisma más tarde, casado por segunda vez y con sólo unos años más por delante hasta la jubilación, me dirigía en bicicleta al trabajo un lunes por la mañana para efectuar el pinzamiento y grapado de otro aneurisma. Acabábamos de pasar una ola de calor, y unas densas nubes negras pendían sobre el sur de Londres. Durante la noche, había llovido a cántaros. Había muy poco tráfico, y todo el mundo parecía estar de vacaciones. Las alcantarillas que había en la entrada del hospital estaban desbordadas, y los autobuses rojos arrojaban al pasar verdaderas cascadas de agua en la acera, de modo que los pocos miembros del personal que iban andando al trabajo tenían que saltar hacia un lado para evitar quedar empapados.

Actualmente, rara vez llevo a cabo un grapado y sellado de aneurisma. Los cambios tecnológicos han vuelto obsoleta toda la pericia técnica que adquirí lenta y dolorosamente para convertirme en un cirujano especializado en aneurismas. En lugar de la cirugía abierta, ahora un radiólogo —no un neurocirujano— inserta un catéter endoscópico en la arteria femoral de la ingle del paciente, para hacerlo llegar hasta el aneurisma, que queda sellado desde el interior en vez de pinzado desde el exterior. Se trata, sin duda, de una experiencia mucho menos desagradable para los pacientes, que ya no se ven sometidos a una intervención quirúrgica. Aunque la neurocirugía ya no es lo que era antaño, la pérdida para el neurocirujano ha supuesto una ganancia para el paciente. La mayor parte de mi trabajo gira ahora en torno a los tumores cerebrales, con nombres como glioma, meningioma o neurinoma. El sufijo «-oma» procede del griego clásico y significa «tumor», y la primera parte de cada uno de estos términos es el nombre del tipo de célula a partir de la cual se cree que se ha desarrollado el tumor en cuestión. Sin embargo, en ciertas ocasiones un aneurisma no puede sellarse por vía endovascular, de manera que, de vez en cuando, me encuentro acudiendo al trabajo por la mañana en ese estado de ansiedad y emoción contenidas que tan bien conocía en el pasado.

La mañana siempre empieza con una reunión, una costumbre que inicié hace veinte años. Mi inspiración había sido la serie policial televisiva *Canción triste de Hill Street*, en la que todas las mañanas el carismático sargento de la comisaría daba sucintos y expresivos sermones e instrucciones a sus agentes, antes de que salieran a las calles de la ciudad en los coches patrulla con las sirenas ululando. Era la época en la que el gobierno empezaba a reducir las largas jornadas de los internos residentes, porque se decía que los médicos estaban cansados y trabajaban demasiado, y que con ello se ponían en peligro las vidas de los pacientes. Sin embargo, ahora que dormían más por las noches, en lugar de volverse más seguros y eficaces, los internos cada vez parecían más descontentos e informales. En mi opinión, eso pasaba porque ahora trabajaban por turnos y porque, de hecho, al impedirles vivir aquellas largas jornadas de trabajo, los habían privado de la sensación de formar parte de algo verdaderamente importante.

Yo confiaba en que, con aquellas reuniones matutinas para hablar de los últimos pacientes ingresados, planear los tratamientos y ofrecer una formación constante a los residentes, conseguiría recuperar de alguna forma el perdido espíritu de grupo.

Estas reuniones son muy populares. No son como esos encuentros aburridos y sin gracia que organiza la dirección del hospital, en los que se habla sobre cómo mantenerse informado acerca de los últimos objetivos o sobre cómo sentirse cómodos con los protocolos de atención. Nuestra reunión matinal de Neurocirugía es algo bien distinto. Todos los días, a las ocho en punto, en la sala de radiodiagnóstico, oscura y sin ventanas, gritamos, discutimos y reímos mientras examinamos los escáneres cerebrales de nuestros pobres pacientes y hacemos bromas macabras a su costa. Nos sentamos formando un semicírculo: un pequeño grupo de diez o doce especialistas y residentes con toda la pinta de hallarnos en el puente de mando de la nave estelar *Enterprise*. Enfrente tenemos una batería de monitores de ordenador y una pared blanca en la que se proyectan escáneres cerebrales a un tamaño mucho mayor que el natural, en blanco y negro. Son de pacientes que han ingresado por urgencias durante las veinticuatro horas anteriores. Muchos de ellos habrán padecido hemorragias letales o heridas de gravedad en la cabeza, y a otros acabarán de diagnosticarles tumores cerebrales. Ahí sentados, vivos, sanos y contentos con nuestro trabajo, examinamos con diversión sarcástica e impasibilidad olímpica esas imágenes abstractas del sufrimiento humano y el desastre, confiando en encontrar casos interesantes en los que intervenir. Los residentes presentan los casos y nos proporcionan las «historias clínicas», pues así se llaman esos relatos de catástrofes repentinas o tragedias terribles que se repiten todos los días, año tras año, como si el padecimiento humano no tuviera fin.

Me senté en mi sitio de costumbre, en una esquina. Los internos en prácticas suelen estar en primera fila, y la segunda la ocupan los cirujanos que se están formando, los especialistas residentes. Pregunté si alguno de ellos había estado de guardia en Urgencias durante los últimos ingresos.

—Había un interino —contestó un residente—, pero ya se ha largado.

—Este viernes ha habido cinco médicos de guardia pendientes del busca en veinticuatro horas —explicó uno de mis colegas—. ¡Cinco médicos! ¡Pasándose pacientes de urgencias cada cuatro horas y pico! Es un caos absoluto...

—¿Hay algún caso que presentar? —quise saber.

Uno de los médicos residentes se levantó de la silla y fue hasta el teclado del ordenador que había en el escritorio del fondo.

—Una mujer de treinta y dos años —respondió lacónicamente—. Tiene programada una cirugía para hoy. Sufría intensos dolores de cabeza y le hicieron un escáner cerebral.

Mientras hablaba, la imagen en cuestión apareció proyectada en la pared.

Miré a los jóvenes internos y, para mi bochorno, no conseguí recordar el nombre de ninguno de ellos. Cuando me convertí en especialista, hace veinticinco años, en el departamento había sólo dos internos en prácticas; ahora son ocho. En el pasado, solía llegar a conocerlos bien y me tomaba un interés personal en ayudarlos en sus carreras, pero ahora vienen y van casi tan deprisa como los pacientes. Le pedí a uno de ellos, una chica, que describiera el escáner que veíamos en la pared y me disculpé por no recordar cómo se llamaba.

—¡Eso es alzhéimer! —exclamó desde la penumbra del fondo uno de los residentes menos respetuosos.

La interna me dijo que se llamaba Emily.

—Esto es una ATC del cerebro —añadió.

—Sí, ya lo vemos todos. Pero ¿qué nos muestra?

Se hizo un silencio incómodo.

Al cabo de unos segundos, me apiadé de ella. Me acerqué a la pared y señalé el escáner. Expliqué que las arterias cerebrales eran como las ramas de un árbol: se volvían más estrechas cuanto más se alejaban del tronco. Indiqué un bultito, como una baya letal, en una de las arterias, y miré inquisitivamente a Emily.

—¿Es un aneurisma? —preguntó ella.

—Un aneurisma justo en medio de una arteria cerebral —respondí.

Expliqué que los dolores de cabeza que padecía la paciente habían sido en realidad bastante leves, y que el aneurisma era un hallazgo fortuito, se había descubierto por pura casualidad. No tenía nada que ver con los dolores.

—¿Quién va a proseguir con el examen diagnóstico? —pregunté, volviéndome hacia la fila de residentes.

Todos los especialistas residentes tienen que pasar un examen oficial de Neurocirugía cuando han completado su formación. Para prepararlos, intento acribillarlos a preguntas de manera regular.

—Es un aneurisma que no presenta rotura y con un tamaño de unos siete milímetros —contestó Fiona, la que tenía más experiencia de ellos—. Así que, según el estudio internacional publicado en mil novecientos noventa y ocho, tiene un riesgo de rotura del cero coma cinco por ciento anual.

—¿Y qué pasa si se produce la rotura?

—El quince por ciento de la gente muere de inmediato, y otro treinta por ciento lo hace en el término de unas semanas, normalmente a causa de una hemorragia posterior, así que la tasa de mortalidad anual pasa a ser del cuatro por ciento.

—Muy bien, ya veo que conoces las cifras. Pero ¿qué deberíamos hacer?

—Preguntar a los radiólogos si es posible sellarlo por vía endoscópica.

—Ya lo he hecho. Dicen que no se puede.

Los radiólogos intervencionistas —los médicos especialistas en rayos X que suelen tratar ahora los aneurismas— me habían explicado que la forma de aquel aneurisma impedía cualquier tratamiento que no fuera el pinzamiento y grapado quirúrgico.

—Podrías operarlo...

—Pero ¿debería hacerlo?

—No lo sé —contestó Fiona, insegura.

Pero Fiona había dado en el clavo. Yo tampoco lo sabía. Si no hacíamos nada, la paciente podía acabar sufriendo una hemorragia que probablemente causaría un derrame catastrófico o la mataría. Pero también podía morir al cabo de muchos años de otra cosa, sin que el aneurisma llegara a romperse nunca. En ese momento, gozaba de buena salud; el dolor de cabeza por el que le habían hecho el escáner era irrelevante, y la paciente había mejorado. El aneurisma se había descubierto por casualidad. Si la operaba, podía provocar un derrame y dejarla discapacitada; el riesgo de que pasara algo así rondaría el cuatro o el cinco por ciento. De modo que corría más o menos el mismo peligro si se sometía a la intervención que si pasaba toda la vida sin hacerse nada. Sin embargo, si no hacíamos nada, se vería obligada a vivir sabiendo que tenía ese aneurisma plantado en el cerebro, y que podría matarla en cualquier momento.

—Bueno, entonces, ¿qué deberíamos hacer? —pregunté.

—¿Hablarlo con ella?

• • •

Había conocido a la mujer en cuestión unas semanas antes, en mi consulta para pacientes externos. Me la enviaba su médico de cabecera, que había encargado el escáner cerebral, aunque en la nota que me remitía sólo hacía constar que la paciente tenía treinta y dos años y un aneurisma sin presencia de rotura. Acudió a mi consulta sola, elegantemente vestida y con unas gafas de sol en la cabeza, sobre su larga y oscura melena. Se sentó en la silla, ante mi escritorio, en la anodina consulta para pacientes externos, y dejó su sofisticado bolso de marca en el suelo, a su lado. Luego me miró, insegura. Sus ojos estaban llenos de inquietud.

Me disculpé por haberla hecho esperar y vacilé antes de continuar. No quería iniciar la entrevista haciéndole preguntas sobre sus circunstancias familiares o sobre sí misma: con ello, habría parecido que esperaba que muriese. Preferí interesarme por sus dolores de cabeza.

Me habló de ellos, y me explicó que habían mejorado. En retrospectiva, desde luego parecían de lo más inofensivos. Si un dolor de cabeza tiene una causa grave, ésta suele resultar obvia por la propia naturaleza del dolor. Pero la investigación que había puesto en marcha su médico de cabecera, quizá con la esperanza de que un escáner cerebral normal la tranquilizara, había creado un problema completamente nuevo, y la mujer, pese a no padecer ya los dolores de cabeza, estaba ahora desesperada de pura angustia. Había buscado en internet —¡cómo no!—, y estaba convencida de que tenía una bomba de relojería en su cerebro que iba a explotar en cualquier momento. Llevaba varias semanas esperando para verme.

Le mostré la arteriografía en el monitor de mi escritorio y le expliqué que el aneurisma era muy pequeño y que tal vez nunca llegaría a romperse. Añadí que los más peligrosos, los que exigían una intervención quirúrgica, eran los grandes, y le conté que en su caso los riesgos de la operación eran muy similares a los de que sufriera un derrame por rotura del aneurisma.

—¿Es necesaria una operación? —quiso saber.

Si decidía someterse a tratamiento, sí, tendría que ser una intervención quirúrgica. El problema era saber si llevarla a cabo o no.

—¿Cuáles son los riesgos de la operación? —me preguntó.

Cuando le conté que había un cuatro o un cinco por ciento de probabilidades de que muriera o quedara discapacitada si se sometía a la intervención, se echó a llorar.

—¿Y si no me opero? —quiso saber entre sollozos.

—Bueno, es posible que se muera de vieja sin que el aneurisma llegue a romperse nunca.

—Dicen que usted es uno de los mejores neurocirujanos del país... —soltó con esa fe tan ingenua con la que los pacientes angustiados suelen tratar de aliviar sus temores.

—Pues no lo soy. Pero sí tengo mucha experiencia, desde luego. Sólo puedo prometerle que haré cuanto esté en mi mano. No niego que yo seré el único responsable de lo que le ocurra, pero me temo que la decisión de operarse o no es sólo suya. Si supiera qué hacer, le prometo que se lo diría.

—¿Qué haría usted si estuviera en mi lugar?

Titubeé. Lo cierto era que a mis sesenta y un años no estaba precisamente en la flor de la vida. Había vivido ya la mayor parte de ella, y la diferencia de edad entre nosotros significaba que a mí me quedaban menos años por delante, de manera que el riesgo de que el aneurisma se rompiera era muy inferior en mi caso, y el riesgo relativo de la operación, en consecuencia, muy superior.

—Yo no me sometería al tratamiento para el aneurisma —contesté—, aunque me resultaría muy difícil olvidarme de él.

—Quiero operarme —dijo convencida. Y, señalándose la cabeza, añadió—: No quiero vivir con esa cosa en mi cerebro.

—No hace falta que lo decida ahora. Váyase a casa y hable de todo esto con su familia.

—No, ya lo he decidido.

Durante unos segundos, no dije nada. No estaba seguro de que hubiera asimilado lo que le había dicho sobre los riesgos de la cirugía. Sin embargo, no me pareció que volver a explicárselo fuera a servir de mucho, de modo que emprendimos la larga excursión por los pasillos del hospital hacia el despacho de mi secretaria, donde concertaríamos una fecha para la operación.

Tres semanas después, un domingo a última hora de la tarde, recorrí como de costumbre el penoso camino hasta el hospital para verla a ella y a los demás pacientes que tenían operaciones programadas al día siguiente. Siempre hago ese recorrido con cierta renuencia. Me sentía irritable y nervioso, y durante la mayor parte de la jornada no había podido dejar de pensar en que me vería obligado a ver a aquella mujer y enfrentarme a su angustia.

Todos los domingos por la tarde, recorro lleno de aprensión el trayecto en bicicleta hasta el hospital. Puede resultar un tanto extraño, pero lo que me genera esa sensación no es la dificultad de los casos que me aguardan, sino la mera transición de estar en casa a estar en el trabajo. Esa visita al anochecer es un ritual que he llevado a cabo durante muchos años, y, sin embargo, por más que lo intento, no consigo acostumbrarme a él ni librarme del miedo y la preocupación de los domingos, mientras pedaleo por las silenciosas calles secundarias. Es casi como si estuviera condenado a ello. Aun así, una vez que he visto a los pacientes y hablado con ellos sobre lo que pasará al día siguiente, el miedo desaparece y vuelvo a casa contento y preparado para las intervenciones que me esperan.

La encontré en una abarrotada sección de la planta de mujeres. Había esperado que su marido estuviese con ella para poder hablar con los dos, pero me dijo que él se había marchado ya, porque sus hijos estaban en casa. Hablamos sobre la operación durante unos minutos. La decisión ya estaba tomada, de modo que no había necesidad alguna de insistir una vez más en los riesgos de la intervención, como había hecho en la consulta, aunque sí tuve que referirme a ellos cuando la hice firmar el complicado formulario del consentimiento informado.

—Confío en que pueda dormir un poco esta noche —dije—. Le prometo que yo sí lo haré, lo cual es más importante, dadas las circunstancias.

Sonrió ante esa pequeña broma que suelo hacerles a todos mis pacientes cuando voy a verlos la noche anterior a la cirugía. Es probable que ya supiera que lo último que se consigue en un hospital es paz, descanso o tranquilidad, en especial si vas a someterte a una intervención cerebral a la mañana siguiente. Luego visité también a los otros dos pacientes que tenía programados para cirugía, y repasé con ellos los detalles de sus respectivas operaciones. Firmaron los formularios de consentimiento informado y, mientras lo hacían, ambos me dijeron que confiaban plenamente en mí. Es posible que la angustia sea contagiosa, pero la confianza también lo es, y cuando me dirigía al aparcamiento del hospital, mi ánimo estaba por las nubes: la fe que tenían los pacientes en mí había obrado el milagro. Me sentía como el capitán de un barco. Todo estaba en perfecto orden, impoluto y ordenado, y las cubiertas se habían despejado para entrar en acción, preparadas para las operaciones programadas al día siguiente. Barajando esas alegres metáforas náuticas, salí del hospital y regresé a casa.

. . .

Tras la reunión matutina, me dirigí a la sala de anestesia, donde la paciente estaba ya tendida en una camilla, esperando a que la durmieran.

—Buenos días —saludé, tratando de que mi tono fuera alegre—. ¿Ha dormido bien?

—Sí —contestó ella muy tranquila—. He pasado una buena noche.

—Todo va a salir bien.

En ese momento, no pude evitar preguntarme una vez más si se hacía cargo de los riesgos a los que estaba a punto de exponerse. Quizá era muy valiente, tal vez un tanto ingenua, pero también era posible que no hubiera asimilado del todo lo que yo le había contado.

En el vestuario, me cambié y me puse el uniforme de quirófano. Un colega especialista estaba haciendo lo mismo, y le pregunté qué programa tenía para la jornada.

—Bueno, sólo unas cuantas espaldas —respondió—. Tú tienes uno con aneurisma, ¿no?

—El problema con un aneurisma que no presenta rotura es que, si el paciente despierta hecho un desastre, la culpa es sólo tuya. Antes de la operación suele estar como una rosa. Al menos, cuando se trata de uno roto, la primera hemorragia ya lo ha dejado tocado.

—Es verdad. Pero también suele ser más fácil llevar a cabo el grapado en los que no se han roto.

Entré en el quirófano, donde Jeff, mi residente, estaba colocando a la paciente sobre la mesa de operaciones. En mi departamento tenemos una costumbre muy poco habitual: aceptamos a cirujanos del programa de formación en Neurocirugía de Seattle, que pasan un año con nosotros. Jeff era uno de ellos, y, como suele pasar con la mayoría de cirujanos estadounidenses en prácticas, era excepcional. En ese momento, estaba sujetando la cabeza de la paciente a la mesa, utilizando una abrazadera de bisagra con tres pequeños fijadores que atraviesan el cuero cabelludo hasta el cráneo para mantenerlo inmóvil.

Le había prometido a la mujer del aneurisma que le afeitaríamos una zona lo más pequeña posible, y Jeff empezó a hacerlo partiendo de la frente. No hay pruebas científicas de que los afeitados integrales que llevábamos a cabo en el pasado —y que hacían parecer presos a los pobres pacientes— tengan efecto alguno en el porcentaje de infecciones. Ése era el pretexto para afeitarlos, pero sospecho que el motivo real, aunque sin duda inconsciente, era que se trataba de una forma de deshumanizar al paciente, y eso hacía que al cirujano le resultara más fácil operarlo.

Una vez completado ese afeitado mínimo, pasamos por el lavamanos quirúrgico, y sólo entonces, equipados ya con guantes, mascarillas y batas, volvemos a la mesa y comenzamos la operación. Los primeros diez minutos los dedicamos a pintar la cabeza de la paciente con antiséptico, a cubrirla con paños estériles —de manera que yo sólo vea la zona en la que voy a operar— y a disponer el equipo y las herramientas quirúrgicas con el instrumentista, Irwin.

—Bisturí —le indico a este último y, dirigiéndome al anestesista, en el otro extremo de la mesa, anuncio—: Voy a empezar.

Y allá vamos.

Tras media hora de trabajo con bisturís y trepanadores alimentados por un compresor de quirófano, ya hemos conseguido abrir un pequeño orificio en el cráneo de la mujer y alisar las superficies de hueso con una fresa quirúrgica.

—¡Fuera luces, acercad el microscopio y la silla de operar! —grito entonces, tanto de pura excitación como por la necesidad de hacerme oír por encima de los murmullos y siseos del equipo y del traqueteo de la maquinaria de quirófano.

Los microscopios quirúrgicos binoculares modernos son unos trastos maravillosos, y yo estoy como loco con el que uso, igual que le pasa a cualquier buen artesano con sus herramientas. Costó más de cien mil libras y, aunque pesa un cuarto de tonelada, está perfectamente contrapesado. Una vez en su sitio, sus lentes se inclinan sobre la cabeza del paciente cual grúa inquisitiva y atenta. El módulo binocular que me permite ver el interior del cerebro flota ante mí, ligero como una pluma en su brazo bien equilibrado, y para moverlo sólo me hace falta desplazar levemente un dedo sobre los controles. No sólo amplía, sino que también ilumina con una potente luz de xenón tan radiante como el sol.

Dos enfermeros de quirófano empujan poco a poco y con esfuerzo el pesado microscopio hasta la mesa, y yo me instalo detrás de él en la silla ajustable y con brazos especialmente diseñados para cirugía. Este momento sigue emocionándome tanto como el primer día. Aún no he perdido el ingenuo entusiasmo con el que observé aquella primera operación de aneurisma, hace ya treinta años. Me siento como un caballero medieval que parte a lomos de su caballo en busca de una bestia mítica. Y, de hecho, la imagen que uno contempla del cerebro del paciente a través del microscopio tiene algo de mágica: es más clara, nítida y brillante que el mundo de ahí fuera, el mundo de anodinos pasillos de hospital, comités, gestiones, papeleos y protocolos. La carísima óptica del aparato produce una extraordinaria sensación de profundidad y claridad; una sensación que mi propia ansiedad vuelve incluso más intensa y misteriosa. Es una imagen muy privada, casi íntima, y aunque me rodea el pijama quirúrgico —que me ve operar a través de un monitor de vídeo conectado al microscopio—, aunque tengo a un ayudante a mi lado, observando a través de una lente lateral, y pese a todos esos carteles en los pasillos del hospital sobre algo llamado «administración hospitalaria», que proclaman la importancia del trabajo en equipo y la comunicación, para mí esto sigue siendo un combate cuerpo a cuerpo.

—Bueno, Jeff, vamos allá. —Y, dirigiéndome a Irwin, añado—: Necesitamos un retractor cerebral.

Elijo uno de los separadores disponibles, una fina lámina de acero con el extremo redondeado como el de un polo de helado, y lo coloco bajo el lóbulo frontal del cerebro de la paciente. Empiezo a empujar el cerebro hacia arriba, apartándolo de la base del cráneo —el término quirúrgico adecuado es «elevación»— milímetro a milímetro y con extrema cautela, para crear así un mínimo espacio que me permita avanzar poco a poco hacia el aneurisma. Tras tantos años operando con el microscopio, este instrumento ha acabado convirtiéndose en una extensión de mi propio cuerpo. Cuando lo utilizo, tengo la sensación de estar descendiendo por él hasta internarme realmente en la cabeza del paciente, y los extremos de mi instrumental microscópico se me antojan las yemas de mis propios dedos.

Le señalo a Jeff la arteria carótida y le pido a Irwin las tijeras microscópicas. Corto con cuidado el vaporoso velo de la aracnoides, en torno a la gran arteria que mantiene vivo medio cerebro. La aracnoides es una de las meninges, una fina capa cuyo nombre deriva de la palabra «araña» en griego, pues tiene todo el aspecto de haberse formado mediante hebras de una finísima telaraña.

—¡Qué vista tan fantástica! —exclama Jeff.

Y en efecto lo es, porque estamos operando un aneurisma antes de que se produzca su devastadora rotura, y la anatomía del cerebro se ve nítida y perfecta.

—Necesitaré otro separador —le digo a Irwin sin apartar la vista.

Y armado ahora con dos separadores, procedo a hacer palanca para separar los lóbulos frontal y temporal, sujetos por la aracnoides. El líquido cefalorraquídeo —LCR para los médicos—, tan transparente como el cristal, circula entre las hebras de la «tela de araña» y centellea y refulge como plata a la luz del microscopio. A través de él, veo la lisa superficie amarilla del cerebro en sí, regada por una miríada de vasos sanguíneos diminutos y rojos —arteriolas— que forman hermosas ramificaciones, semejantes a los afluentes de un río vistos desde el espacio. Venas de color violeta, relucientes y oscuras, discurren entre los dos lóbulos hacia la arteria cerebral media y, en última instancia, hacia el sitio donde encontraré el aneurisma.

—¡Fantástico! —suelta de nuevo Jeff.

—Antes decíamos que el LCR era «claro como la ginebra», al menos cuando no había en él rastro de sangre o infección —le cuento a Jeff—. Pero ahora probablemente debemos utilizar terminología sin alcohol, digo yo.

No tardo en encontrar la arteria cerebral media derecha. En realidad, sólo tiene unos milímetros de diámetro, pero el microscopio me la muestra enorme y amenazadora: un gran tronco de un rojo rosáceo que late de forma inquietante al ritmo del corazón. Tengo que seguirla internándome en la hendidura —que se conoce como cisura silviana— entre los dos lóbulos del cerebro, hasta encontrar el aneurisma en su guarida, donde crece del tronco arterial. Con un aneurisma roto, esta disección de la arteria cerebral media suele ser una tarea lenta y tortuosa, pues la hemorragia a menudo hace que los dos lóbulos queden pegados entre sí. Diseccionarlos se vuelve complicado y aparatoso, y siempre existe el temor de que el aneurisma vuelva a romperse mientras lo hago.

Separo los dos lóbulos tirando suavemente de ellos, y corto las minúsculas hebras de la aracnoides que los une con las tijeras microscópicas, que manejo con una sola mano, mientras utilizo con la otra una pequeña cánula de mi aspirador para eliminar rastros de LCR y sangre que me impidan ver con claridad. El cerebro es un cúmulo de vasos sanguíneos, y debo evitar desgarrar cualquiera de la multitud de venas y pequeñas arterias que tengo ante mí, tanto para impedir que la sangre me deje sin una visión nítida como por el riesgo de interrumpir parte de la irrigación sanguínea del encéfalo. En ocasiones, si la disección se vuelve especialmente difícil e intensa, o peligrosa, hago una pequeña pausa, apoyo las manos en los reposabrazos y me quedo observando el cerebro que estoy operando. «¿De verdad mis pensamientos están hechos de lo mismo que este bulto sólido de proteínas grasas cubierto por vasos sanguíneos que tengo ante mí?», me pregunto. La respuesta siempre es la misma: pues sí. Y como semejante idea es demasiado disparatada, demasiado inaprensible, prosigo con la operación.

Hoy, la disección es sencilla. Casi parece que el cerebro se abra por sí mismo, y sólo necesito una manipulación mínima para que los lóbulos frontal y temporal se separen rápidamente. En cuestión de minutos, estamos viendo el aneurisma, libre por completo del cerebro y las venas de un morado oscuro que lo circundan, reluciente bajo la potente luz del microscopio.

—Bueno, está pidiendo que le hagan un grapado y sellado, ¿no? —le digo a Jeff, sintiéndome de pronto contento y relajado.

El peor peligro ha pasado ya. En una cirugía de esta clase, si el aneurisma se rompe antes de que hayas llegado hasta él, puede resultar muy difícil contener el sangrado. El cerebro se hincha de repente y la sangre arterial brota con fuerza hacia arriba, convirtiendo la zona operable en un furibundo remolino de sangre ascendente con el que uno debe emprender una lucha desesperada para poder llegar al aneurisma. Al ver esa imagen magníficamente ampliada por el microscopio, te sientes como si te ahogaras en sangre. Una cuarta parte de la sangre del corazón llega hasta el cerebro, por lo que el paciente puede perder varios litros de ella en cuestión de minutos si no controlas con rapidez la hemorragia. Pocos pacientes sobreviven al desastre de una rotura prematura.

—Echémosles un vistazo a las grapas —digo.

Irwin me tiende la bandeja metálica que contiene las relucientes grapas de resorte de titanio. Las hay de todos los tamaños y formas, para poder hacer frente a los múltiples tamaños y formas de los aneurismas. Observo el que tengo ante el microscopio, luego desvío mi mirada de nuevo a las grapas, y una vez más hacia el aneurisma.

—Una de seis milímetros, de ángulo recto y corta —especifico.

Irwin coge la grapa en cuestión y la coloca en el aplicador. Se trata de un instrumento de lo más sencillo, una simple grapadora consistente en un mango formado por dos resortes curvos que se unen por los extremos. Una vez sujeta la grapa en la punta, sólo hay que apretar los resortes del mango para abrir las patillas de la grapa y colocarlas con cautela en el cuello del aneurisma, y luego soltar poco a poco los resortes para que se vayan separando en tu mano. De este modo, las patillas de la grapa se cierran sobre el cuello del aneurisma y sellan el acceso a la arteria que lo generó, de manera que la sangre ya no pueda llegar a él. Finalmente, permitiendo que los resortes se separen aún más, la grapa se libera del aplicador y puede retirarse la grapadora para afianzar el sellado del aneurisma, que durará el resto de la vida del paciente. Eso es, al menos, lo que se supone que debe ocurrir, y lo que había ocurrido siempre en los cientos de operaciones similares que había llevado a cabo en el pasado.

Puesto que éste parece un aneurisma fácil de sellar, dejo que Jeff se ocupe de él y le cedo la silla de operaciones para que ocupe mi sitio. Mis ayudantes se muestran todos tan susceptibles como yo mismo ante el canto de sirena de los aneurismas. Ansían operarlos, como es lógico, pero el hecho de que hoy en día se haga casi siempre por vía endovascular —y no mediante el grapado quirúrgico— significa que ya no es posible formarlos debidamente, y que sólo se les puede ofrecer llevar a cabo las partes más simples y fáciles, bajo una estricta supervisión, de las pocas cirugías que surgen.

En cuanto Jeff se ha acomodado en la silla, Irwin le tiende la grapadora cargada y él la desplaza con mucha cautela hacia el aneurisma. No parece suceder gran cosa, y, a través del monitor del asistente del microscopio quirúrgico, observo con nerviosismo cómo la grapa ejecuta un baileteo vacilante en torno al aneurisma. Formar a un cirujano en prácticas es cien veces más difícil y enervante que operar uno mismo.

Al cabo de un rato —probablemente sólo unos segundos, aunque a mí me parece una eternidad—, ya no puedo soportarlo más.

—Estás dando palos de ciego. Lo siento, pero tendré que ocuparme yo.

Jeff se baja de la silla sin decir nada; sería una imprudencia por parte de un residente quirúrgico quejarse ante su jefe, en especial en un momento como aquél, de manera que intercambiamos puestos sin más.

Cojo la grapadora y la coloco contra el aneurisma mientras presiono los resortes del mango. No ocurre nada.

—¡Mierda, la grapa no se abre!

—Ése era el problema que tenía yo —dice Jeff, con tono levemente ofendido.

—¡Joder...! Bueno, pues dame otra grapadora, Irwin.

En esta ocasión, la grapa se abre con facilidad, y deslizo las patillas sobre el aneurisma. Cuando abro la mano, las patillas se cierran, sellando limpiamente la pared de la arteria. Ahora que ya no le llega sangre arterial, el aneurisma se encoge y arruga, derrotado. Exhalo un profundo suspiro, como siempre hago cuando he conseguido acabar esa parte de la operación. Sin embargo, para mi espanto, descubro que ese segundo aplicador tiene un defecto aún más mortífero que el primero: una vez cerrada la grapa en torno al cuello del aneurisma, se niega a soltarla. No puedo mover la mano, porque temo desgarrar el diminuto y frágil aneurisma o romper la pared de la arteria cerebral media, y provocar con ello una hemorragia devastadora. Me quedo ahí sentado, inmóvil, con la mano suspendida en el espacio. Si un aneurisma se desgarra de la arteria que lo alimenta, por lo general la hemorragia sólo puede detenerse sacrificando la arteria, lo que tendrá como resultado una apoplejía grave.

Suelto una palabrota con rabia, mientras trato de mantener firme la mano.

—¿Qué coño hago ahora? —exclamo, sin dirigirme a nadie en particular.

Al cabo de unos segundos que parecen minutos, comprendo que no me queda otra opción que quitar la grapa, pese al riesgo de romper el aneurisma. Vuelvo a cerrar el mango de la grapadora y, para mi alivio, las patillas de la grapa se abren fácilmente. De pronto, el aneurisma se hincha de nuevo y vuelve a cobrar vida, llenándose al instante de sangre arterial. Me da la sensación de que se ríe de mí y de que está a punto de reventar, pero no lo hace. Me dejo caer hacia atrás en la silla, maldiciendo con más fuerza, y arrojo el instrumento señalado como culpable al otro extremo del quirófano.

—¡Esto no había pasado nunca! —grito furioso; pero me calmo enseguida, suelto una carcajada y, dirigiéndome a Irwin, añado—: Y ésta es sólo la tercera vez en mi carrera que tiro un instrumento quirúrgico al suelo.

Tengo que esperar unos minutos mientras van en busca de otra grapadora. Por alguna extraña razón, las defectuosas resultaron tener el mecanismo de resorte atascado. Sólo más tarde me acordé de que el cirujano al que había observado trabajar treinta años antes —y en cuyo discípulo me convertí— me contó que se había encontrado en una ocasión con el mismo problema, aunque su paciente había tenido menos suerte que la mujer que yo estaba interviniendo. Era el único cirujano que he conocido que siempre comprobaba una grapadora antes de utilizarla.

A los médicos les gusta hablar de «el arte y la ciencia» de la medicina. Es algo que a mí siempre me ha parecido bastante presuntuoso, y prefiero considerar lo que hago una forma de artesanía práctica. El grapado y sellado de aneurismas es un oficio que lleva años dominar. Incluso cuando el aneurisma ha quedado expuesto y listo para el grapado, después de la emoción de la caza, aún me enfrento a la cuestión crítica de cómo colocar la grapa, y luego a la más fundamental aún de si he conseguido cerrar por completo el cuello sin dañar la arteria vital de la que ha brotado el aneurisma.

El aneurisma que me ocupa en este momento parece relativamente sencillo, pero estoy demasiado nervioso para dejar que mi ayudante vuelva a tomar las riendas, así que yo mismo, con la tercera grapadora que me ofrece Irwin, llevo a cabo el sellado definitivo. Sin embargo, un instante después observo que el cuello no ha quedado grapado por completo: una pequeña parte sobresale de las patillas, y el flujo de sangre continúa.

—No está cerrado del todo... —tiene la amabilidad de puntualizar Jeff.

—¡Ya lo veo! —contesto de malos modos.

Este inconveniente hace que la operación se complique. Puedo abrir parcialmente la grapa y recolocarla para que quede en la posición adecuada, pero podría desgarrar la pared del aneurisma en el proceso, y encontrarme con un chorro de sangre arterial borboteando hacia mí a través del microscopio. Por otra parte, si el cuello del aneurisma no queda ocluido por completo, existe cierto riesgo —aunque es difícil saber cuánto— de que la paciente acabe sufriendo una hemorragia en el futuro.

49

Un famoso cirujano inglés comentó en cierta ocasión que un cirujano debe tener nervios de acero, el corazón de un león y las manos de una mujer. Yo no tengo ninguna de esas cosas, y, de hecho, en ese punto de la intervención tengo que luchar contra el abrumador deseo de darla por terminada y dejar la grapa en su sitio, aunque no esté perfectamente colocada.

—Lo mejor es enemigo de lo bueno —mascullo, dirigiéndome a mis ayudantes.

Para ellos, la operación es un deporte-espectáculo maravilloso, y experimentan cierto placer a la hora de señalarme que no he llevado a cabo el grapado tan bien como podría haberlo hecho. Al fin y al cabo, no son ellos quienes tendrán que vérselas con las consecuencias de que el aneurisma acabe rompiéndose. Y si eso ocurre, siempre resulta emocionante observar a tu jefe luchando contra una hemorragia torrencial. Desde luego, cuando yo me estaba formando, disfrutaba muchísimo si ocurría algo así. Además, no tendrán que experimentar el horror de ver a la paciente después, en la ronda de habitaciones, y sentirse responsables de la catástrofe.

—De acuerdo, muy bien —añado, avergonzado, ante mi ayudante, pero también pensando en los cientos de aneurismas que he sellado en el pasado y en cómo, al igual que la mayoría de cirujanos, me he vuelto más audaz con la experiencia. Los cirujanos con poca experiencia son demasiado cautelosos: sólo mediante la práctica interminable se aprende que, muchas veces, uno sale airoso de ciertas cosas que al principio parecían extremadamente aterradoras y complicadas.

Con cautela, abro las patillas de la grapa y la empujo con suavidad sobre el cuello del aneurisma.

—Todavía queda fuera un poquito —puntualiza Jeff.

En momentos como éste, mis anteriores desastres en la cirugía de aneurismas desfilan ante mí como fantasmas. Rostros, nombres y parientes hechos polvo que habían quedado relegados al olvido reaparecen de repente. Cuando lucho contra el deseo imperioso de poner fin a la operación y huir del temor de provocar una hemorragia catastrófica, desde algún lugar inconsciente dentro de mí, donde todos los fantasmas se han congregado para observarme, trato de decidir si recoloco la grapa una vez más o no. La compasión y el horror se enfrentan a la fría precisión técnica.

Recoloco la grapa por tercera vez. Por fin parece quedar donde toca.

—Con esto servirá —digo.

—¡Fantástico! —exclama alegremente Jeff, aunque un poco triste por no haber llevado a cabo él mismo el sellado final.

Dejé que Jeff llevara a cabo la sutura, me retiré a la salita junto al quirófano y me tendí en el gran sofá de cuero rojo que había adquirido para aquella habitación unos años antes. Allí reflexioné, una vez más, sobre cómo muchas de las cosas que nos ocurren en la vida las determina el más puro azar. Tras una neurocirugía, el anestesista despierta rápidamente a los pacientes para que podamos comprobar si han sufrido o no algún daño. Cuando se trata de operaciones difíciles, todos los neurocirujanos esperamos con ansiedad a que se pase el efecto de la anestesia, incluso si estamos casi seguros, como en este caso, de que no ha habido secuelas. La mujer despertó en perfecto estado y, después de haberla visto, salí del hospital para irme a casa.

Mientras me alejaba pedaleando bajo un cielo nublado y gris, tal vez experimenté una pizca de la alegría que solía sentir en el pasado, después de una intervención de aneurisma que hubiera salido bien. Cuando era más joven, me invadía una intensa euforia al final de una jornada quirúrgica positiva. Al recorrer las habitaciones, tras haber llevado a cabo un programa quirúrgico con mis ayudantes y recibir la sincera gratitud de mis pacientes y sus familias, me sentía como un general victorioso tras una gran batalla. A lo largo de los años, ha habido demasiados desastres y tragedias inesperadas, y he cometido demasiados errores, como para que ahora experimente esos sentimientos, pero aun así estaba satisfecho con el resultado de aquella operación. Había evitado el desastre y la paciente estaba bien. Lo que uno llega a sentir en esos momentos es de una naturaleza tan intensa y profunda que sospecho que poca gente, aparte de un cirujano, pueda llegar a experimentar algo así. La investigación en el campo de la psicología ha demostrado que la ruta más fiable hacia la felicidad personal es hacer felices a otros. Yo he hecho muy felices a multitud de pacientes con intervenciones que han salido bien, pero ha habido también demasiados fracasos terribles, y en la vida de la mayoría de neurocirujanos hay muchos períodos de profunda desesperanza.

Aquella noche, regresé al hospital para ver a la mujer a la que acababa de operar. Estaba incorporada en la cama y lucía el gran moratón negro en el ojo y la frente hinchada que muchos pacientes presentan durante unos días tras una operación como la suya. Me dijo que se sentía mareada y que le dolía la cabeza. El marido, sentado a su lado, me miró con enojo cuando quité importancia a los morados y al dolor postoperatorio de su mujer. Quizá debería haberme mostrado más comprensivo, pero me resultaba muy difícil tomarme en serio aquellos problemas de poca importancia después de una intervención que casi había acabado en desastre. Le dije que la operación había sido un éxito absoluto y que no tardaría en sentirse mejor. No había tenido oportunidad de hablar con el marido antes de la operación —algo en lo que suelo poner mucho empeño, sobre todo con los parientes más cercanos— y es probable que fuera todavía menos consciente que su mujer de los riesgos de la intervención.

Como cirujanos, nuestro mayor logro es que nuestros pacientes se recuperen por completo y se olviden para siempre de nosotros. Tras una operación, todos se sienten enormemente agradecidos, pero si esa gratitud persiste suele significar que el problema subyacente no ha quedado curado y temen que puedan necesitarnos en el futuro. Es como si sintieran que deben aplacarnos, como si fuéramos dioses airados, o al menos agentes de un destino impredecible. Nos traen regalos y nos envían tarjetas. Nos tildan de héroes y a veces de dioses. Sin embargo, nuestro mayor éxito consiste en que los pacientes regresen a sus hogares y continúen con sus vidas, y en que no necesiten volver a vernos jamás. Se sienten agradecidos, sin duda, pero también contentos de dejar atrás al cirujano y el horror de sus enfermedades. Quizá nunca lleguen a comprender hasta qué punto era peligrosa la operación y la suerte que tuvieron de que todo saliera tan bien. El cirujano, entretanto, ha conocido el cielo tras haberse asomado a las puertas del infierno.

3

Hemangioblastoma

m. *Med*. Tumor en el cerebro o en la médula espinal
que se origina a partir de los vasos sanguíneos.

Llegué al trabajo muy contento. En la programación del día
había un hemangioblastoma sólido de cerebelo. Se trata de
un tumor poco frecuente que se forma a partir de una masa
de capilares sanguíneos. Es benigno —lo que significa que
puede curarse mediante cirugía—, pero sin tratamiento resulta mortal. Si se opera, existe un pequeño riesgo de desastre, ya que la profusión de vasos sanguíneos que hay en el
cerebelo hace que cualquier manipulación de la zona pueda
provocar una hemorragia mortal si no se maneja correcta-
mente el tumor. Sin embargo, las probabilidades de éxito
son mucho mayores que el riesgo subyacente. Es la clase de
intervención que los cirujanos adoramos: un desafío técnico con un paciente profundamente agradecido al final... Si
todo sale bien.

Había visitado al paciente en cuestión unos días antes
en mi consulta para enfermos externos. Durante los últimos meses venía sufriendo intensos dolores de cabeza.
Era un contable de cuarenta años, con el pelo castaño y
rizado, y una cara sonrojada que lo hacía parecer conti-
nuamente avergonzado. Sin embargo, cuando hablamos

fui yo quien se sintió un poco cohibido e incómodo mientras trataba de explicarle la gravedad de su dolencia. Sólo más tarde comprendí que el enrojecimiento de su rostro se debía a la policitemia: tenía más glóbulos rojos en la sangre de lo normal, pues ese tumor en particular puede estimular la médula ósea y hacer que produzca un exceso de hematíes.

—¿Quiere ver su escáner cerebral? —le ofrecí, como hago con todos mis pacientes.

—Sí... —contestó con cierta vacilación.

El escáner hacía que el tumor pareciera lleno de serpientes negras: era el efecto que producían los «vacíos de flujo» —potencialmente desastrosos— producidos por la sangre que circula a borbotones a través de los vasos sanguíneos. Sentí entusiasmo al verlos en la imagen, pues significaban que tenía en perspectiva una intervención estimulante. Mi paciente observaba con cautela el monitor que teníamos delante, mientras le explicaba el escáner y hablábamos sobre los síntomas.

—Jamás he tenido una enfermedad grave —comentó con tristeza—. Y ahora, esto.

—Estoy casi seguro de que es benigno —respondí sin poder contenerme.

Hay muchos tumores cerebrales malignos e incurables, y muchas veces, cuando hablo con mis pacientes de su cáncer, tengo que resistirme al instinto de consolarlos y tranquilizarlos; en ocasiones no consigo hacerlo, y luego lamento amargamente haberme mostrado demasiado optimista antes de una intervención. Le dije a aquel hombre que, si a mí me parecía benigno, casi seguro que lo era. Le solté entonces mi discurso habitual sobre el grado de peligro al que se exponía con la operación y añadí que en aquel caso la intervención estaba más que justificada porque, si no se hacía nada, si no se extirpaba el tumor, moriría en cuestión de meses.

En principio, lo de «consentimiento informado» suena muy sencillo: el cirujano explica las ventajas y los factores de riesgo en juego, y un paciente sereno y razonable decide qué quiere hacer, como si fuera al supermercado y eligiera entre la amplia selección de cepillos de dientes a la venta. La realidad es muy diferente. Los pacientes experimentan terror y se ven sumidos en un mar de dudas. ¿Cómo van a saber si el cirujano es competente o no? Su respuesta ante esta situación suele ser siempre la misma: tratarán de sobreponerse al miedo atribuyéndole al médico habilidades sobrehumanas.

Le conté que había un riesgo del uno o el dos por ciento de que muriera o sufriera un derrame si la intervención salía mal. Lo cierto era que no conocía las cifras exactas y que sólo había operado unos cuantos tumores como el suyo —de ese tamaño son muy poco habituales—, pero no soporto aterrorizar a los pacientes cuando tienen que someterse a una intervención. Además, estaba claro que el riesgo de la cirugía era mucho menor que el de no someterse a ella, y lo que de verdad importaba era que yo estaba todo lo seguro que podía estarlo de que la decisión de operar era la correcta, y de que ningún otro cirujano podía llevar a cabo la operación mejor que yo. Lo cual no supone un gran problema para mí, al menos ahora, que llevo muchos años operando tumores cerebrales. A un cirujano más joven, en cambio, este aspecto concreto puede sumirlo en un serio dilema moral: si no acepta casos difíciles, ¿cómo va a mejorar? Pero ¿y si tiene un colega con más experiencia que él?

Si los pacientes pensaran racionalmente, preguntarían al cirujano cuántas operaciones de esa clase ha llevado a cabo, ya que está pidiéndoles el consentimiento, pero sé por experiencia que eso no ocurre casi nunca. Pensar que tu cirujano puede no estar a la altura resulta aterrador; es mucho más sencillo limitarse a confiar en él. Como pacientes, nos sentimos profundamente reacios a ofender a un médico que está a punto de operarnos. Cuando yo mismo me he sometido alguna vez a una cirugía, me he sorprendido sintiendo un respeto reverencial por los colegas que iban a llevarla a cabo, pese a saber que ellos a su vez me tenían miedo, puesto que todas las defensas de la impasibilidad profesional se vienen abajo cuando hay que tratar con un compañero de fatigas. No es de extrañar que todos los cirujanos detesten operar a otro cirujano.

Mi paciente escuchaba en silencio mientras le contaba que, si operaba a cien personas como él, sólo una o dos de ellas morirían o quedarían discapacitadas por completo.

Asintió levemente y dijo lo que casi todos contestan:

—Bueno, toda intervención tiene sus riesgos.

¿Habría decidido no someterse a la intervención de haberle dicho yo que el riesgo era del cinco, del quince o del cincuenta por ciento? ¿Habría preferido encontrar otro cirujano que le diera porcentajes de riesgo más bajos? ¿Habría elegido a otro si yo no le hubiera contado chistes o sonreído?

Le pregunté si tenía alguna duda y se limitó a negar con la cabeza. Cogió el bolígrafo que le ofrecía y firmó el largo y complicado formulario, impreso en papel amarillo y de varias páginas, y con una sección especial para la disposición legal de partes del cuerpo. Ni siquiera lo leyó; aún tengo que encontrarme con alguien que lo haga en un momento como ése. Finalmente, le dije que lo ingresarían para realizar la intervención el lunes siguiente y lo acompañé hasta la puerta.

—¿Han ido en busca del paciente? —pregunté al entrar en el quirófano la mañana del lunes.

—No —contestó U-Nok, la auxiliar de anestesia—. No tenemos la sangre.

—Pero el paciente ya lleva dos días ingresado —repliqué.

U-Nok, una coreana encantadora, esbozó una sonrisa de disculpa, pero no dijo nada más porque la anestesista entró en la sala.

—La sangre ha tenido que enviarse otra vez esta mañana a las seis —dijo la anestesista—. Ha habido que volver a analizarla, porque las extracciones de ayer se hicieron con el ERP antiguo, que por alguna razón ha dejado de funcionar por culpa del nuevo sistema informático que han implantado hoy. Por lo visto, el paciente tiene ahora otro número, y no conseguimos encontrar todos los análisis de sangre que nos enviaron ayer.

—¿Y cuándo podré empezar? —quise saber.

No me hacía ninguna gracia que me tuvieran esperando con un caso peligroso y difícil por delante. Empezar puntual, con todo donde debe estar, los paños quirúrgicos colocados de la manera exacta y el instrumental pulcramente dispuesto, es un método fundamental para calmar el pánico escénico quirúrgico.

—Dentro de un par de horas, como mínimo.

Comenté que en la planta baja había un cartel en que se decía que la implantación de iCLIP, el nuevo sistema informático, sólo debería tener esperando a los pacientes unos pocos minutos más.

A modo de respuesta, la anestesista soltó una carcajada, y yo me limité a salir del quirófano. Tiempo atrás, habría abandonado la sala hecho un basilisco y exigiendo que se hiciese algo de inmediato, pero he llegado a asumir que, cuando uno tiene que enfrentarse a un nuevo protocolo informático en un hospital gigantesco y moderno como el nuestro, lo mejor es sustituir la ira por una desesperanza fatalista y reconocer su absoluta impotencia al respecto. Sólo soy un médico más que se enfrenta a un programa informático más.

Encontré a los residentes en el pasillo de los quirófanos, rodeando el mostrador de recepción, donde un joven con una sonrisa llena de incomodidad estaba lidiando con el ordenador de los recepcionistas. Llevaba un mono de trabajo blanco con alegres letras azules, tanto en la pechera como en la espalda, que rezaban: «iCLIP, jefe de sección».

Dirigí una mirada inquisitiva a Fiona, mi residente adjunta.

—Le hemos pedido que buscara los análisis de sangre del caso del tumor cerebral, pero por el momento parece que no los encuentra —aclaró.

—Supongo que no me queda más remedio que ir a ofrecerle alguna explicación al pobre paciente —dije con un suspiro.

No me gusta nada hablar con los pacientes la mañana de la operación. Prefiero no acordarme de que son humanos y tienen miedo, y no quiero que puedan llegar a sospechar que yo también me siento intranquilo.

—Ya se lo he dicho yo —contestó Fiona para mi alivio.

Dejé a los residentes y volví a mi consulta, donde mi secretaria, Gail, estaba ahora acompañada por Julia, la gestora de camas, que era una de nuestras jefas de la unidad de Enfermería y la responsable de la ingrata tarea de encontrar camas para nuestros pacientes. Nunca hay suficientes, y suele pasarse la jornada laboral al teléfono, sumida en un frenesí de llamadas para intentar convencer a los gestores de otros departamentos de que cambien un paciente por otro o de que acepten pacientes de las salas de Neurocirugía para que podamos admitir nuevos ingresos.

—¡Mira! —exclamó Gail.

Señalaba la pantalla de bienvenida de iCLIP, que acababa de abrir. A medida que recorría una larga lista con el ratón, vi pasar a toda pastilla nombres tan estrafalarios como Altas Mortuorias, Fallecimiento Reversible o Correcciones Natales, cada uno de ellos con su pequeño icono de vivos colores.

—¡Cada vez que quiero hacer algo, tengo que seleccionarlo de esta lista de locos! —añadió.

La dejé batallando con los extraños iconos y me senté en mi despacho a adelantar papeleo, hasta que me avisaron por teléfono de que el paciente había llegado por fin a la sala de anestesia.

Subí, me cambié y me uní a Fiona en el quirófano. El paciente, ya anestesiado e inconsciente, entró seguido de un pequeño séquito de dos anestesistas, dos camilleros y U-Nok, la auxiliar, arrastrando consigo goteros móviles y el equipo de monitorización, y dejando una estela de tubos y cables enmarañados tras ellos. El rostro de mi paciente quedaba oculto por amplias tiras de esparadrapo que protegían sus ojos y mantenían en su sitio los tubos de anestesia y los cables de monitorización de la musculatura facial. Semejante metamorfosis de persona a objeto tiene un efecto peculiar en mi estado de ánimo: el miedo se esfuma y se ve reemplazado por una feroz y alegre concentración.

Como el hombre tenía el tumor en la base del cerebro y existía el riesgo de una gran pérdida de sangre, había decidido llevar a cabo la intervención en la posición quirúrgica que llamamos simplemente «de sentado». La cabeza del paciente queda inmovilizada por la abrazadera con fijadores, que a su vez va conectada a una brillante estructura metálica sujeta a la mesa de operaciones. La mesa se divide en dos y la mitad superior se eleva mediante unas bisagras, de manera que el paciente queda sentado prácticamente en ángulo recto. Así conseguimos reducir la bajada de la presión sanguínea durante la cirugía y mejorar el acceso al tumor, aunque también se incrementa un poco el riesgo de siniestro anestésico, puesto que la presión arterial en la cabeza del paciente cuando está sentado es menor que la presión atmosférica en la habitación. Si el cirujano desgarra de forma accidental una vena importante, puede haber una succión de aire hasta el corazón, con consecuencias potencialmente terribles. Como con cualquier cirugía, la cuestión consiste en un equilibrio de riesgos, tecnología sofisticada, experiencia y destreza... y un poco de suerte.

Con ayuda de los anestesistas, los camilleros y U-Nok, Fiona y yo colocamos en posición al paciente. Nos llevó media hora asegurarnos de que su cuerpo inconsciente quedara incorporado con la cabeza gacha, de que no hubiera «puntos de presión» en brazos ni piernas, donde podrían salirle llagas, y de que todos los cables y tubos sujetos a su cuerpo quedasen libres y sin tensiones.

—Bueno, vamos allá —dije por fin.

La operación transcurrió sin que se presentara ningún imprevisto y sin apenas pérdida de sangre. Ésta es una de las pocas intervenciones quirúrgicas en neurocirugía en la que la resección debe hacerse «en bloque», es decir, extrayendo el tumor en una sola pieza, pues si uno penetra en él deberá enfrentarse al instante con un sangrado torrencial. Con todos los demás, la resección del tumor se lleva a cabo gradualmente, reduciéndolo, succionando o haciendo incisiones hasta conseguir desprenderlo y alejarlo del cerebro, para minimizar el riesgo de provocar daños en la zona circundante. Sin embargo, con un hemangioblastoma sólido se consigue un «buen plano» con la creación de una fisura de sólo unos milímetros y sujetando el cerebro para apartarlo un poco de la superficie del tumor. Acto seguido, se coagulan y dividen los numerosos vasos sanguíneos que los unen a ambos, tratando de no dañar el encéfalo en el proceso. Todo eso se hace a través del microscopio, con una ampliación relativamente alta, pues, aunque los capilares sanguíneos son diminutos, pueden sangrar de forma prodigiosa. Al fin y al cabo, una cuarta parte de la sangre que bombea el corazón va a parar al cerebro. Está visto que pensar es un proceso que exige muchísima energía.

Si todo va bien, finalmente el tumor acaba por soltarse del cerebro, y el cirujano lo extrae de la cabeza del paciente.

—¡Todo fuera! —exclamé con tono triunfal, dirigiéndome a la anestesista, situada al otro extremo de la mesa.

Agité las pinzas de resección en el aire, mostrando el desmadejado y sanguinolento tumor, no mayor que la yema de mi pulgar. Por su aspecto, no parecía merecer tanto esfuerzo y tanta angustia.

Una vez concluida la jornada en el quirófano, fui a ver al paciente a la sala de recuperación. Para mi sorpresa, tenía muy buen aspecto, y estaba totalmente consciente. Su esposa estaba sentada a su lado, y ambos me expresaron su más sincera gratitud.

—Bueno, hemos tenido suerte —contesté.

Es probable que pensaran que era falsa modestia por mi parte, y supongo que en cierto modo estaban en lo cierto.

Poco después, mientras me aplicaba diligentemente gel antiséptico en las manos, apareció James, el residente de guardia. Estaba buscándome.

—Tengo entendido que hoy eres tú el especialista de guardia —me dijo.

—¿No me digas? Vaya, ¿y qué tienes ahí?

—Un hombre de cuarenta y seis años con un coágulo en el lóbulo temporal derecho con extensión intraventricular. Está en un hospital de la zona... Parece una MAV. GCS cinco. Cuando lo han ingresado, aún podía hablar.

Una MAV es una malformación arteriovenosa, una anomalía congénita consistente en un amasijo de vasos sanguíneos que puede causar hemorragias de consecuencias devastadoras, y lo hace a menudo. GCS son las siglas de la Escala de Coma de Glasgow, un método para determinar el nivel de conciencia del paciente. Un cinco en esa escala significaba que el hombre estaba en coma y al borde de la muerte.

Le pregunté si había visto el escáner y si el paciente estaba ya conectado a ventilación asistida.

—Sí —contestó James.

—¿Y qué quieres hacer?

James era uno de los residentes con mayor responsabilidad, y sabía que podía ocuparse del caso él mismo.

—Traerlo aquí cuanto antes —respondió—. Presenta un poco de hidrocefalia, así que yo implantaría una válvula de derivación de buen calibre y luego sacaría el coágulo, dejando sólo la malformación. Parece que la MAV está en una zona de difícil acceso.

—Pues adelante. Es potencialmente salvable, de manera que asegúrate de que lo manden pitando para acá. Quizá deberías señalarles a los médicos del centro que no tiene sentido que lo trasladen si no lo hacen de inmediato. Por lo visto, hace falta mencionar la frase mágica «traslado de paciente crítico» al servicio de ambulancias, así no andarán mareando la perdiz.

—Ya está hecho —comentó alegremente James.

—¡Magnífico! Pues ponte manos a la obra. —Y me dirigí a mi consulta, en la planta baja.

De camino a casa en bicicleta, me detuve en el supermercado a comprar un par de cosas. Katharine, la pequeña de mis hijas, pasaba unos días conmigo, y quería preparar la cena. Habíamos quedado en que yo haría la compra. Me puse en la larga cola de la caja.

«¿Y qué habéis hecho vosotros hoy?», tuve ganas de preguntar, un tanto irritado por el hecho de que un neurocirujano como yo tuviera que verse obligado a esperar tras una jornada de trabajo tan exitosa. Pero entonces me dije que el valor de mi trabajo como médico sólo podía medirse a partir del valor de las vidas de los demás, y eso incluía a la gente que tenía delante en la cola de la caja. Así que me regañé un poco a mí mismo y me resigné a esperar. Además, tenía que admitir que no me faltaba mucho para ser un viejo jubilado, y entonces ya no contaría gran cosa en este mundo. Más me valía empezar a acostumbrarme.

Cuando estaba de pie en la cola, sonó mi móvil. Experimenté una inmediata oleada de alarma, el temor instantáneo de que fuera mi residente para decirme que había un problema con el caso del hemangioblastoma. Sin embargo, lo que oí cuando la compra se me desparramó en el mostrador de la caja en mi torpe intento de contestar fue una voz familiar que preguntaba:

—¿Es usted el neurocirujano especialista de guardia localizable?

Las llamadas de emergencia suelen ir a parar al residente de guardia, de modo que respondí con cautela:

—Sí.

—Soy el interno en prácticas de Urgencias —dijo la voz, dándose importancia—. Mi especialista me ha dicho que lo llamara para hablarle de un paciente que tenemos aquí. Su residente de guardia no contesta al busca.

No pude evitar sentirme un tanto irritado. Si el caso era tan urgente, ¿por qué no me llamaba el especialista de Urgencias en persona? Antes solía haber cierta etiqueta cuando se trataba de llamar a un colega.

—Pues me cuesta creerlo... —solté, mientras trataba de recuperar los panecillos de Pascua y las clementinas que había dejado caer. Los de Urgencias probablemente sólo intentaban mover deprisa a los pacientes para cumplir sus objetivos de los tiempos de espera, pero aquello me parecía intolerable—. Hace unos diez minutos estaba hablando con él...

El interno de Urgencias no parecía escucharme.

—Es un hombre de sesenta y siete años en la fase aguda de un hematoma subdural crónico que...

Lo interrumpí y le dije que llamara a Fiona, que no estaba de guardia, pero que sin duda estaría todavía por el edificio. Luego colgué y le ofrecí una sonrisa de disculpa a la perpleja y joven cajera.

Salí del supermercado lleno de inquietud. Quizá el paciente estuviera de verdad en un momento crítico, quizá era cierto que James no contestaba al busca... Así que llamé a Fiona a su teléfono móvil. Le expliqué el problema y le dije que me preocupaba que, por una vez, se tratara realmente de un caso derivado urgente, y no de un intento de sacar a un paciente de Urgencias.

Luego me dirigí a casa, pedaleando tranquilamente. Fiona me llamó media hora después, cuando ya estaba cambiándome para salir a correr un poco.

—Espera a oír esto —me dijo entre risas—. James sí había contestado a la llamada, y ya iba de camino a Urgencias. El paciente está perfectamente bien, tiene ochenta y un años, no sesenta y siete, y han malinterpretado por completo el escáner cerebral, que no presenta ninguna anomalía.

—Malditos objetivos...

Al llegar a casa había empezado a llover. Me puse la ropa de correr y salí bastante a desgana. Me dirigí al pequeño parque de la zona residencial detrás de mi casa, porque se supone que el ejercicio retrasa el alzhéimer. Al cabo de unas cuantas vueltas por el parque, mi móvil volvió a sonar.

—¡Me cago en la leche! —solté, cuando el teléfono mojado y resbaladizo se me escurrió al intentar sacármelo del chándal.

—Soy James... No puedo contener la hemorragia —contestó una voz desde el suelo embarrado.

—¿Qué problema hay? —quise saber cuando me las apañé para recuperar el móvil.

—He sacado el coágulo y luego he implantado una válvula, pero la sangre mana a chorros de la cavidad.

—No te preocupes. Aplica una malla de Surgicel, déjala bien tapada y tómate un descanso. Vete en busca de una taza de té. ¡El té es el mejor agente hemostático! Estaré ahí en media horita.

Así que dejé de correr, volví a casa para darme una ducha y recorrí el corto trayecto de vuelta al hospital, pero esta vez en coche, porque continuaba lloviendo. Ya había oscurecido, hacía mucho viento, y en el norte había caído una gran nevada, aunque ya estábamos en abril. Dejé el coche en la descuidada zona de reparto, junto al sótano del hospital. En teoría no debo aparcar ahí, pero por las noches no parece que le importe a nadie, y eso me permite llegar a los quirófanos más deprisa que desde uno de los aparcamientos oficiales, que quedan más lejos.

Asomé la cabeza entre las puertas del quirófano. James estaba de pie en el extremo de la mesa de operaciones, y sostenía la cabeza del paciente en las manos mientras se la vendaba. Tenía manchas de sangre en la bata y había un gran charco rojo oscuro a sus pies. Estaba claro que la intervención había concluido.

—¿Todo bien? —quise saber.

—Sí —contestó—. Ha salido bien. Pero nos ha llevado un buen rato.

—¿Has ido en busca de una taza de té para ayudar a parar la hemorragia?

—Bueno, no ha sido té —respondió James, al tiempo que señalaba una botella de plástico de Coca-Cola en una encimera a su espalda.

—¡Vaya, pues no me sorprende que la hemostasia haya tardado tanto! —exclamé con fingida desaprobación.

Todos los miembros del equipo rieron, contentos de que el caso se hubiera resuelto y pudieran irse a casa. Fui a echar un breve vistazo al paciente del tumor, que pasaba la noche en la UCI sólo porque así lo establecía el protocolo.

La UCI había tenido una semana ajetreada y había diez pacientes en la sala grande. Siempre me ha parecido que esa sala tiene demasiada luz. Parece más un almacén que una sala de cuidados intensivos. Todos los pacientes, excepto uno, estaban inconscientes, tendidos boca arriba y conectados a un bosque de maquinaria con luces parpadeantes y lecturas digitales de color rubí o esmeralda. Cada paciente dispone de su propio enfermero, y en el centro hay un gran mostrador con pantallas de ordenador y muchos miembros del personal al teclado, hablando por teléfono o tomándose unos segundos de descanso para hacerse con una taza de té entre las constantes tareas que se precisan en cuidados intensivos.

El único paciente que no estaba inconsciente era el mío, el del hemangioblastoma. Estaba incorporado en la cama, todavía con la cara un poco roja, pero completamente despierto.

—¿Cómo se encuentra? —quise saber.

—Bien —contestó con una sonrisa de cansancio.

—¡Se ha portado de maravilla! —exclamé, pues opino que es necesario felicitar a los pacientes por haber sobrevivido, tanto como a los cirujanos por haber hecho bien su trabajo. Y añadí—: Me temo que esto se parece un poco a una zona de guerra.

Señalé a los demás pacientes, que parecían bultos inertes más que personas, rodeados como estaban de toda aquella maraña tecnológica, y al personal que iba de un lado a otro. Pocos de esos pacientes —si es que alguno lo hacía— sobrevivirían o se recuperarían sin secuelas de lo que fuera que había dañado sus cerebros.

—Creo que no dormirá mucho esta noche.

Asintió por toda respuesta, y salí para dirigirme al sótano, sintiéndome muy satisfecho.

Cuando llegué al coche, me encontré un gran aviso en el parabrisas.

«Su vehículo ha sido inmovilizado con un cepo», se leía en él. Debajo venía una larga lista con acusaciones de negligencia, falta de respeto, etcétera, y se me informaba de que debía presentarme en el departamento de Seguridad para cumplimentar el pago de una multa considerable.

—¡Ya no lo soporto más! —grité a las columnas de hormigón que me rodeaban, presa de la rabia y la desesperación.

Pero cuando rodeé el coche a grandes zancadas, furibundo, descubrí sorprendido que ninguna de las ruedas tenía puesto un cepo. Sólo entonces volví a mirar el aviso y advertí que se habían añadido a bolígrafo las palabras «¡¡La próxima vez!!», entre dos grandes signos de exclamación.

Conduje hasta mi casa, debatiéndome entre la rabia, la impotencia y la gratitud.

4

Melodrama

m. Obra sensacionalista en la que se exageran tosca-
mente los aspectos dramáticos para despertar emociones, por lo general con final feliz.

No hace mucho tiempo, me pidieron que diera una charla
al equipo de guionistas de la serie médica de televisión
Holby City. Cogí el tren de Wimbledon a Borehamwood,
en la otra punta de Londres, y me dirigí al hotel donde se
alojaban, una casa solariega muy bien equipada. Había al
menos veinte personas sentadas a una larga mesa. Según
me contaron, estaban considerando añadir una sala de
neurocirugía al ficticio hospital general Holby City, y
querían que les hablara sobre el tema. Así lo hice durante
casi una hora sin parar, algo que no me cuesta demasiado
hacer, aunque es muy posible que me concentrara demasiado en los aspectos sombríos y trágicos de mi trabajo.

—Sin duda tendrá alguna historia positiva que contar-
nos, alguna que guste a nuestros espectadores, ¿no? —quiso
saber uno de ellos.

Y, de pronto, me acordé de Melanie.

—Bueno, hace muchos años operé a una joven emba-
razada. Le faltaba poco para el parto y se estaba quedando
ciega...

Aquel miércoles había tres pacientes programados para cirugía: dos mujeres con sendos tumores cerebrales, y un joven con prolapso de disco en la columna lumbar. La primera era Melanie, una joven de veintiocho años que estaba en la trigésimo séptima semana de embarazo, y que en las tres anteriores había empezado a quedarse ciega. La tarde del martes la habían derivado con carácter de urgencia a mi departamento de Neurocirugía desde la consulta prenatal del hospital de su barrio. Un escáner cerebral había revelado un tumor. Yo estaba de guardia en Urgencias aquel día, de manera que ingresó bajo mi tutela. Su marido la había traído en coche a mi hospital desde la consulta prenatal; cuando los vi por primera vez, aquel martes, él guiaba a Melanie por el pasillo hacia la sala, apoyándole una mano en el hombro. En la otra llevaba una maleta. Melanie alargaba el brazo derecho ante ella, temiendo chocar con algo, y la mano izquierda presionaba al crío que llevaba dentro como si le diera miedo perderlo del mismo modo que estaba perdiendo la vista. Les indiqué el camino hasta la sala de ingresos del hospital, y les dije que volvería más tarde para hablar con ellos sobre qué debía hacerse.

El escáner mostraba un meningioma «supraselar», un tumor en las meninges, las membranas que envuelven el encéfalo y la columna, en la base del cerebro. El meningioma presionaba los nervios ópticos, que pasaban por encima de él en su trayecto de los ojos al cerebro. Esa clase de tumores son siempre benignos y suelen crecer lentamente, pero algunos tienen receptores de estrógenos y en ciertos casos —aunque muy raramente— pueden expandirse con rapidez durante el embarazo, cuando los niveles de estrógenos aumentan. Estaba claro que era lo que le sucedía a Melanie.

El tumor no suponía un riesgo para el bebé, pero, si no se extirpaba deprisa, Melanie se quedaría ciega del todo. Podía ocurrir en cuestión de días. La intervención para extraer un tumor como el suyo es relativamente sencilla, pero si hay una pérdida de visión grave antes de la cirugía, no es muy probable que el paciente recupere la vista, y hasta existe el riesgo de que empeore. En cierta ocasión, había dejado a un hombre completamente ciego en una intervención similar. Debo reconocer que ya casi estaba ciego antes de la cirugía, pero aquél era también el caso de Melanie.

Cuando acudí a la sala, alrededor de una hora más tarde, la encontré incorporada en la cama, con una enfermera a su lado, rellenando el papeleo de ingreso. Su marido estaba sentado en una silla junto a ella, con pinta de desesperado. Me senté a los pies de la cama y me presenté. Pregunté cómo había empezado todo.

—Fue hace tres semanas. Rayé un costado del coche con las puertas del garaje, cuando volvía a casa de las clases de preparación para el parto —explicó Melanie—. En aquel momento no entendí cómo podía haberme ocurrido una cosa así, pero unos días después me di cuenta de que no veía bien con el ojo izquierdo.

Mientras hablaba, sus ojos se movían inquietos y con esa mirada desenfocada que tiene la gente que se está quedando ciega.

—Desde entonces, ha ido empeorando día tras día —añadió.

—Necesito hacerle un pequeño examen de la vista —dije.

Pregunté si podía verme la cara.

—Sí. Pero la veo borrosa.

Levanté la mano ante su cara con la palma abierta. Pregunté cuántos dedos veía.

—La verdad es que no lo sé —respondió Melanie con cierta desesperación en la voz—. No los veo bien...

Había traído de mi consulta un oftalmoscopio, la linterna especial que se utiliza para examinar los ojos. Toqueteé la rueda del aparato, acerqué mi cara a la de Melanie, y me concentré en la retina del ojo izquierdo.

—Mire al frente, no a la luz, así su pupila no se encogerá.

Según los poetas, los ojos son las ventanas del alma, pero también lo son del cerebro: examinar la retina te da una idea clara del estado del encéfalo, ya que está conectada a él de forma directa. Los diminutos capilares del ojo estarán en condiciones muy similares a los del cerebro. Para mi alivio, comprobé que el final del nervio óptico parecía relativamente sano, igual que los capilares de la retina. No habían sufrido aún daños de gravedad. Eso significaba que había posibilidades de que la cirugía mejorase su visión, y que con la intervención no sólo impediríamos que se quedara ciega del todo.

—No tiene muy mala pinta —comenté cuando le hube examinado también el ojo derecho.

—¡Mi bebé! ¿Qué va a pasarle a mi bebé? —quiso saber Melanie, a todas luces más preocupada por su hijo que por su vista.

Alargué una mano para coger la suya, y le dije que a su bebé no iba a pasarle nada. Ya había hablado con los tocólogos para que estuvieran presentes en el quirófano. Realizarían una cesárea y traerían al niño al mundo en cuanto yo, por así decirlo, hubiese traído al mundo el tumor. Ambas cosas podían hacerse en la misma intervención y con la misma anestesia, expliqué. Confiaba en que la cirugía mejorase su visión, pero tuve que advertirles, tanto a ella como a su marido, que no podía garantizarlo. También existía el riesgo de que la operación la dejara ciega. Todo dependía de si el tumor estaba muy adherido a los nervios ópticos o no, algo que no sabría hasta que la interviniera. De lo que no cabía duda, añadí, era de que se quedaría totalmente ciega si no se operaba. Conocía muchos casos de pacientes de países pobres como Ucrania y Sudán que se habían quedado ciegos por el retraso en el tratamiento de tumores como el que tenía ella. Le pedí que firmara el consentimiento informado. Su marido se inclinó para guiarle la mano que empuñaba el bolígrafo. Melanie garabateó algo ilegible.

Llevé a cabo la operación a primera hora de la mañana siguiente, con Patrik, el especialista residente que trabajaba conmigo en aquel entonces. Como cabía esperar, aquella cirugía había causado mucho revuelo, y había un pequeño ejército de tocólogos, pediatras y enfermeros en el pasillo, armados con un equipo de reanimación pediátrica. Los médicos y el personal de enfermería suelen disfrutar con casos dramáticos como ése, y aquella mañana reinaba un ambiente carnavalesco. Además, la idea de que naciera un bebé en nuestros quirófanos de neurocirugía, por lo general siempre destinados a situaciones de lo más sombrías, resultaba muy agradable para todos, y el equipo estaba deseando que todo saliera bien. La única preocupación —básicamente mía, de Melanie y su familia— residía en saber si conseguiría salvarle la vista o acabaría por dejarla ciega del todo.

La trajeron de la sala de ingresos al quirófano en una camilla, con el marido caminando a su lado y con el voluminoso vientre elevándose como una colina bajo la sábana de hospital. Ante las puertas de la sala de anestesia, el marido se despidió de ella con un beso, luchando por contener las lágrimas, y luego una enfermera lo escoltó hacia la salida. En cuanto hubo anestesiado a Melanie, Judith hizo que la volvieran de costado y llevó a cabo una punción lumbar. Utilizó una aguja larga en la que ensartó un catéter blanco y fino con el que drenaría todo el líquido cefalorraquídeo de la cabeza de la paciente. Así me daría un poco más de espacio —apenas unos pocos milímetros— para que yo pudiese operar.

Tras un afeitado mínimo, Patrik y yo llevamos a cabo una incisión larga y curva a más o menos un centímetro del nacimiento del pelo, recorriendo toda la frente. Con las yemas de los dedos, presionamos con firmeza en los extremos de la incisión para impedir que el cuero cabelludo sangrara, y colocamos grapas biodegradables en las comisuras de piel para cerrar los capilares sanguíneos. Levantamos entonces el cuero cabelludo en la frente, y lo doblamos hacia abajo sobre el rostro de la paciente, cubierto ya con la lámina ligeramente adhesiva que mantendría en su sitio la cánula de anestesia de Judith. Fui guiando a Patrik durante la primera etapa de la intervención.

—Es una chica joven y guapa —le dije—. Queremos un buen resultado estético.

Le enseñé cómo hacer un único orificio en el cráneo en un sitio que no se viera, justo detrás de la órbita, y a utilizar una sierra de alambre de Gigli, llamada así en honor a su inventor —una especie de cortador de queso de lujo, que hace tajos en el hueso mucho más finos que las herramientas eléctricas que solemos usar— para hacer una pequeña incisión en el cráneo, justo encima del ojo derecho de Melanie. El uso de la Gigli parece un tanto brutal, porque cuando se lleva a cabo el movimiento de vaivén con la mano para serrar, se producen salpicaduras de sangre y hueso pulverizado —además, el instrumento produce un desagradable sonido chirriante—, pero, como le dije a Patrik, la hendidura resultante es fina y perfecta.

En cuanto retiramos el pequeño colgajo óseo, de sólo unos tres centímetros, tomé las riendas de la intervención y utilicé una fresadora quirúrgica de aire comprimido para alisar la base interior del cráneo de Melanie. En esa zona, hay una serie de protuberancias que semejan una cadena montañosa microscópica, con cumbres de dos a tres milímetros de altura. Aplanándolas con la fresadora consigo un poco más de espacio bajo el cerebro, y de este modo no necesito utilizar tanta retracción cuando me introduzco por debajo para llegar hasta el tumor. Le dije a Patrik que abriera las meninges con unas tijeras. El drenaje lumbar había cumplido con su cometido, y la duramadre —la capa exterior de las meninges, de un gris azulado— había quedado encogida y arrugada al quedar liberado el cerebro y separarse del cráneo en ausencia del líquido cefalorraquídeo. Patrik tensó y sujetó la duramadre con unas tenazas de dientes finos, y empezó a recortarla con unas tijeras. Era un estadounidense de origen armenio, bajito, decidido y sin pelos en la lengua.

—Están romas. No cortan, muerden —se quejó cuando las tijeras se atascaron en las correosas meninges—. Dame otras.

María, la instrumentista, se dirigió de nuevo a su carrito y volvió con otras tijeras para Patrik, quien cortó entonces la duramadre y la dobló hacia adelante para exponer la parte superior del lóbulo frontal de Melanie.

No se sabe con certeza qué papel específico tiene en nuestra vida el lóbulo frontal derecho del cerebro humano. De hecho, puede sufrir daños hasta cierto punto sin que la gente parezca empeorar en ningún sentido, pero si esas lesiones fueran de consideración, el resultado sería todo un espectro de problemas de conducta que se agrupan bajo el término de «cambio de personalidad». Había poco peligro de que a Melanie le sucediera algo así, pero si dañábamos la superficie del cerebro al levantar unos milímetros el lóbulo frontal derecho para llegar al tumor, era bastante probable que le provocáramos una epilepsia crónica de por vida. Fue agradable comprobar que su cerebro, como resultado del drenaje lumbar y de mi trepanación del cráneo, se veía «suelto», como decimos los neurocirujanos; es decir, que teníamos espacio de sobra para hurgar por debajo de él.

—Las condiciones parecen las adecuadas —exclamé.

Me dirigía a Judith, que estaba sentada al otro extremo de la mesa de operaciones, ante una batería de monitores y máquinas y una verdadera maraña de tubos y cables conectados a la inconsciente Melanie. Lo único que los anestesistas alcanzan a ver de los pacientes es la planta de los pies. En aquella intervención, sin embargo, Judith no tenía que preocuparse sólo de la vida de Melanie, sino también de la de su bebé, que estaba sometido a la misma anestesia general que su madre.

—Todo bien —respondió.

—Acercad el microscopio y dadle un separador a Patrik —indiqué.

En cuanto el pesado microscopio se hubo empujado hasta su sitio y Patrik se instaló en la silla de operaciones, María le tendió una serie de separadores, sujetándolos en abanico con la mano como si fueran naipes, y él eligió uno. Permanecí de pie a un lado, observando con cierto nerviosismo a través del brazo auxiliar del microscopio.

Le dije a Patrik que colocara con suavidad el separador bajo el lóbulo frontal de Melanie y que, con la otra mano, succionara al mismo tiempo el líquido cefalorraquídeo restante con la cánula del aspirador quirúrgico. Poco a poco, consiguió levantar unos milímetros el cerebro, lo suficiente para que pudiéramos abordar la zona donde estaba el tumor.

Le indiqué que buscara la lámina lateral del ala esfenoidal y que la siguiera por la parte media, hasta el proceso clinoides anterior: se trata de importantes puntos de referencia óseos que nos sirven de guía cuando nos abrimos paso bajo el cerebro. Patrik levantó con mucha cautela el cerebro de Melanie.

—¿Eso es el nervio óptico derecho? —preguntó.

Le dije que sin duda lo era, y se veía horriblemente tenso. Ahora ya podíamos ver la masa granular y roja del tumor, sobre la cual se ceñía muy tirante el nervio óptico derecho, una pálida franja blanca de unos milímetros de ancho.

—Creo que será mejor que, a partir de este punto, me ocupe yo —dije—. Lo siento, pero con lo del bebé y los problemas de visión de la paciente, éste no es un caso adecuado para la formación.

—Por supuesto —respondió Patrik.

Se bajó de la silla para que yo pudiera ocuparla.

Me apresuré a iniciar la resección del tumor a la izquierda del nervio óptico, y, para mi alivio, descubrí que era blando y que se dejaba aspirar con facilidad; hay que reconocer que la mayor parte de tumores supraselares lo son. Con la cánula de aspiración en la mano derecha y las pinzas de coagular en la izquierda, pude realizar una citorreducción completa en poco tiempo. Fui apartando gradualmente el tumor —ahora hueco— de los nervios ópticos. No estaba adherido a ellos, y al cabo de una hora más o menos disfrutábamos de una vista espectacular de los nervios derecho e izquierdo y de su unión, conocida como «quiasma». Parecían unos pantalones blancos en miniatura, aunque con las perneras un tanto estrechas y alargadas por culpa del tumor que acababa de extraer. A ambos lados de los nervios, se hallaban las grandes arterias carótidas, que aportan la mayor parte del suministro de sangre al cerebro, y más allá el tallo pituitario, la frágil estructura que conecta al cerebro la importantísima hipófisis, del tamaño de un guisante y encargada de regular todos los sistemas hormonales del cuerpo. Esta glándula se encuentra en una pequeña cavidad conocida como «silla turca» —del latín *sella turcica*—, justo debajo de los nervios ópticos; de ahí que el tumor de Melanie llevara el nombre de meningioma *supraselar*.

—¡Todo fuera! Cerremos pitando para que los tocólogos puedan llevar a cabo la cesárea —anuncié al público reunido.

Murmuré al oído de Patrik que confiaba en que Dios le devolviera la vista a la paciente.

Así que mi ayudante y yo cerramos y suturamos la cabeza de Melanie, y luego dejamos que nuestros colegas se ocuparan de traer al mundo al bebé. Al salir del quirófano, nos cruzamos con los pediatras, que entraban empujando un equipo de ventilación asistida y otro de reanimación pediátrica.

Me fui en busca de una taza de café y a adelantar un poco el papeleo en mi consulta. Patrik volvió al quirófano para presenciar la cesárea.

Una hora más tarde, me llamó por teléfono. Yo estaba sentado ante mi escritorio, dictando cartas.

—Ha ido todo bien. La paciente está en la UCI, con el bebé a su lado.

—¿Ve algo? —quise saber.

—Aún es pronto para saberlo —contestó Patrik—. Las pupilas van un poco lentas...

Sentí una familiar punzada de miedo en el estómago. El hecho de que las pupilas de Melanie no reaccionaran debidamente podía deberse a un efecto anestésico temporal, pero también a que los nervios ópticos hubiesen sufrido un daño irreparable y que se hubiese quedado ciega del todo, pese a que la operación había parecido marchar perfectamente.

—Tendremos que esperar —zanjé.

—La siguiente paciente está en la mesa de operaciones —me recordó Patrik—. ¿Empezamos?

Salí de mi consulta para reunirme con él.

La segunda paciente en la lista era una mujer de cincuenta y tantos años, con un glioma temporal izquierdo maligno, un tumor canceroso primario del cerebro. La había visitado una semana antes en mi consulta para pacientes externos. Acudió con su marido, y se cogieron de la mano mientras me contaban que ella había dado muestras de confusión y se había vuelto olvidadiza durante las semanas anteriores. Les expliqué que el escáner cerebral revelaba lo que era sin lugar a dudas un tumor maligno.

—Mi padre murió de un tumor cerebral maligno —me contó entonces la mujer—. Fue terrible verlo deteriorarse y morir. Aquel día me dije que, si me pasaba eso, no querría someterme a ningún tratamiento.

—El problema —respondí a mi pesar— es que va a ocurrirle eso de todas formas. Si llevo a cabo la intervención, con un poco de suerte es posible que tenga unos años por delante razonablemente buenos, pero si no hacemos nada, sólo vivirá unos meses más.

En realidad, era muy probable que pecara de optimismo. El escáner mostraba un tumor maligno con muy mala pinta en el lóbulo temporal dominante —el término «dominante» significa que es la mitad del cerebro responsable del habla y del lenguaje—, y ya invadía gran parte del encéfalo. No era probable que viviera más de unos meses hiciera lo que hiciese, pero siempre hay esperanza y siempre hay pacientes —por desgracia sólo una pequeña minoría— que echan por tierra las estadísticas y desafían los porcentajes de supervivencia durante varios años.

Finalmente, acordamos realizar la cirugía. Patrik llevó a cabo la mayor parte de la intervención y yo le hice de ayudante. Todo parecía ir bien, pero en cuanto Patrik hubo hecho la craneotomía y abierto las meninges, comprobamos que el tumor estaba ya muy extendido, más de lo que mostraba el escáner realizado sólo dos semanas antes. Extirpamos cuanto pudimos sin correr riesgos, pues el tumor estaba enredado en las ramas distales de la arteria cerebral media. No me pareció que hubiéramos causado daños importantes, aunque tampoco creía que hubiésemos conseguido ganar mucho tiempo para la paciente.

—¿Qué pronóstico tiene, jefe? —preguntó Patrik, mientras suturaba la duramadre y cortaba los puntos con unas tijeras.

—Unos meses, probablemente.

Le conté lo del padre de la paciente y lo que me había dicho ella.

—Cuesta mucho aceptar que uno no puede hacer nada —añadí—. Pero ya sabes que la muerte no es siempre un mal resultado, y una muerte rápida puede ser mejor que una lenta.

Patrik no dijo nada y siguió suturando las meninges de la mujer. A veces hablo con mis colegas sobre qué actitud adoptaríamos nosotros —como neurocirujanos que no se hacen ilusiones sobre lo poco que se logra con una intervención como aquélla— si nos diagnosticaran un tumor cerebral maligno. Suelo decir que confío en que acabaría suicidándome, pero no puedes saber con certeza qué decisión tomarás hasta que te ocurre.

Dejé que Patrik cosiera la cabeza de la paciente, ya que no esperaba que hubiese problemas, y Judith hizo que la auxiliar de anestesia y los enfermeros se la llevaran en camilla a la UCI, mientras yo me sentaba a redactar la hoja de protocolo de la operación. Unos minutos más tarde, Judith asomó la cabeza por la puerta del quirófano.

—Henry, no se despierta y tiene la pupila izquierda más grande que la derecha. ¿Qué quieres hacer?

Maldije por lo bajo y recorrí a buen paso la breve distancia hasta la UCI. En un rincón de la sala vi a Melanie, con una cunita junto a la cama, pero pasé de largo para ver a la segunda paciente. Alargué la mano para levantarle suavemente los párpados: la pupila izquierda se veía negra y grande como un plato.

—Más vale que le hagamos un escáner —le dije a Patrik, que había acudido corriendo al enterarse de lo que pasaba.

Judith ya estaba reanestesiando a la mujer y entubándola para volver a conectarla a la ventilación asistida. Le dije a Patrik que advirtiera al personal de tomografías que llevaríamos de inmediato a una paciente para hacerle un escáner, y que no me importaba qué tuvieran entre manos. No estaba dispuesto a esperar a un camillero. Patrick se dirigió al mostrador de enfermería en busca de un teléfono, mientras Judith y los enfermeros desconectaban a la paciente de todo el equipo de monitorización que tenía detrás; después, con mi ayuda, sacamos rápidamente la camilla de la UCI, para llevarla hasta la cámara donde estaba la máquina de tomografías computarizadas. Con la colaboración del radiólogo, nos apresuramos a colocar a la mujer en el aparato. Retrocedí hasta la salita de control, con su cristal emplomado a prueba de rayos X, para ver desde allí el escáner de la cabeza de la paciente.

Lleno de inquietud y ansiedad, observé cómo aparecían los cortes transversales de la tomografía en la pantalla del ordenador, ascendiendo de forma gradual hacia la zona en la que yo había operado. El escáner reveló una enorme hemorragia en lo más profundo del cerebro, en el lado de la intervención, pero ligeramente apartada de donde se había realizado. Era a todas luces tanto inoperable como mortal: una hemorragia intracerebral postoperatoria, una complicación «poco frecuente, pero conocida» de esta clase de cirugía. Levanté el auricular del teléfono de la sala de control y llamé al marido.

—Me temo que tengo malas noticias para usted...

Me fui a la salita que había junto a los quirófanos, y me tendí en el sofá a contemplar el cielo a través de las altas ventanas, a la espera de que llegaran el marido y la hija.

Una hora después, hablé con ellos en la pequeña habitación para entrevistas de la UCI. Se derrumbaron uno en brazos del otro, llorando. Vestido aún con el pijama quirúrgico, los observé con abatimiento.

Como la paciente iba a morir, los enfermeros la habían trasladado a una habitación lateral donde estuviera sola. Acompañé al marido y a la hija a verla. Se sentaron a su lado. Estaba inconsciente y muda, con los ojos cerrados y un vendaje torcido en la cabeza, por debajo del cual sobresalía el cabello ensangrentado. El equipo de ventilación asistida que la mantenía con vida suspiraba suavemente junto a ella.

—¿Está seguro de que no puede oír lo que le digamos? —quiso saber la hija.

Le dije que estaba en un coma profundo y que, aunque pudiera oír, no entendería qué le decían porque la hemorragia había ocurrido directamente en la zona del habla del cerebro.

—¿Y tendrá que quedarse en el hospital? ¿No puede volver a casa?

Contesté que tenía la certeza de que iba a morir en las veinticuatro horas siguientes. Entraría en muerte cerebral, y entonces se desconectaría el equipo de ventilación.

—Nos la han arrebatado, y tan de repente... —dijo el marido, volviéndose hacia la hija al hablar—. Íbamos a hacer muchas cosas juntos durante el tiempo que nos quedara, ¿a que sí? No estábamos preparados para algo así.

Dijo todo eso sin soltar la mano de su hija. Luego me miró y, dirigiéndose a mí, añadió:

—Confiaba en usted y sigo haciéndolo. ¿Está seguro de que no hay posibilidad de que vuelva en sí? ¿Y si despierta de pronto y se da cuenta de que no estamos aquí? Sería aterrador para ella, aunque se ha pasado toda esta semana diciéndonos que no quería ser una carga para nosotros.

—Pero el amor es incondicional... —dije, y él rompió a llorar otra vez.

Hablamos un rato más. Finalmente, me dirigí hacia la puerta diciendo que tenía que irme o me echaría a llorar yo también. El marido y la hija rieron entre lágrimas. Al salir, pensé que, sin pretenderlo, le había concedido a aquella mujer su deseo de no sufrir una muerte espantosa como la de su padre.

Cuando regresé al quirófano, Patrik tenía dificultades para detener la hemorragia tras haber extraído el disco prolapsado del paciente de la tercera y última intervención de la jornada. Solté unas cuantas palabrotas y lo insulté medio en broma; luego me lavé y conseguí contener rápidamente el sangrado. Suturamos juntos la incisión del paciente y sólo entonces volví a la UCI para ver a Melanie. La encontré sumida en un sueño plácido, con el bebé en la cuna, a su lado. También estaba dormido. La gráfica mostraba que las pupilas de la paciente reaccionaban ahora ante la luz, y la enfermera que cuidaba de ella me dijo que todo parecía ir bien. Había un grupito de enfermeras risueñas y sonrientes junto a la cuna, mirando al bebé.

El marido corrió de pronto a mi encuentro, loco de alegría.

—¡Ha recuperado la vista! ¡Es usted capaz de hacer milagros, doctor Marsh! ¡Ha despertado de la operación y ha visto al bebé! ¡Y nuestro hijo está bien! Nunca podremos agradecérselo lo suficiente.

«Menudo día —me dije de camino a casa—. Menudo día...»

Cuando les conté esta historia, que no había vuelto a recordar hasta entonces, los guionistas de *Holby City* reunidos en torno a la mesa del hotel soltaron pequeños gritos de alegría y asombro, aunque no sé si llegaron a utilizar o no el relato sobre Melanie.

5

Tic douloureux

m. *Med.* pl. Breves paroxismos de dolor desgarrador
en la distribución de una o más ramas del nervio trigémino en la cara.

Una vez que hube serrado el cráneo de la paciente y abierto
las meninges, descubrí para mi espanto que el cerebro quedaba oculto bajo una fina película de sangre roja y oscura
que no debería haber estado ahí. Probablemente aquello
significaba que la operación no iba bien. La luz de la vieja
y maltrecha lámpara de quirófano que había encima de
mí era tan tenue que apenas veía lo que hacía. No valía la
pena pensar en las posibles repercusiones para mi colega y
para mí. Tenía que esforzarme en controlar el pánico que
empezaba a invadirme.

Estaba operando a una mujer con un dolor facial atroz
que se conoce como «neuralgia del trigémino» —también
llamado *tic douloureux*—, una dolencia que sus médicos habían considerado inoperable. Un equipo de televisión estaba
rodando la intervención para las noticias nacionales. Había
muchos médicos y enfermeros contemplándome, como si
fueran dioses, a través de los paneles de cristal de una
gran cúpula construida en el techo sobre la mesa de operaciones. Muchos de esos paneles estaban agrietados y ro-

tos, y a través de los grandes ventanales del quirófano podía ver cómo caía la nieve en aquella zona urbana deprimida y gris, cubriendo poco a poco la maquinaria hecha pedazos y los edificios abandonados y en ruinas de los alrededores. He tenido público muchas veces mientras opero, y por supuesto siempre me desagrada que las cosas salgan mal, pero aquello era mil veces peor. Tenía que irradiar calma y confianza en mí mismo como cirujano, pero no era lo que sentía.

Aquello ocurría en Ucrania, en 1995. Estaba a más de tres mil kilómetros de casa, operando sin permiso oficial el cerebro de una mujer, probablemente de manera ilegal. Se trataba de una peligrosa intervención que no se había hecho nunca en el país, y estaba utilizando instrumental de segunda mano que yo mismo me había traído de Londres unos días antes. Mi colega era un excéntrico médico residente que —según declaró en una entrevista para el canal de noticias internacionales de la BBC el especialista en neurocirugía y catedrático en el hospital en que yo estaba operando— padecía esquizofrenia. Además, no me pagaban por hacer eso; de hecho, me estaba costando un montón de mi propio dinero.

Mientras trataba de impedir que me temblaran las manos, musité tristemente para mí mismo: «¿Por qué demonios estoy haciendo esto? ¿De verdad es necesario?»

Había ido por primera vez a Kiev tres años antes, en el invierno de 1992, casi por casualidad. Para entonces, llevaba cinco años como especialista y tenía ya una consulta ajetreada y con muchos pacientes. Unos meses antes, la Unión Soviética se había desmoronado. Un hombre de negocios inglés, que esperaba poder vender material médico en Ucrania, llamó a mi hospital para averiguar si habría neurocirujanos interesados en acompañarlo en un viaje a

Kiev. En esa ciudad había un famoso hospital de cirugía cerebral, y quería llevar consigo a especialistas que pronunciaran conferencias sobre la neurocirugía moderna y el equipo necesario para llevarla a cabo. La telefonista quedó bastante intrigada con aquella petición, de modo que le pasó la llamada a Gail, mi secretaria, quien se ha ganado a pulso la reputación de ser capaz de resolver la mayoría de problemas. Yo estaba en mi despacho, y Gail asomó la cabeza en la puerta.

—¿Quieres ir a Ucrania el jueves que viene?

—Desde luego que no. Estoy a tope, y ese día tengo consulta externa.

—Oh, venga ya. Siempre andas diciendo lo mucho que te interesa Rusia y no has estado nunca allí.

Gail suele ser la primera en quejarse si cancelo visitas de la consulta externa, porque entonces es ella quien debe encajar todas las llamadas de pacientes desilusionados —y a veces furiosos—, y volver a dar las horas. De modo que decidí tomarme muy en serio su consejo.

Así pues, aquel jueves, acompañado por dos colegas, viajé a la Ucrania recién independizada. En realidad, nunca había existido un estado ucraniano antes del desmoronamiento de la Unión Soviética, así que no era obvio ni mucho menos qué significaría esa independencia. Lo que sí quedaba claro era que el país estaba sumido en un caos absoluto y la economía cerca del colapso. Las fábricas habían cerrado y nadie parecía tener trabajo. En los hospitales que visité, las condiciones eran de auténtica pesadilla.

Habíamos llegado a Kiev a primera hora de la mañana, en el tren nocturno procedente de Moscú. La línea férrea cruza uno de los largos puentes que se alzan sobre el magnífico río Dniéper, que atraviesa Kiev, y al aproximarnos a la escarpada ribera occidental vimos en lo alto las cúpulas doradas del monasterio de Lavra, que reflejaban la luz del sol naciente y ofrecía un contraste espectacular con las sombrías estaciones de tren que habíamos pasado durante la noche y con los lúgubres bloques de apartamentos en las afueras de la ciudad.

Yo iba tendido en mi litera, bajo una fina manta, durmiendo sólo a ratos y escuchando el traqueteo rítmico y pasado de moda de un tren que circulaba sobre traviesas de madera atornilladas en su trayecto hacia el sur a través de Rusia, y que se detenía en estaciones poco iluminadas en las que resonaban anuncios incomprensibles por los altavoces de los andenes cubiertos de nieve.

Todo me parecía maravilloso, de tan extraño, y aun así también insólitamente familiar, supongo que gracias a la literatura rusa de la que me había empapado en otro momento de mi vida. Sólo habíamos pasado unas horas en Moscú. Tiempo suficiente para plantarme en la Plaza Roja, en la oscuridad y bajo la nevada, donde, pese a la caída del comunismo, una gigantesca bandera roja todavía ondeaba, si bien con cierta languidez, en la torre Spasskaya. Tiempo suficiente para disfrutar de una comida espléndida en un hotel al que uno debía entrar atravesando tres hileras de guardias de seguridad armados, para encontrarse luego en los largos y destartalados pasillos con alfombras gastadas y una cantidad apabullante de chicas de desconcertante belleza en busca de clientes. Tiempo suficiente para comprender que, con la caída del rublo, los pocos centenares de dólares que llevábamos en los bolsillos nos convertían virtualmente en millonarios, en comparación con los empobrecidos rusos que encontrábamos.

Una vez en Kiev, nos llevaron al Instituto de Investigación Científica en Neurocirugía, un enorme y feo edificio con pasillos interminables, que constituyen la maldición de todos los hospitales grandes. La iluminación era tan tenue que aquellos pasillos estaban casi en penumbra. En las paredes había un significativo despliegue de los logros de la neurocirugía soviética, con fotografías con mucho grano y en blanco y negro de hombres heroicos, tocados todos ellos con los altos gorros blancos de cocinero que solían llevar los cirujanos soviéticos. Entre retrato y retrato, se intercalaban hoces y martillos, estrellas rojas, eslóganes inspiradores y escenas de la Gran Guerra Patria; así llaman los rusos a la Segunda Guerra Mundial. Pero todo, desde el edificio en sí, hasta las imágenes en las paredes y el aire viciado que olía a tabaco barato y a algún desinfectante apestoso y mareante, se veía gastado y venido a menos.

Nos hicieron pasar al despacho del académico Romadanov, un anciano imponente y muy ilustre, director del instituto. Era altísimo, tenía una cabeza enorme con una melena de cabello cano y llevaba una bata blanca de cuello alto y abotonado. Aun así, parecía tan gastado y venido a menos como aquellos interminables pasillos, y de hecho moriría un año después. Tras las presentaciones de rigor, todas ellas a través de un intérprete, nos sentamos en torno a la larga mesa de su despacho.

—¿Por qué están aquí? —preguntó con indignación—. ¿Acaso han venido a hacer turismo? ¿A divertirse siendo testigos de nuestros problemas? Son momentos muy difíciles para nosotros.

Tratamos de responder de manera diplomática, y hablamos de amistad, de colaboración profesional y de cooperación internacional. No pareció muy convencido y, por supuesto, tenía toda la razón para no estarlo.

Acto seguido, uno de sus ayudantes nos invitó a hacer una visita guiada por el famoso instituto.

—Éste es el mayor hospital de neurocirugía del mundo —nos contó—. Hay ocho departamentos, cinco plantas y cuatrocientas camas.

Me dejó asombrado: mi propio hospital, con una de las mayores unidades de neurocirugía de Gran Bretaña, sólo disponía de cincuenta camas. Pateamos tramos y tramos de escalera arriba y abajo, recorrimos pasillos y visitamos, uno por uno, todos los departamentos. Todos eran idénticos.

Empezamos por la planta baja.

—Éste es el departamento de Tumores de Fosa Posterior —nos anunciaron.

Cuando cruzamos las puertas, el personal acudió a recibirnos para estrecharnos la mano y fotografiarse con nosotros. Me hablaron largo y tendido sobre el amplio espectro de operaciones que se acometían en aquel departamento, aunque cualquier pregunta detallada por mi parte solía encontrar respuestas más bien vagas. Llevamos a cabo exactamente el mismo ritual en los siete departamentos restantes. Cuando pregunté si podíamos ver los quirófanos, me dijeron que estaban «redecorándolos» y que los tenían cerrados. Apenas vimos pacientes.

Pronunciamos nuestras conferencias. Después, las pocas preguntas que nos hicieron demostraron una completa y absoluta falta de comprensión de lo que habíamos intentado explicar. Regresamos al hotel. Al igual que en el de Moscú, se veían jóvenes guapísimas por todas partes. Me contaron que no eran prostitutas profesionales, sino mujeres respetables desesperadas por ganar algo de dinero. Una sesión con un hombre de negocios occidental, en aquella época, suponía más que los ingresos de todo un mes. Incómodos y fascinados, pasamos ante ellas tímidamente y, sin mediar palabra, nos retiramos a una de nuestras habitaciones a beber whisky libre de impuestos, confusos e impresionados por la surrealista discrepancia entre lo que habíamos visto y lo que nos habían contado en la visita del hospital.

Al día siguiente, me llevaron al hospital de urgencias, situado en la parte oriental de la ciudad. Había pedido ver cómo se ocupaban de los traumatismos, y mis guías habían accedido a mostrármelo, aunque un poco a regañadientes. Llegamos allí al atardecer, cuando la luz empezaba ya a declinar. El hospital tenía diez plantas, al parecer con ochocientas camas. Sólo tenía diez años, pero ya se veía abandonado. Nos aproximamos a él a través de una zona deprimida llena de edificios en ruinas, y de esas tuberías gigantescas e incomprensibles que siempre parecían rodear las edificaciones soviéticas, sobre las que empezaba a caer una oscura nieve del cielo plomizo. A un lado, había un gran mercado destartalado al aire libre, con maltrechos puestos de techos de zinc, en los que se exhibían colecciones bastante lamentables de cosméticos baratos y de vodka. Había coches decrépitos: Ladas, Moskvitchs y Volgas, aparcados en absoluto desorden. Todo era gris, anodino y monótono, como sólo pueden serlo las ciudades soviéticas. Como supe posteriormente, el propio director del hospital se ocupaba de cobrar el alquiler ilegal que pagaban los comerciantes, que constituía una fuente de ingresos muy útil para los funcionarios de la administración de salud pública de la ciudad.

El suministro de electricidad había fallado y gran parte del hospital estaba oscuro como boca de lobo. Todas las salas apestaban a amoníaco: se habían acabado los desinfectantes y era lo único disponible para la limpieza. Casi daba la sensación de que el edificio estuviese deshabitado. Me llevaron a uno de los quirófanos, que por supuesto estaba a oscuras. Era un lugar grande y cavernoso, con un ventanal que daba a lo que parecía el escenario de un bombardeo. La luz que se derramaba sobre el quirófano era tan tenue, que permitía ver perfectamente las ráfagas de nieve que azotaban los cristales. Se estaba llevando a cabo una intervención. Según me dijeron, un cirujano «operaba» a un hombre que había quedado paralizado de cuello para abajo unos años antes, en un accidente. Tenía a su lado una bandejita llena de instrumental tan precario que parecía salido de una chatarrería. El paciente estaba tumbado de costado y parcialmente cubierto con cortinas viejas con un desvaído estampado floral. El cirujano había insertado varias agujas largas en su columna, y a través de ellas inyectaba ahora una solución salina fría en el canal vertebral. Se suponía que con ese procedimiento estimularía la recuperación de la médula espinal. Los movimientos reflejos que las inyecciones producían en las piernas del hombre paralizado arrancaban gritos de emoción, y eran considerados una prueba fehaciente de que el tratamiento funcionaba.

Cuando enfilábamos de nuevo un pasillo especialmente oscuro y lúgubre, un joven vino corriendo hacia nosotros cual entusiasta perrito Spaniel. Era el cirujano al que había visto «operando» al hombre paralizado.

—Esto de aquí es el departamento de Neurocirugía —anunció en un inglés bastante precario—. Tenemos tres departamentos de emergencias de Neurocirugía. Yo soy Igor Kurilets, director del departamento de Urgencias Medulares.

Supuse que a continuación vendría una larga y aburrida glosa de los logros de su departamento. Me estaba familiarizando deprisa con la letanía de departamentos, camas y logros con que lo recibían a uno cuando visitaba un hospital ucraniano, y esperaba que aquel tipo afirmara que la neurocirugía medular de urgencias en Ucrania estaba a la altura de cualquier otra en el mundo, si no por encima.

—¡Aquí todo es terrible! —exclamó Igor.

Me cayó bien al instante. Aparte del académico Romadanov, aquel joven fue el único médico que conocí en mi primera visita que parecía capaz de admitir abiertamente que la situación sanitaria en Ucrania, al menos en lo respectivo a la neurocirugía, era atroz. La Unión Soviética tal vez había destacado en la producción de armas y cohetes, pero estaba claro que había fracasado de manera estrepitosa a la hora de construir una asistencia sanitaria decente. Pese a la existencia de institutos de investigación con nombres imponentes y millares de profesores, la realidad consistía en médicos mal formados y hospitales con un equipamiento deficiente, a menudo poco mejores de los que podrían encontrarse en el Tercer Mundo. Solía decirse que la Unión Soviética era «el Alto Volta con cohetes»; y la República del Alto Volta, como se llamaba entonces, era el país más pobre de África. La mayoría de los médicos que conocí, llevados por una mezcla de vergüenza, patriotismo, envidia y penurias, se sentían en la obligación de negar que fuera así y no veían con buenos ojos a la gente que, como Igor, se atrevía a señalar que el emperador no llevaba puesta ropa alguna. La cultura soviética nunca había fomentado el espíritu crítico, y había llegado a tomar medidas extremas para aislar a sus ciudadanos del resto del mundo. Pese a la caída de la Unión Soviética, la recién independizada Ucrania todavía tenía los mismos líderes que en el pasado, aunque ahora el país y sus gentes se hallaban expuestos de pronto al mundo exterior, y al abismo tremendo que se había abierto entre la medicina occidental y la de Europa del Este.

Antes de marcharme de Kiev, en aquella primera visita, asistí a una reunión en el Ministerio de Sanidad. Un burócrata inexpresivo y rubicundo, enésimo secretario de algún enésimo departamento de esto o lo de más allá, rodeó la larga mesa repartiendo sus tarjetas de visita, donde figuraban diligentemente sus numerosos títulos. Me había percatado ya de que los burócratas más importantes tenían tantos títulos y nombramientos que les hacía falta más de una tarjeta de visita para enumerarlos todos. Ese hombre era un burócrata con una sola tarjeta, así que, claramente, no era demasiado importante.

A los pocos minutos, dejó de interesarme lo que se decía. Además, todo tenía que pasar por un lento proceso de traducción, que lo volvía aburrido por partida doble. La habitación, con paneles de contrachapado barato, como la mayoría de dependencias gubernamentales soviéticas, tenía altos ventanales que daban a un bonito parque. Había empezado a nevar otra vez. Justo en ese momento, apareció un furgón policial del que empezaron a saltar un montón de agentes antidisturbios con uniforme gris y fuertemente armados. Algunos de ellos llevaban pastores alemanes. Tanto los perros como los hombres parecían saltar de la parte de atrás del vehículo con enorme entusiasmo. De camino al Ministerio de Sanidad, habíamos visto una manifestación del Partido Nacionalista Ucraniano ante el cercano edificio del Parlamento, de modo que quizá los policías y sus perros esperaban disfrutar de una buena pelea. El hombre de negocios inglés que me había traído a Ucrania estaba sentado a mi lado y se inclinó para susurrarme que los policías antidisturbios eran los chulos de las chicas que habíamos visto en el hotel.

En ese momento, se inició una conversación intrascendente y trivial sobre el incremento de la cooperación médica a escala internacional. Cuando terminó, comenté que estaría encantado de organizar la visita de un neurocirujano ucraniano para que acudiera a Londres a trabajar conmigo, y añadí que ponía una única condición: sólo podía ser un hombre, el doctor Kurilets, director del recóndito y poco importante departamento de Traumatismos Medulares del hospital de urgencias. Según me contó más tarde él mismo, le habían dado ese puesto a modo de degradación, ya que la medicina soviética tenía muy poco interés en los cojos y en los parapléjicos. Yo era bien consciente de que era bastante difícil que permitieran salir del país a Igor, pues se encontraba muy abajo en la escala jerárquica, pero me pareció que valía la pena intentarlo, y ni en broma iba a invitar a uno de aquellos viejos catedráticos, tramposos y farsantes. El burócrata pareció perplejo, y aquella misma tarde regresé a Londres vía Moscú.

Nueve meses más tarde, cuando casi había olvidado las grandes esperanzas que había puesto en mi visita a Kiev, recibí una inesperada felicitación de Navidad de Igor, que incluía una carta del académico Romadanov en la que me pedía que aceptara la visita del doctor Kurilets en Londres para instruirlo en neurocirugía moderna.

Lo que había empezado por mi parte como un viaje de turismo relajado se convirtió en algo mucho más serio cuando Igor empezó a encontrarse con la oposición del *establishment* médico ucraniano. Al cabo de tres meses trabajando conmigo en Londres, regresó a Kiev para descubrir que su mecenas, el académico Romadanov, había muerto. En lugar de buscar una nueva fuente de patronazgo y apoyo —un requisito esencial en la sociedad ucraniana, al que se referían como «un techo sobre la cabeza»—, Igor decidió declarar públicamente que la neurocirugía de su país era primitiva y atrasada, y que hacía falta una revolución. No ayudó a mejorar mucho las cosas que hubiera en marcha una lucha encarnizada por la sucesión al puesto del académico Romadanov. El cargo traía consigo importantes ventajas, como un piso amplio y un coche con chófer. El jefe del propio Igor había confiado en hacerse con el puesto, y la insubordinación de su empleado no contribuyó precisamente a que tuviera mayores posibilidades.

Los años siguientes, durante los que invirtió grandes esfuerzos en reorganizar y modernizar su departamento según parámetros occidentales, fueron muy difíciles para Igor. Hubo una larga serie de denuncias e investigaciones oficiales, y también llamadas telefónicas amenazadoras. Durante cierto tiempo, durmió cada noche en una habitación distinta. No soy capaz de imaginar, ni por asomo, cómo pudo sobrellevar todo eso.

Me daba cuenta de que mi deseo un poco ingenuo de ayudar a Igor había causado tantos problemas como los que había resuelto; sin embargo, no podía abandonarlo sin más. De modo que, cada vez que sus «detractores», como él los llamaba, trataban de «cargárselo» —o de cerrar su departamento y poner a su personal de patitas en la calle—, yo hacía cuanto podía por echarle una mano, aunque debo admitir que casi siempre desde la seguridad que me daba la distancia. Mi posición era muy distinta, eso estaba claro. Las pocas veces que acudí a Kiev, y por desagradables que resultaran algunos de mis encuentros con los burócratas de peso, era consciente de que siempre podía huir de regreso a casa. Aun así, estaba dispuesto a ayudar a Igor. Con su apoyo, escribí artículos en periódicos ucranianos y di algunas ruedas de prensa. También transportaba en coche hasta Kiev material médico de segunda mano, y me traía a trabajar conmigo a Londres a los residentes que estaban a cargo de Igor, o llevaba a cabo operaciones cerebrales que, hasta entonces, nunca se habían hecho en Ucrania. Volviendo la vista atrás, dadas las deficientes condiciones para operar y la hostilidad implacable del *establishment* médico, lo que hice durante aquellos años se me antoja ahora casi una locura. Desde luego, requería una confianza en mí mismo y una entereza que más adelante perdería.

Pese al inicio poco propicio y a mi ignominioso pánico, la operación de la mujer con neuralgia del trigémino fue un gran éxito, y la paciente apareció al día siguiente en las noticias de la televisión estatal para declarar que, por primera vez en muchos años, no tenía dolores.

Yo debía coger un vuelo de vuelta a Polonia para recuperar mi coche, que había dejado en casa de un amigo en la parte occidental de ese país. En él había llevado el microscopio que había utilizado para la operación (Igor había acudido desde Ucrania en una vieja furgoneta a recogernos a mí y el equipo). De camino al aeropuerto, dimos un rodeo hasta el mercado de Besarabia, en el centro de Kiev. Es el equivalente ucraniano de Les Halles o Covent Garden: un enorme edificio circular del siglo XIX, con una estructura abovedada de fundición y cristal en el techo. Debajo de ella se encuentra el mercado, en el que mujeres temperamentales pero simpáticas, con pañuelos de vivos colores en la cabeza, se esmeran ante las preciosas pirámides de frutas, hortalizas y encurtidos. Hay una sección de floristería —los ucranianos se regalan flores en cualquier ocasión social— y otra de carnicería, con cabezas de cerdo enteras junto a montañas de carne y cuartos traseros del mismo animal, que cuelgan de ganchos como si fueran pantalones. Es un sitio en el que imperan la franqueza y cierta crudeza, típicas de Ucrania, con esa belleza un tanto dura, pero que empieza a desaparecer ahora que han llegado los supermercados. Igor me contaría más tarde que el mercado de Besarabia sólo seguía funcionando porque se había convertido en una especie de atracción turística. De pronto, se detuvo emocionado y me indicó uno de los puestos de pescado.

—¡Muy raras! —exclamó, mientras señalaba tres anguilas ahumadas en un expositor de cristal.

Compró una y me la ofreció como regalo. Olía bastante mal.

—¡Muy poco comunes! —añadió con tono de orgullo—. ¡Están en el Libro Rojo!

—¿Qué es el Libro Rojo? —quise saber.

—El libro de los animales que pronto muertos. No quedará ninguna. Suerte para ti tener una —contestó alegremente.

—Pero Igor... ¡ésta podría ser la última anguila ucraniana!

Observé a aquella criatura larga y antaño hermosa, que habría nadado en algún remoto río ucraniano, reluciente y llena de vida, y que ahora estaba ahumada, muerta y envuelta en una sucia bolsa de plástico de Giorgio Armani. La cogí de las manos de Igor y la metí obedientemente en mi maleta.

Una vez en Londres, días después, tiré la anguila ahumada en mi jardín trasero, pues no me veía capaz de comérmela, y pensé que quizá le gustaría a un zorro itinerante que aparecía de vez en cuando por allí, trotando con paso tranquilo. Al día siguiente, la anguila había desaparecido, pero me entristeció encontrarla unos metros más allá, bajo un matorral; incluso el zorro la había rechazado. Así que cavé un agujero y enterré al pobre bicho, la última anguila ucraniana, en un parterre lleno de maleza, al fondo del jardín.

6

Angor animi

m. Sensación de muerte inminente, distinta del temor
a la muerte o del deseo de morir.

Del mismo modo que había viajado a Ucrania por curiosidad, y no por un deseo particular de ayudar a los ucranianos —aunque en la actualidad llevo ya más de veinte
años colaborando con Igor—, me había convertido en médico no porque tuviera una gran vocación, sino a causa de
una crisis vital.

Hasta los veintiún años había seguido el camino que
mi familia y mi educación parecían haber trazado claramente para mí. Era una época en la que la gente de mi
entorno podía limitarse a presuponer que había un empleo
esperando; la cuestión residía tan sólo en decidir qué te
apetecía hacer. Había cursado el bachillerato en una privilegiada escuela privada inglesa de prestigio, con muchos
años dedicados al latín y el griego, y después a la lengua y
la literatura inglesas y a la historia. Al acabar, me tomé dos
años sabáticos —es decir, sin estudiar—, y tras varios meses en el Archivo Nacional, donde revisaba documentos
sobre costumbres medievales —un empleo conseguido a
través de los muchos contactos de mi padre—, pasé un año
como voluntario dando clases de literatura inglesa en un

remoto rincón del África occidental. A continuación, fui a Oxford a cursar estudios de política, filosofía y economía.

Supongo que mi destino era alguna clase de carrera académica o administrativa. Durante todos aquellos años, no tuve casi ninguna formación científica. Excepto por un bisabuelo materno que había sido médico de pueblo en la Prusia rural, en las primeras décadas del siglo pasado, en mi familia no había nadie relacionado con la medicina o la ciencia. Mi padre era un eminente abogado y académico inglés, especialista en derechos humanos, y mi madre una refugiada de la Alemania nazi, que probablemente habría sido filóloga de no haberse negado a formar parte de la rama femenina de las Juventudes Hitlerianas —la Liga de Muchachas Alemanas— y haber tenido vedado, por tanto, el acceso a la universidad. Excepto por aquel médico en Prusia, mis antepasados por ambos lados de la familia eran maestros, clérigos y comerciantes (aunque mi tío había sido piloto de un caza Messerschmitt en un escuadrón de incursión, hasta que lo abatieron en 1940).

Mientras estaba en Oxford, me enamoré de alguien que no me correspondía y, sumido en la desesperanza y la autocompasión, para profunda consternación de mi padre, abandoné la universidad y huí a una población minera del norte de Inglaterra para trabajar de camillero de hospital, tratando de emular la marcha de Jack Nicholson hacia Alaska al final de la película *Mi vida es mi vida*. Pasé seis meses allí, y mis jornadas consistían simplemente en trasladar a pacientes para ponerlos sobre las mesas de operaciones o quitarlos de ellas, limpiar paredes y material quirúrgico, y ayudar a los anestesistas.

Vivía en una pequeña habitación en un antiguo hospital para enfermos de tifus, medio en ruinas y con techo de chapa de hierro, en las riberas lodosas del contaminado río Wansbeck. Estaba a pocos kilómetros del mar, y la costa tenía playas de arena negra debido al alquitrán que traía la marea. Desde mi habitación, se veía una gigantesca central térmica de carbón, con altas chimeneas que lanzaban humo blanco y vapor al viento que venía del mar. Por las noches, el vapor ascendente quedaba iluminado por las farolas que se alzaban sobre las montañas de carbón, junto a las salas de turbinas, por las que maniobraban las excavadoras, que avanzaban lentamente bajo las estrellas. En aquella época, escribía mediocres poemas egocéntricos con descripciones de esas vistas, considerándolas tanto celestiales como infernales. Lleno de juvenil dramatismo, me veía habitando un mundo rojo como la sangre y blanco como la nieve, pese a que las operaciones quirúrgicas que veía no eran especialmente sangrientas y el invierno era suave y sin nevadas.

Sentía una soledad muy profunda. Al volver la vista atrás, queda claro que trataba de comprender mi propia infelicidad trabajando en un hospital, un lugar plagado de enfermedad y sufrimiento, y que quizá, en el proceso, me curaba de mi angustia adolescente y de un amor no correspondido. Todo aquello también suponía una rebelión ritual contra mi pobre y bien intencionado padre, que hasta entonces había determinado en gran medida el curso de mi vida. Cuando llevaba seis meses allí, estaba ya desesperado por volver a casa, tanto al seno de mi familia como a una carrera profesional de clase media, aunque esta vez de mi propia elección. Tras haberme pasado medio año viendo operar a cirujanos, decidí que quería dedicarme a eso. La violencia controlada y altruista de la cirugía me resultaba profundamente atractiva. Era un empleo seguro, que parecía entrañar cierto grado de emoción y una combinación de habilidades manuales y capacidades mentales, así como poder y estatus social. Aun así, no fue hasta ocho años más tarde, cuando vi aquella cirugía de aneurisma durante mi residencia, cuando descubrí mi verdadera vocación.

Tuve suerte de que en mi universidad, en Oxford, me permitieran regresar, tras un año de ausencia, para completar mi licenciatura. Poco después me admitieron en la única facultad de Medicina de Londres en la que podían matricularse alumnos sin currículum científico. Como en todas las demás facultades de la ciudad me habían rechazado por no haber cursado ni el bachillerato elemental ni el superior en la especialidad de ciencias, acabé llamando por teléfono a la facultad del hospital Royal Free. Me pidieron que acudiera al día siguiente para entrevistarme.

La entrevista en cuestión fue con un escocés entrado en años y que fumaba en pipa —el secretario de admisiones de la facultad de Medicina—, en un despacho pequeño e incómodo. Iba a jubilarse al cabo de unas semanas, y es posible que mi admisión se debiera a alguna clase de broma por su parte, o de celebración, o quizá tenía la cabeza en otro lado. Lo primero que hizo fue preguntarme si practicaba la pesca con mosca. Contesté que no. Entonces me dijo que lo mejor era considerar la medicina como un oficio, no como un arte o una ciencia, una opinión con la que llegué a estar muy de acuerdo al cabo de los años. La entrevista duró cinco minutos, y a continuación me ofreció una plaza en la facultad de Medicina, donde debía empezar mis estudios en poco más de tres semanas.

Con el tiempo, la selección de una facultad de Medicina se ha convertido en un proceso mucho más riguroso. Tengo entendido que, en la del enorme hospital londinense donde ahora trabajo, se utilizan actores profesionales, junto con otros muchos procedimientos, para seleccionar a los médicos del futuro. Los nerviosos candidatos deben dar muestras de su habilidad para transmitir malas noticias, diciéndole a un actor que un coche acaba de atropellar a su gato. Según me cuentan, si alguien no se toma en serio la situación, es rechazado de inmediato. Por lo visto, los actores ayudan a seleccionar a los candidatos más adecuados, pero creo que sigue sin demostrarse si ese método resulta mejor que el proceso por el que pasé yo.

Me incorporé al primer curso, que llamaban «introductorio», y que consistía en un intensivo de un año sobre ciencia básica; de ahí se pasaba a la segunda etapa: los cinco cursos clásicos de formación médica universitaria. Aquél fue el último año que la facultad de Medicina impartió el curso introductorio, y el departamento era una especie de páramo científico y académico, con una serie de hombres de ciencias excéntricos y a menudo amargados, aunque muchos se encontraban en los albores de sus carreras y se trasladaban rápidamente a otros sitios. Uno de ellos se convirtió en un escritor de libros científicos famoso, otro acabó siendo lord y presidente del Partido Conservador. El resto eran catedráticos mayores que se acercaban a la jubilación; algunos de ellos ni se molestaban en ocultar su desagrado ante la mezcolanza un poco extraña de alumnos del curso introductorio: un corredor de bolsa, una princesa saudí y un representante de camiones Ford en el mismo saco que alumnos más jóvenes y con malos resultados en el bachillerato superior (incluso hubo uno, según se vio, que los había falsificado).

Dedicábamos la jornada a diseccionar y desmembrar poco a poco grandes conejos blancos para la asignatura de biología, a valorar productos para la de química y a asistir a unas clases de física de las que no entendíamos gran cosa. Algunos profesores eran estimulantes, y otros daban risa. En las clases, la tensión era palpable y muchos alumnos actuaban como si les fuera la vida en ello: todos estábamos desesperados por convertirnos en médicos, y la mayoría nos sentíamos fracasados por una u otra razón, aunque todos aprobamos el examen final, según creo recordar.

A continuación, pasé dos años cursando estudios preclínicos en la facultad —anatomía, fisiología, bioquímica y farmacología—, seguidos por tres cursos del ciclo clínico en el hospital. En anatomía, los alumnos nos dividíamos en grupos pequeños y cada uno de nosotros disponía de un cadáver, que diseccionábamos lentamente a lo largo del curso. Para empezar, la cosa no era muy atrayente que digamos, ya que cuando acababa el curso los cadáveres tenían un aspecto lamentable. Los cuerpos se conservaban en la Sala Alargada, en el último piso, un espacio amplio y de techos altos con tragaluces. Allí había diez o doce camillas a cada lado, con siniestros bultos cubiertos por lonas verdes. El lugar despedía un intenso olor a formol.

El primer día de curso, armados con los manuales de disección recién adquiridos y un pequeño rollo de lona con unos cuantos instrumentos, hicimos cola con cierto nerviosismo en las escaleras que conducían a la Sala Alargada. El encargado de la sala de disección abrió las puertas con gesto ampuloso, y todos entramos para que nos presentaran a nuestros respectivos cadáveres, todavía intactos. Se trataba de una tradición de la formación médica que se remontaba a cientos de años atrás, pero que ahora se ha abandonado ya en la mayoría de facultades. Como cirujano, uno tiene que volver a aprender anatomía desde cero, pues la de un cuerpo vivo y sangrante es muy distinta de la carne serosa y grisácea de los cadáveres embalsamados para la disección. La anatomía que aprendimos de aquellos cuerpos quizá tuviera un valor limitado, pero supuso un importante rito de iniciación que marcó nuestra transición del mundo profano al de la enfermedad y la muerte, y tal vez hasta nos hizo inmunes a él.

Era además un proceso de lo más social. Uno se sentaba con su grupo de colegas estudiantes en torno al cadáver que nos había tocado en suerte, y seleccionaba partes de tejido muerto en el que hurgar, aprendiendo de paso los cientos de nombres que debía saber: venas y arterias, huesos, las distintas partes de los órganos y, por supuesto, la íntima relación que había entre ellos. Recuerdo haber sentido una fascinación especial por la anatomía de la mano. En el departamento de Anatomía había una bolsa con manos cercenadas en diversas fases de disección, que me gustaba utilizar como modelos para dibujos elaborados y en color, a imitación de Vesalio.

En 1979, fui a parar a las salas del hospital donde me había formado. Iba ataviado con la larga bata blanca de un médico interno en prácticas, en lugar de la corta de un estudiante de Medicina. Me sentía muy importante. En otros hospitales, como advertiría más tarde lleno de confusión, eran los estudiantes quienes llevaban bata larga, y los internos en prácticas la corta. Como quien luce una insignia de su cargo, llevaba orgulloso mi mensáfono o buscapersonas —en lenguaje coloquial, simplemente un «busca»— en el bolsillo de la pechera, y un estetoscopio, un torniquete de goma para extraer sangre y una lista de medicamentos recomendados en los bolsillos laterales. Una vez acabados los estudios de Medicina, te pasabas un año como «interno de primero» —una especie de botones de todo el mundo—, trabajando seis meses en cirugía y seis más en medicina general. Si querías hacer carrera como médico o cirujano hospitalarios —no como médico de atención primaria—, tratabas de conseguir un empleo en el hospital clínico donde te habías formado, dándote a conocer a los médicos más antiguos, de cuyo patrocinio dependía enteramente tu carrera.

Yo quería ser cirujano, al menos eso creía, de modo que me las apañé para encontrar trabajo en una «sociedad» quirúrgica, pues así se llamaban, en mi propio hospital clínico. La «sociedad» en cuestión consistía en un jefe de servicio, un especialista residente, un secretario de admisiones y el interno. Yo trabajaba según la fórmula «1 en 2», lo que significaba que cumplía una jornada normal de cinco días por semana, pero que estaba además de guardia en noches alternas y fines de semana alternos, así que me pasaba en el hospital unas ciento veinte horas por semana. Mi predecesor me había tendido el busca acompañándolo con unas palabras de consejo sobre cómo tener contento al jefe y cómo ayudar a los pacientes moribundos; ninguna de esas cuestiones se abordaba en las clases o en los libros de texto. Recuerdo que disfrutaba enormemente de la sensación de poder e importancia que me producían las largas jornadas de trabajo. En realidad, tenía pocas responsabilidades. Los días y las noches se invertían en el papeleo de la admisión de pacientes, en extraer sangre, llenar formularios y buscar radiografías desaparecidas. Solía dormir lo justo y llegué a acostumbrarme a que me despertaran de madrugada. De vez en cuando hacía de ayudante de quirófano, lo que significaba que estaba muchas horas de pie e inmóvil, sosteniendo los separadores para mantener abierto el abdomen de un paciente mientras mis superiores hurgaban en él. Ahora, treinta años después, cuando recuerdo lo importante que me sentía en aquella época, no puedo evitar reírme de mí mismo.

Sin embargo, por mucho que me gustara formar parte del pequeño ejército de médicos en prácticas del hospital, a medida que transcurrían los meses como interno tenía cada vez más dudas sobre qué iba a hacer con mi carrera. La realidad de la cirugía había resultado muy distinta a la idea que me había hecho de ella cuando era camillero de quirófano. Las intervenciones solían centrarse en partes del cuerpo desagradables y malolientes, esfínteres y fluidos corporales que me resultaban casi tan poco atrayentes como algunos de los cirujanos que los manipulaban, aunque hubo unos cuantos profesores en el hospital sin cuya influencia jamás me habría convertido en cirujano. Su amabilidad con los pacientes era una inspiración para mí, tanto o más que su destreza técnica. Siendo estudiante o interno nunca fui testigo de una cirugía cerebral. El quirófano de neurocirugía era zona prohibida, y la gente hablaba de él con sobrecogimiento, casi con temor.

Los seis meses siguientes como interno los pasé en un hospital viejo y ruinoso en el sur de Londres. El edificio había albergado un asilo de pobres en el siglo XIX, y se decía que entre la población de la zona no había conseguido huir todavía de su mala reputación previa. Era la clase de hospital que hacía que la devoción de la opinión pública británica por el Sistema Nacional de Salud fuera incomprensible, con los pacientes alojados como ganado en las antiguas salas del asilo de pobres, estancias grandes y feas con docenas de camas alineadas a cada lado. El servicio de Urgencias estaba en la planta baja, y la UCI justo encima, en el primer piso, pero en el hospital había un único ascensor que quedaba cuatrocientos metros más allá, obligándole a uno a recorrer todo el pasillo central. Si había que trasladar sin tardanza a un paciente de Urgencias a la UCI, la tarea de empujar la camilla pasillo abajo de un extremo a otro del hospital, coger el ascensor y a continuación volver a llevar al paciente y la camilla pasillo arriba, recaía en el interno de guardia, que a veces disponía de la ayuda de un camillero. Yo intentaba cubrir el trayecto lo más deprisa posible: apartaba a la gente a empujones por el pasillo y me apropiaba del enorme ascensor, viejo y traqueteante, creando con ello una sensación de dramática emergencia. Dudo que fuera clínicamente necesario, pero en las series de televisión lo hacían así y era divertido. Aunque por la noche apenas conseguía dormir, disponía de una leonera, y había una cantina atendida por una señora española muy simpática, que siempre me preparaba algo de comer fuera la hora que fuese. El edificio principal tenía incluso un jardín, donde mis compañeros internos y yo jugábamos al críquet cuando teníamos tiempo.

Lo cierto es que había mucho trabajo. Tenía más responsabilidad que en mi primer empleo como interno en cirugía y mucha menos supervisión. Aprendí un montón de medicina práctica con gran rapidez, pero no siempre fueron lecciones agradables. En la «sociedad», yo era el último de una pequeña jerarquía. Mi trabajo consistía en ver a todos los pacientes cuando llegaban —la mayoría ingresaban a través de Urgencias— y en visitar a los que ya estaban en las salas. No tardé en aprender a no llamar nunca a mis superiores para hablarles de un paciente sin haberlo visto yo mismo primero. Lo había hecho así mi primera noche de guardia para pedir consejo a mi jefe de admisiones, antes de pasar a ver a un paciente que los de Enfermería habían atendido en Urgencias, y recibí en respuesta un torrente de insultos. Así que, lleno de inquietud y sin experiencia, visitaba a todos los pacientes que llegaban y trataba de decidir qué hacer por mí mismo. Sólo me atrevía a hablar con mis superiores cuando no lo tenía nada claro.

Una noche, poco después de que hubiese empezado mi turno, me llamaron de madrugada para que fuese a la sala a ver a un hombre de mediana edad que tenía dificultades respiratorias, una emergencia bastante común en las ajetreadas guardias nocturnas. Me levanté de la cama y me puse la bata blanca (dormía vestido, puesto que rara vez conseguía hacerlo más de un par de horas sin que me hicieran acudir a Urgencias o a alguna de las plantas). Me dirigí a la sala Nightingale, una estancia alargada y en semipenumbra, con veinte camas a cada lado, frente a frente. En ella yacían formas que roncaban o se movían, inquietas. Dos enfermeras se ocupaban del papeleo sentadas ante un mostrador, en el centro, un pequeño charco de luz en la oscuridad. Me señalaron al paciente al que querían que viese.

—Ingresó ayer con signos de IAM —dijo una de ellas.

IAM es la abreviatura de «infarto agudo de miocardio», un ataque al corazón.

El hombre estaba incorporado en la cama. Parecía aterrorizado. Tenía el pulso acelerado y le costaba respirar. Le apoyé el estetoscopio en el pecho y ausculté el corazón y la respiración. Le pedí a la enfermera que trajera el equipo para hacerle un ECG —es decir, un electrocardiograma, que registra el ritmo cardíaco—, y me pareció normal, de modo que lo tranquilicé y le dije que a su corazón no le ocurría nada grave.

—Algo me pasa, doctor —contestó—. Lo sé.

—Todo va bien, sólo está alterado —insistí con cierta impaciencia, anhelando volver a la cama.

Cuando ya me iba, me miró con cara de desesperación. Aún soy capaz de oír su respiración entrecortada, aquel sonido que me siguió como una acusación cuando me alejé entre las hileras de camas, con sus bultos acurrucados e inquietos. Aún puedo oír perfectamente cómo se interrumpió de pronto su respiración, dejando la sala sumida en el silencio. Corrí de nuevo hacia él, presa del pánico, y lo encontré desplomado sobre la cama.

—¡Traigan el equipo de reanimación! —grité a las enfermeras mientras empezaba a propinarle golpes en el pecho.

Al cabo de unos minutos, mis colegas entraron en tropel en la sala con ojos soñolientos. Nos pasamos media hora intentando que el corazón del paciente volviera a funcionar. El especialista residente del que yo dependía observó el trazo en el ECG que le había hecho.

—Parece que había signos de taquicardia ventricular —dijo con tono de desaprobación—. ¿No los has visto? Deberías haberme llamado.

No dije nada.

A eso solían llamarlo *angor animi*, la «angustia del alma»: la sensación que tienen algunas personas cuando sufren un ataque al corazón de que están al borde de la muerte. Incluso ahora, más de treinta años después, puedo ver con absoluta claridad la expresión desesperada de aquel hombre moribundo cuando me disponía a marcharme.

El trabajo que desempeñaba tenía una intensidad un tanto sombría y estimulante a la vez, y no tardé en dejar atrás el sencillo altruismo de cuando era estudiante de Medicina. Entonces me había costado muy poco sentir compasión por los pacientes, porque yo no era responsable de lo que les ocurriera. Pero la responsabilidad entraña el miedo al fracaso, y los pacientes se convierten en una fuente de ansiedad y estrés, aunque ocasionalmente uno pueda sentirse orgulloso ante los éxitos.

Me enfrentaba de manera cotidiana a la muerte, que a menudo venía precedida por los intentos de reanimación o de la lucha por evitar que los pacientes se desangraran a causa de una hemorragia interna. La reanimación cardiopulmonar en la vida real es muy distinta a lo que nos muestran en la televisión o el cine. En la mayor parte de los intentos de llevar a cabo un masaje cardíaco, se producen escenas deprimentes y violentas, que pueden suponer la rotura de las costillas de pacientes ancianos a quienes más habría valido dejar morir en paz.

Así que, poco a poco, me fui endureciendo, de ese modo tan peculiar en que deben hacerlo los médicos, y llegué a considerar a los pacientes como una raza completamente distinta a la de los profesionales de la medicina como yo, importantísimos e invulnerables. Ahora que me acerco al final de mi carrera, esa distancia ha empezado a desdibujarse. Tengo menos miedo al fracaso: he llegado a aceptarlo y a sentirme menos amenazado por él, y confío en haber aprendido algo de los errores cometidos en el pasado, de modo que puedo arriesgarme a ser un poco menos objetivo. Además, cuanto mayor me hago, menos capaz me siento de negar que estoy hecho de la misma carne y de la misma sangre que mis pacientes, y que soy igual de vulnerable que ellos. Así que ahora puedo volver a sentir lástima por ellos, una lástima más profunda que la que sentí en el pasado, cuando empezaba. Sé que también yo, tarde o temprano, acabaré postrado en una cama en una abarrotada sala de hospital, temiendo por mi vida, como hoy lo hacen ellos.

Cuando acabé aquel primer año como interno, volví a mi hospital clínico en el norte de Londres para trabajar como médico en prácticas en la UCI. Aunque con una convicción cada vez menor, había decidido intentar formarme como cirujano, y trabajar en intensivos se consideraba un primer paso necesario para conseguirlo. Mi cometido consistía sobre todo en rellenar formularios, poner vías para el suero, extraer sangre y, en ocasiones, en llevar a cabo procedimientos invasivos —como suelen llamarse— un tanto más emocionantes, como poner un catéter pectoral o administrar algún tratamiento por vía intravenosa en las grandes venas del cuello. Toda la instrucción práctica corría a cargo de los residentes especialistas con mayor experiencia. Fue en aquella época, al empezar a trabajar en la UCI, cuando bajé a los quirófanos y presencié aquella operación de aneurisma que provocó mi epifanía quirúrgica.

Desde el momento en que supe con exactitud lo que quería hacer, mi vida se volvió mucho más fácil. Unos días después, fui en busca del neurocirujano al que había visto hacer el grapado y sellado del aneurisma para contarle que quería dedicarme a la neurocirugía. Me dijo que cursara una solicitud para la plaza de interno en prácticas de su departamento, que no tardaría en publicarse. También hablé con uno de los cirujanos jefes de servicio, en cuya «sociedad» había trabajado de estudiante. Era un hombre extraordinariamente generoso, la clase de maestro cirujano que uno llega casi a idolatrar, y organizó de inmediato una visita para que pudiera entrevistarme con dos de los neurocirujanos más eminentes del país, tanto para darme a conocer como aspirante a cirujano en esa disciplina como para planear bien mi carrera. El de la neurocirugía era un mundo pequeño en aquellos tiempos, con menos de un centenar de especialistas en todo el Reino Unido. Uno de los afamados especialistas que fui a ver trabajaba en el Royal London, en el East End. Un hombre muy afable. Lo encontré en su consulta fumando un puro. Las paredes estaban cubiertas con fotografías de coches de Fórmula 1, y, según averigüé poco después, él era el especialista responsable del servicio médico de las carreras de esa disciplina. Le hablé de mi profundo deseo de convertirme en neurocirujano.

—¿Qué opina su mujer al respecto? —fue su primera pregunta.

—Creo que le parece buena idea, señor —contesté.

—Bueno, pues debe saber que mi primera esposa no podía soportar esa vida, de modo que la cambié por otro modelo —soltó—. La vida del médico que se está formando para la neurocirugía es dura, ¿sabe?

Unas semanas después, me dirigí en coche a Southampton para visitar al otro prestigioso neurocirujano que me habían recomendado. Fue tan simpático conmigo como el primero. Medio calvo, pelirrojo y con bigote, ofrecía la viva imagen de un granjero jovial, nada que ver con la idea que yo tenía de un neurocirujano. Estaba sentado ante un escritorio cubierto de montones de historias clínicas de pacientes, que casi me impedían verlo. Le hablé de mi ambición de convertirme en neurocirujano.

—¿Qué opina su mujer al respecto? —quiso saber.

Le aseguré que todo iría bien en ese sentido. Estuvo unos segundos sin decir nada.

—Operar es la parte más fácil, ¿sabe? —dijo finalmente—. Cuando uno llega a mi edad, se da cuenta de que todas las dificultades tienen que ver con la toma de decisiones.

7

Meningioma

m. *Med.* Tumor benigno que se genera a partir del tejido fibroso que cubre el cerebro y la médula espinal;
habitualmente de crecimiento lento, produce síntomas al ejercer presión sobre el tejido nervioso subyacente.

Una mañana de lunes, el sonido de la lluvia me despertó a
las siete de la mañana. Estábamos en febrero y el cielo, que
sólo veía vagamente a través de las ventanas de mi dormitorio, presentaba un tono plomizo. Tenía un largo programa
de operaciones por delante, pero dudaba que fuera capaz de
completarlo, porque sabía que el hospital estaba a rebosar
una vez más y había escasez de camas. Probablemente, la
jornada acabaría con la tortura de tener que disculparme
ante un paciente por lo menos —a quien habríamos tenido
el día entero esperando en ayunas, muerto de hambre y de
angustia, por si sonaba la flauta y quedaba alguna cama disponible—, y viéndome obligado a decirle que su operación
debía posponerse.

Así que, maldiciendo el tiempo mientras luchaba contra el viento y la lluvia, y maldiciendo también que nuestro
hospital no dispusiera de más camas, me dirigí al trabajo
en bicicleta. Llegué tarde a la reunión de primera hora

de la mañana, y tomé asiento junto a un colega, un neu-rorradiólogo que sabe interpretar un escáner mejor que nadie —una habilidad muy difícil de adquirir—, y de cuyo consejo dependo para evitar errores. Le pedí a Anthony, el especialista residente que había estado de guardia aquella noche para los ingresos por Urgencias, que nos presentara las admisiones. Estaba sentado enfrente, ante el ordenador, con el que había estado trabajando mientras esperaba mi llegada. Anthony era bastante joven y tendía a mostrarse un tanto agresivo, una característica nada insólita en un cirujano, pero que la mayoría de neurocirujanos pierden a medida que adquieren experiencia.

—Anoche no hubo nada verdaderamente interesante —contestó.

Lo miré y le dije con cierta irritación que los problemas simples y cotidianos eran con frecuencia los más importantes.

Pareció ofendido por mi crítica, y por un momento lamenté mis malos modales.

—Hay una mujer de noventa y seis años que hasta ahora vivía por su cuenta y que ha empezado a sufrir caídas en casa —dijo—. Tiene una estenosis aórtica severa... el soplo cardíaco puede oírse desde el pie de la cama. Padece hemiparesia izquierda y no puede caminar, pero está completamente lúcida.

Le pedí a uno de los médicos más jóvenes de la primera fila que me diera el diagnóstico más probable.

—La única dolencia que podríamos tratar en una persona de esa edad sería un hematoma subdural crónico.

Le pedí entonces que explicara qué significaba que tuviera una estenosis aórtica.

—Que una anestesia general probablemente la mataría.

En ese punto, le indiqué a Anthony que nos enseñara el escáner. Él cogió el teclado e introdujo una serie de contraseñas, pero la página web que nos conecta a los hospitales de la zona, de donde proceden casi todos nuestros pacientes, tardó varios minutos en abrirse. Mientras trajinaba con el ordenador, los demás médicos en prácticas se reían y bromeaban sobre los sistemas informáticos hospitalarios, al tiempo que trataban de ayudarlo a localizar los escáneres de la paciente.

—El software para la transmisión de imágenes de escáner es una absoluta basura...

—Intenta actualizar, Anthony...

—No, ve a «vista» y luego selecciona «mosaico»...

—No parece que funcione...

—Arrástralo hacia la izquierda...

—Eso no sirve de nada...

—Intenta volver a acceder con la contraseña...

Finalmente, el escáner cerebral de la anciana apareció de pronto en la pared que había frente a nosotros. Mostraba una gruesa capa de fluido entre la parte interior del cráneo y la superficie del cerebro, que distorsionaba el hemisferio derecho.

Sólo era una persona mayor más con un hematoma subdural crónico, el problema más corriente en neurocirugía. El resto del cerebro no tenía mal aspecto y estaba mucho menos encogido que el de la mayoría de gente de noventa y seis años.

—Mi padre murió de alzhéimer a esa edad —expliqué a los internos—. En el escáner, su cerebro parecía un queso suizo, de tan poco que quedaba. —Miré a mi especialista residente—. Bueno, Anthony, ¿qué problema hay?

—El problema es ético. La mujer dice que preferiría morir a tener que dejar su casa y acabar en una residencia de ancianos.

—Pues es bastante razonable. ¿Has trabajado alguna vez en una sala de psiquiatría geriátrica o en un asilo de ancianos?

—No —contestó.

Empecé a contarles que, en cierta ocasión, había trabajado como auxiliar de enfermería en psiquiatría geriátrica. Ocuparse de una sala con veintiséis hombres viejos incontinentes no era nada fácil. Año tras año, la población anciana es cada vez más numerosa, y no me cabe ninguna duda de que cada vez habrá más escándalos en los medios de comunicación sobre abusos en residencias de ancianos. En 2050, una tercera parte de la población europea tendrá más de sesenta años. Mi primer jefe en cirugía general, un hombre adorable, acabó sus días en un asilo, aquejado de demencia. Su hija me contó que se pasaba el día diciendo que quería morir, pero estaba como un toro y tardó años en hacerlo. Cuando era joven, solía darse un baño de agua fría todas las mañanas.

—Bueno, pues no podemos dejarla morir y ya está —intervino uno de los especialistas residentes de la última fila, interrumpiendo mi historia.

—¿Por qué no, si es eso lo que quiere? —pregunté.

—Pero es posible que esté deprimida. Si mejora, tal vez cambie de opinión.

Discutimos sobre el tema un buen rato. Señalé que sus comentarios bien podían aplicarse a gente más joven con muchos años de vida por delante, si no se suicidaban antes, pero que no estaba tan seguro de que fueran pertinentes con una anciana de noventa y seis años con pocas probabilidades de poder volver a su casa.

Le pregunté a Anthony qué posibilidades creía que tenía la paciente de volver a vivir sola en su propia casa si la operábamos.

—A su edad, no muchas. Supongo que tal vez podría hacerlo durante un tiempo, pero aun así acabaría tarde o temprano en una residencia..., eso si la estenosis aórtica no la mata antes.

—Y bien, ¿qué creéis que debemos hacer, entonces? —pregunté dirigiéndome a todo el equipo.

Se hizo un silencio incómodo. Aguardé unos instantes más.

—Su único pariente es una sobrina —explicó Anthony—. Va a venir esta mañana.

—Bueno, pues cualquier decisión tendrá que esperar a que aparezca esa sobrina.

Mi colega el radiólogo se inclinó hacia mí para decirme en voz baja:

—Estos casos siempre me parecen, de lejos, los más interesantes. —Indicó con la cabeza la fila de médicos en prácticas—. Todos los jóvenes quieren operar y están deseando casos difíciles y emocionantes... Y a su edad es lo que toca, pero a mí las discusiones sobre estos casos corrientes me parecen fascinantes.

—Bueno, hubo una época en la que yo también pensaba como ellos —respondí.

—¿Qué crees tú que pasará con esta anciana? —quiso saber.

—Pues no lo sé. No es mi paciente. —Me volví hacia los médicos reunidos—. ¿Echamos un vistazo a uno de mis casos para hoy?

Le di un nombre a Anthony, que tuvo mayor éxito esta vez y proyectó enseguida el escáner correspondiente en la pared. La imagen mostraba un tumor enorme, un meningioma benigno, que invadía la parte izquierda del cerebro de la paciente.

—Tiene ochenta y cinco años —expliqué—. Cuando me inicié en la neurocirugía, hace treinta y dos años, una época en la que todos vosotros debíais de llevar aún pañales, no operábamos a la gente de esa edad. Cualquiera que pasara de los setenta se consideraba demasiado viejo. Ahora no parece que haya una edad límite.

Y, acto seguido, procedí a contarles la historia de la paciente.

· · ·

Había visto por primera vez a la señora Seagrave unas semanas antes, en mi consulta para pacientes externos. Era una mujer muy locuaz, viuda de un prestigioso médico, y vino acompañada por sus tres hijos de mediana edad, dos mujeres y un varón, muy atentos e informados, y tan expresivos como su madre. Tuve que ir a otra habitación en busca de más sillas, que dispuse formando un arco delante de mi mesa. La paciente, una dama un tanto bajita y dominante, de largo cabello cano, elegantemente vestida y con aspecto de ser más joven, entró en la consulta con decisión y gesto autoritario. Se sentó en una de las sillas a un lado de mi escritorio, y sus tres hijos ocuparon las que había frente a mí cual coro educado pero resuelto. Como la mayoría de pacientes con problemas que afectan a la parte frontal del cerebro, aquella mujer no era muy consciente de sus dificultades, si es que lo era en alguna medida.

Tras presentarme, le pedí —con la cautelosa solidaridad de un médico deseoso de ayudar, pero también con la intención de evitar las exigencias emocionales de los pacientes hacia su doctor— que me hablara de los problemas que la habían llevado a hacerse un escáner cerebral.

—¡Estoy perfectamente bien! —declaró en tono categórico—. Mi marido era el catedrático de Ginecología en el hospital Saint Anne. ¿Lo conocía usted?

Dije que no, y añadí que tal vez lo habría sido en una época anterior a la mía.

—Sea como sea, es realmente intolerable que ellos no me dejen conducir —indicó con un gesto a sus hijos, que seguían sus explicaciones con atención—. La verdad es que no puedo apañármelas sin coche. Todo esto es tan sexista... Estoy convencida de que, si fuera un hombre, me dejarían conducir.

—Pero tiene usted ochenta y cinco años... —dije.

—¡Eso no tiene nada que ver!

—Y luego está la cuestión del tumor cerebral —añadí, señalando el monitor de mi escritorio—. ¿Había visto antes el escáner de su cerebro?

—No... —replicó, calmándose un poco—. Vaya..., pues es interesante.

Durante unos instantes, observó pensativa la imagen, que mostraba una masa grande, del tamaño de un pomelo, comprimiendo su cerebro.

—Aun así, de verdad que deben permitirme conducir. No puedo arreglármelas sin usar el coche.

—Si me lo permite, me gustaría preguntarles unas cuantas cosas a sus hijos.

Me interesé por las dificultades que había tenido su madre durante los últimos meses. Estaba claro que no les hacía mucha gracia hablar de esos problemas en su presencia, y ella no paraba de interrumpirlos, cuestionando lo que decían y, sobre todo, quejándose del hecho de que no la dejaran conducir. Entre los tres, me hicieron comprender que su madre tenía algunas lagunas, en las que se mostraba un tanto confundida, y que se había vuelto bastante olvidadiza. Al principio, como es natural, lo habían achacado a algo propio de la edad, pero poco a poco su memoria fue empeorando, hasta que la visitó un geriatra, que fue quien había pedido un escáner cerebral.

Los tumores como el suyo constituyen una causa poco frecuente pero conocida de demencia, y cuando empiezan a causar síntomas suelen ser ya sorprendentemente grandes. Sin embargo, siempre era posible que padeciera también un principio de alzhéimer y que, por tanto, según les expliqué, una operación para extraer el tumor no garantizara una mejoría. Además, la intervención entrañaba el peligro muy real de que empeorase muchísimo. Fuera como fuese, la única forma de saber si el tumor era el responsable de sus dificultades era extirparlo. El problema consistía en que era imposible predecir a partir del escáner hasta qué punto había riesgo de que ella empeorara. En estos casos, la cuestión radicaba en lo adherido que estuviera el tumor al cerebro, y hasta que no se operaba no podía saberse si sería fácil o difícil extirparlo. Si estaba muy pegado, el cerebro quedaría dañado y la paciente podría acabar con el costado derecho del cuerpo paralizado y perder la capacidad de comunicarse, pues cada mitad del cerebro controla el lado opuesto del cuerpo, y la función del lenguaje se ubica en el hemisferio izquierdo.

—¿No puede extraer sólo una parte del tumor? —quiso saber una de las hijas—. ¿Y dejar la que esté adherida al cerebro?

Expliqué que hacer eso rara vez funcionaba, puesto que esa clase de tumores son a menudo sólidos y, si dejas atrás una parte, el cerebro sigue comprimido y el paciente no mejora. Además, el meningioma podía volver a crecer.

—Bueno, y ¿con cuánta frecuencia está el tumor demasiado pegado al cerebro? —preguntó la otra hija.

—Supongo que el peligro es del veinte por ciento, pero no deja de ser una conjetura.

—¿Así que hay una posibilidad entre cinco de que empeore?

Expliqué que, de hecho, la relación riesgo-beneficio era un poco más alta, porque cada vez que se abre la cabeza de alguien existe un riesgo del uno al dos por ciento de que se produzca una grave hemorragia o una infección, y era muy posible que ese peligro fuera un poco más alto en una persona de su edad. Lo único que sabíamos con certeza era que, si no hacíamos nada, iría empeorando lentamente...

Dudé durante unos segundos, y luego añadí con vacilación —y confiando en que la señora Seagrave no se diera cuenta— que tal vez, dada su edad, la mejor opción podía ser no operar y aceptar que se iría deteriorando poco a poco antes de morir.

Una de las hijas quiso saber si había algún tratamiento no quirúrgico que pudiera ser de ayuda. Con la señora Seagrave sin parar de interrumpir, quejándose de la monstruosa injusticia de que no le permitieran conducir, expliqué que la radioterapia y la quimioterapia no servían de nada con ese tipo de tumores. Estaba bastante claro que la implicada no era capaz de seguir la conversación.

—¿Qué haría usted si se tratara de su madre? —quiso saber el hijo.

Titubeé de nuevo, esta vez porque no estaba seguro de la respuesta. Ésa, por supuesto, es la pregunta que todos los pacientes deberían hacer a sus médicos, pero se muestran reacios a plantearla porque sugiere que un médico podría decidir en su caso algo distinto de lo que recomendaría a su paciente.

Respondí con calma, y dije que trataría de convencerla de operarse si todos —y los señalé a los cuatro con un gesto— teníamos la sensación de que estaba perdiendo su independencia y estaba destinada a verse condenada a alguna clase de asistencia institucional. Pero añadí que era una decisión difícil, y que todo se basaba en la incertidumbre y en la suerte. Sentado como estaba de espaldas a la ventana, con los tres hijos ante mí escuchándome atentamente, me pregunté si serían capaces de distinguir las cruces del gran cementerio municipal que se veía a lo lejos, tras el aparcamiento del hospital.

Di por concluida aquella «reunión» diciéndoles que no había necesidad de tomar una decisión de inmediato. Les ofrecí el número de teléfono de mi secretaria y sugerí que me comunicaran qué querían hacer a su debido tiempo. Salieron en tropel. Me llevé tres de las sillas, y luego fui a la sala de espera en busca del siguiente paciente. Unos días más tarde, supe por mi secretaria Gail que habían decidido —no sé cuánta persuasión hizo falta con la paciente— que su madre se sometiera a la operación.

Tres semanas después de la visita en la consulta para pacientes externos, la señora Seagrave ingresó en el hospital para la cirugía. La víspera de la intervención, sin embargo, el anestesista, bastante joven y con poca experiencia, solicitó un ecocardiograma. Según él, la paciente podía tener un problema de corazón a causa de la edad, aunque no presentara síntomas de dolencia cardíaca alguna. Con casi total certeza, la prueba era innecesaria, pero como cirujano —con sólo conocimientos mínimos de anestesia— yo no estaba en posición de discutir. Les dije a mis residentes que rogaran al equipo de Cardiología que la prueba se llevara a cabo a primera hora de la mañana siguiente. Así que, en lugar de operar, tuve que invertir gran parte de aquella jornada en dormitar enfadado en el sofá de la salita de los cirujanos, observando el cielo gris a través de las altas ventanas sin vistas, a la espera de que le realizaran la prueba. De vez en cuando pasaba una paloma volando, y a veces veía aviones en la distancia, que se abrían paso hacia Heathrow entre las nubes bajas.

El ecocardiograma, pese a los ruegos de mis residentes, no se llevó a cabo hasta las cuatro de la tarde. Puesto que la intervención podía alargarse varias horas, y se suponía que sólo debía operar fuera de horario cuando se tratara de urgencias, tuve que explicarle a la consternada y llorosa paciente, cuando por fin llegó ante el quirófano en silla de ruedas y con una hija completamente enojada, que era necesario cancelar la cirugía. Le prometí que la pondría la primera en la siguiente programación, de modo que se la llevaron de vuelta a la sala y yo regresé a casa en bicicleta y de muy mal humor. Era muy probable que añadirla a mi siguiente lista supusiera tener que cancelar alguna de las demás operaciones previstas para la jornada.

Tras haber discutido el caso con los médicos en prácticas en la reunión del lunes por la mañana, me dirigí al mostrador de recepción de la zona de quirófanos. Un anestesista que no era el que había pedido el ecocardiograma estaba allí de pie con Mike, mi especialista residente. Ambos me miraron con expresión tristona.

—La señora Seagrave tiene una infección por SARM. La contrajo en nuestro hospital, cuando tomamos las muestras la semana pasada, antes de que se cancelara la operación —explicó Mike—. Así que he tenido que ponerla la última del día, porque después de intervenirla habrá que limpiar a fondo el quirófano, lo que nos llevará una hora como mínimo. Si la operáramos la primera, no acabaríamos con la agenda del día.

—Bueno, supongo que tendré que faltar a mi promesa de operarla la primera —contesté—. Pero la cosa no tiene mucho sentido, ¿no? Hacen las pruebas del SARM el día antes de la intervención, pero los resultados tardan varios días. Si la hubiéramos operado según lo planeado, no habríamos hecho una limpieza de una hora, ¿no es cierto?

—Anoche, la hija de la señora Seagrave amenazaba con denunciarnos. Según ella somos terriblemente desorganizados.

—Me temo que tiene razón, aunque denunciarnos no será de mucha ayuda, ¿no crees?

—No —respondió Mike—. No conseguirá más que cabrearnos. Pero la cosa no queda ahí...

—¿A qué te refieres?

—Ha aparecido la anestesista y ha dicho que tendremos que cancelar la operación.

—¡Ay, por el amor de Dios...! ¡¿Por qué?! —bramé.

—Porque hemos puesto a la paciente al final de la lista y por lo tanto no acabaremos antes de las cinco.

—¿Qué maldita anestesista es ésa?

—No lo sé. Una rubia delgada... Creo que es la nueva interina.

Recorrí los pocos pasos que me separaban de la sala de anestesia y asomé la cabeza por la puerta. Allí estaba

Rachel, la anestesista, y su residente. Se apoyaban en la encimera que recorría la pared de la sala y estaban tomando café en vasos de poliestireno, a la espera de que llegara el primer paciente.

—¿Qué es todo eso de que hay que cancelar el último caso? —quise saber.

Rachel era nueva, en efecto: una interina nombrada hacía poco para reemplazar a mi anestesista habitual, que estaba de baja por maternidad. Ya habíamos operado juntos varias veces, y me había parecido competente y agradable.

—No pienso empezar una intervención de meningioma a las cuatro —declaró volviéndose hacia mí—. Esta tarde no tengo canguro.

—Pero no podemos cancelarla —protesté—. ¡Ya se ha cancelado una vez!

—Bueno, pues yo no pienso hacerla.

—Entonces tendrás que pedírselo a un colega —dije.

—No creo que lo hagan, no es una emergencia —contestó en un tono que daba por zanjada la cuestión.

Durante unos segundos, me quedé sin habla. Me dije que, unos años antes, jamás habría surgido un problema como aquél. Siempre trato de acabar con mi programación quirúrgica del día a una hora razonable, pero en el pasado todo el mundo aceptaba que a veces su jornada tendría que alargarse. En el Sistema Nacional de Salud premoderno, los especialistas nunca llevaban la cuenta de las horas: sencillamente seguían al pie del cañón hasta que el trabajo quedaba hecho. Sentí el impulso casi abrumador de interpretar el papel de un cirujano irascible y furioso y de empezar a gritar, como habría hecho antaño: «¡A la mierda con los canguros! ¡No volverás a trabajar conmigo nunca más!»

Pero habría sido una amenaza vana, pues no decido yo, ni mucho menos, quién anestesia o no a mis pacientes. Además, los cirujanos ya no pueden comportarse de esa forma sin que haya consecuencias. Envidio la manera en que la generación que me formó podía aliviar el intenso estrés de su trabajo perdiendo los estribos, a veces de forma escandalosa, sin temor a que los llevaran a juicio por intimidación y acoso. Di media vuelta y recorrí el pasillo pensando en cómo buscar una salida a aquel absurdo problema. Pero la solución apareció de inmediato personificada en la figura de Julia, la gestora de camas, que se acercaba a la zona de quirófanos, buscándome.

—Hemos ingresado a los dos casos de médula en el hospital de día para tu programación de hoy, pero no tenemos camas donde ponerlos después, porque anoche hubo un montón de ingresos por urgencias. ¿Qué quieres hacer? —preguntó.

Se la veía tensa. Aferraba la agenda con la larga lista de pacientes que requerían ingresos, altas o traslados, y con los números de teléfono de los gestores de camas de otros hospitales, probablemente tan estresados como ella y reacios a aceptar enfermos porque también iban cortos de camas.

—Si no tenemos camas donde ponerlos después, no voy a poder operarlos, ¿no? —contesté encantado, porque eso significaba que la intervención de la señora Seagrave empezaría lo bastante pronto como para que pudiera acabarla a las cinco—. Tendremos que enviarlos a casa. Al menos se trata de operaciones de poca gravedad.

De modo que el programa quirúrgico de la jornada quedó adecuadamente recortado. A aquellos dos pacientes, que llevaban en ayunas desde medianoche como preparativo para sus aterradoras operaciones, les ofrecerían una taza de té como consuelo y los mandarían a casa.

De mala gana, me dirigí hacia el hospital de día, donde esperaban los pacientes que iban a ser operados durante aquella jornada. Como la escasez de camas es crónica, cada vez más a menudo se ingresa a los pacientes de cirugía la mañana misma de la intervención y se les asigna una cama. Se trata de una práctica habitual en los hospitales privados, y funciona muy bien, porque después disponen de una habitación y una cama donde instalar a cada paciente. Sin embargo, no es el caso de un hospital como el mío, donde los recursos ya no dan más de sí, de modo que, cuando entré en el pequeño hospital de día, me encontré con quince pacientes, todos a la espera de intervenciones serias, metidos con calzador en una sala del tamaño de una cocina pequeña, aún con los abrigos puestos, mojados por la lluvia de febrero y desprendiendo vapor en aquellas condiciones de hacinamiento.

Mike estaba de rodillas ante el primer paciente programado, puesto que la operación de la señora Seagrave tendría ahora que llevarse a cabo por la tarde. Estaba explicándole el formulario de consentimiento informado. Mi ayudante tiene un buen vozarrón, de modo que todos los demás pacientes estaban oyendo lo que decía.

—...Debo advertirle que la operación conlleva ciertos riesgos, que incluyen la muerte, un derrame cerebral masivo, una hemorragia importante o una infección grave. Firme aquí, por favor.

Le tendió el formulario al paciente —un documento que se ha vuelto tan complicado de un tiempo a esta parte que hasta incluye un índice en la portada—, le ofreció un bolígrafo y el hombre garabateó rápidamente su firma sin siquiera mirarlo.

Me disculpé ante las dos mujeres cuyas operaciones de médula se habían cancelado. Expliqué que se habían hecho varios ingresos de urgencias durante la noche, y ellas asintieron con educación para demostrar que lo comprendían, aunque advertí que una de las dos había estado llorando.

—Trataremos de volver a programar su intervención lo antes posible —añadí—, pero me temo que en este momento no sé cuándo será.

Me desagrada tanto decirle a un paciente que su intervención se ha cancelado como revelarle a la gente que tiene cáncer y que va a morir. Me molesta tener que disculparme por algo que no es culpa mía, pero no se puede despachar sin más a un paciente sin que alguien le dé una explicación.

Hablé brevemente con el hombre con dolor facial al que trataría primero, y luego con la señora Seagrave, que esperaba en un rincón, con su hija al lado.

—Lamento mucho lo de la semana pasada —dije—. Y siento no poder operarla la primera, pero le prometo que lo haré esta tarde.

Me miraron con cierto recelo.

—Confiemos en que sea así —respondió la hija con expresión hosca.

—Siento todo esto —añadí, e indiqué con un gesto la sala atestada—, pero en este momento andamos un pelín cortos de camas.

Contuve el impulso de soltar una diatriba contra el gobierno y la dirección del hospital, y me sorprendí, una vez más, ante el hecho de que los pacientes de mi país se quejaran tan poco. Mike y yo nos alejamos entonces hacia los quirófanos.

—¿Te parece que me he disculpado lo suficiente? —le pregunté.

—Por supuesto —contestó.

El primer caso consistía en una descompresión microvascular, o DMV, para abreviar. Era la misma operación que había llevado a cabo en Kiev, la que había filmado la televisión ucraniana. El hombre llevaba muchos años padeciendo una neuralgia del trigémino y los analgésicos habituales se habían vuelto cada vez más ineficaces. Se trata de una dolencia muy poco corriente, en la que las víctimas sufren espasmos atroces en un lado de la cara por culpa del dolor. Dicen que se parece a una fuerte descarga eléctrica o a que te claven un cuchillo al rojo vivo. En el pasado, antes de que hubiese un tratamiento eficaz, era bien sabido que algunas personas que la padecían acababan suicidándose a causa del dolor. Cuando introduje la operación en Ucrania en la década de 1990, varios pacientes a los que traté me contaron que, al no poder permitirse el tratamiento farmacológico para el dolor, habían estado en efecto a punto de quitarse la vida.

La operación consiste en exponer un lado del cerebro a través de una abertura muy pequeña en el cráneo, que suele hacerse detrás de la oreja, y apartar suavemente una pequeña arteria del nervio sensorial de la cara, o trigémino. La presión que la arteria ejerce sobre el nervio es la responsable del dolor, aunque el mecanismo exacto se desconoce. Es una cirugía microscópica bastante delicada, pero técnicamente simple, siempre y cuando sepas lo que haces. Aunque Mike había hecho bien asustando un poco al hombre con el consentimiento informado, y yo mismo le había mencionado esos riesgos cuando lo había visitado unas semanas antes en mi consulta, sólo me había enfrentado a un puñado de problemas en los varios centenares de intervenciones de esa clase que había hecho, y no esperaba dificultades.

Sin embargo, en cuanto me asomé a la cabeza del paciente y empecé a utilizar el microscopio quirúrgico, me encontré con que una vena anormalmente grande bloqueaba el acceso al nervio trigémino. Cuando comenzaba el avance hacia el nervio, dentro de la parte del cráneo que se da en llamar «ángulo pontocerebeloso», la vena se desgarró, y un segundo después me vi lidiando con una hemorragia torrencial de sangre venosa de color morado oscuro. Estaba operando a una profundidad de seis o siete centímetros, a través de una abertura con un diámetro de dos centímetros, y en un espacio de sólo unos milímetros de ancho junto a los distintos nervios y arterias vitales. Una hemorragia de ese tipo lo oculta todo y tienes que trabajar haciendo cálculos a ciegas, como un piloto perdido entre las nubes, hasta que has logrado controlar el punto de sangrado.

—¡Más aspiración! —grité a la enfermera de apoyo, mientras trataba de despejar la sangre con la cánula microscópica e identificar de dónde procedía.

No fue exactamente una situación a vida o muerte, pero resultó muy difícil detener la hemorragia. Hay que encontrar el punto de sangrado, y luego taponarlo con trocitos de gasa hemostática —en los que se ejerce presión con unas pinzas con mangos en ángulo para que tus propias manos no te impidan ver— y esperar entonces a que se forme un trombo en la vena que obstruya la circulación de la sangre.

—Perder los papeles con una hemorragia venosa no mola nada —le dije a Mike mientras observaba con cierto nerviosismo el remolino de sangre a través del microscopio—. Esperemos que baste con la hemostasia.

Aun así, en cuanto hice ese comentario empecé a preguntarme si aquél no se convertiría en mi segundo resultado mortal en ese tipo de intervenciones. Más de veinte años atrás, había operado a un hombre mayor con neuralgia del trigémino recurrente, que había muerto de un derrame cerebral varias semanas después como consecuencia de la operación.

Unos veinte minutos más tarde, y pese a mis esfuerzos, el gran depósito del aspirador en el otro extremo de la mesa estaba a rebosar de sangre de color oscuro, y Jenny, la enfermera de apoyo, tuvo que poner el depósito de repuesto. El paciente había perdido una cuarta parte de la sangre que circulaba por su cuerpo. Finalmente, la presión de mis pinzas consiguió que la vena taponada se cerrase y dejara de sangrar. Allí plantado, con las manos inmóviles sujetando los instrumentos microscópicos sobre la vena desgarrada, me sentía preocupado por la hemorragia que había sufrido aquel paciente, desde luego, pero también porque ya no quedaría tiempo para la operación de la señora Seagrave.

La idea de cancelar la cirugía por segunda vez, y de tener que volver a enfrentarme a su hija, no me apetecía nada. Consciente de que empezaba a acusar la presión del tiempo, me vi obligado a invertir más rato del que quizá hacía falta para asegurarme de que la hemorragia había cesado. Si la vena volvía a sangrar después de que hubiese cerrado la cabeza del paciente, el resultado sería casi sin duda mortal. Hacia las dos, me sentí satisfecho con la hemostasis, como llamamos los cirujanos al control de una hemorragia.

—Pedid que envíen al siguiente paciente—le dije a la anestesista—. Tienes contigo a una especialista con experiencia, así que ella puede empezar con el próximo caso en la sala de anestesia, mientras nosotros acabamos aquí dentro.

—Me temo que no podemos hacer eso —contestó—. Sólo tenemos un auxiliar.

Los auxiliares son los técnicos que trabajan con los anestesistas.

—Joder, envía a alguien a buscar al paciente y ya está, ¿quieres?

—El supervisor de auxiliares de anestesia nos ha impuesto una nueva norma: no se puede empezar con un caso hasta que se hayan llevado el anterior de la mesa de operaciones. Se corren riesgos innecesarios.

Solté un gruñido y señalé que, en el pasado, nunca habíamos tenido problemas por solapar casos.

—Bueno, pues no puedes hacer nada al respecto. Además, deberías hacer programaciones quirúrgicas más realistas.

Podría haberle explicado que no tenía forma de pronosticar aquel sangrado tan poco habitual. Podría haberle explicado que, si sólo hiciera programaciones quirúrgicas que contemplaran lo inesperado, apenas trabajaría. Pero no dije nada. Sólo había estado una hora con la primera intervención y ya sabía que era poco probable que pudiéramos empezar la de la señora Seagrave. Si pretendía darla por terminada antes de las cinco, iba a tener que operar con prisas, algo que detesto hacer. Si se alargaba hasta más tarde de las cinco, el personal de quirófano tendría que quedarse, por supuesto, pero eso significaba que en el futuro sería más difícil incluso empezar con un caso hacia el final de la jornada. Sin embargo, la posibilidad de cancelar la operación una vez más era aún peor.

Acabamos con el primer paciente y la anestesista empezó a despertarlo.

—Creo que ahora podemos traer al siguiente —le indicó a una enfermera, que salió a transmitir el mensaje.

Sabía que habría algún retraso antes de que la señora Seagrave estuviera en la mesa, de manera que bajé a mi consulta a adelantar un poco el papeleo. Volví a los quirófanos al cabo de veinte minutos y me asomé a la sala de anestesia esperando ver a sus integrantes atareados con la señora Seagrave. Para mi sorpresa, comprobé que estaba desierta, a excepción de un auxiliar de anestesia al que no reconocí.

Le pregunté qué le había pasado a la paciente, pero no lo sabía y se limitó a encogerse de hombros, de modo que me dirigí al hospital de día para averiguar qué había sido de ella.

—¿Dónde está la señora Seagrave? —le pregunté a la enfermera.

—Ha ido a cambiarse.

—Pero ¿no debería estar ya cambiada?

—No nos lo permiten.

—¿Qué quiere decir? —quise saber, exasperado—. ¿Quién no lo permite?

—El gobierno —contestó la enfermera.

—¿El gobierno?

—Bueno, el gobierno dice que no se pueden tener pacientes de distinto sexo en la misma habitación con bata de quirófano.

—¿Y por qué no les ponen un albornoz?

—Hace siglos que lo sugerimos. En dirección dijeron que el gobierno no lo permitiría.

—Bueno, y ¿qué debo hacer? ¿Quejarme al primer ministro?

La enfermera sonrió.

—Ya está aquí —dijo.

La señora Seagrave apareció sentada en una silla de ruedas empujada por su hija pasillo abajo. Llevaba puesta una de esas batas de hospital tan poco dignas que apenas cubren las nalgas, de manera que quizá el gobierno tuviese razón, al fin y al cabo.

—Ha tenido que cambiarse en el lavabo —comentó la hija sin poder contener apenas su rabia.

—Ya lo sé. No hay instalaciones separadas para los pacientes que ingresan la mañana de la operación —expliqué—. En fin, vamos muy justos de tiempo. La llevaré yo mismo al quirófano.

Cogí la silla de ruedas y la empujé deprisa pasillo abajo.

La enfermera de la sala echó a correr detrás de mí, aferrando la historia clínica de la señora Seagrave.

Para entonces ya eran las tres, y Rachel, la anestesista, parecía claramente disgustada cuando me vio aparecer.

—Lo haré todo yo —la tranquilicé—. Capa a capa.

A Mike lo decepcionó que lo dejara al margen; unas horas antes le había dicho que yo le haría de auxiliar. Ahora sería él quien tendría que ayudarme a mí.

—Parece una intervención simple, va a ser fácil.

Era mentira, y no esperaba que Rachel lo creyera. Muy pocos anestesistas creen lo que los cirujanos les dicen.

Cuando nos pusimos manos a la obra, eran ya las tres y media.

• • •

Mike ancló la cabeza de la paciente a la mesa de operaciones, y le afeitó el lado izquierdo.

—Con esta clase de operaciones, en realidad no sabes qué va a pasar —musité al oído de Mike, pues no quería que Rachel lo oyese—. El tumor puede ponerse a sangrar como un cerdo. Es posible que esté terriblemente agarrado al cerebro y que nos lleve horas sacarlo, para encontrarnos al final con un amasijo horrible entre las manos y una paciente tullida. Aunque quizá salte disparado del cerebro para ponerse a corretear por el quirófano.

Armados con bisturís, trepanadores y grapas, nos abrimos paso a través del cuero cabelludo y el cráneo de la viuda del eminente ginecólogo fallecido. Al cabo de unos cuarenta minutos, abríamos ya las meninges con unas diminutas tijeras para exponer el cerebro y el tumor meníngeo que lo comprimía.

—Pinta bastante prometedor —opinó Mike, ocultando valientemente su decepción por no llevar a cabo la operación él mismo.

—Sí. No sangra mucho y tiene aspecto de dejarse citorreducir bien.

Cogí la cánula metálica del aspirador y la hundí en el tumor. Produjo un desagradable ruido de succión, y el tumor empezó a menguar, separándose con suavidad del cerebro a medida que perdía consistencia.

—¡Fantástico! —comentó Mike.

Al cabo de unos minutos, me volví hacia Rachel para exclamar alegremente:

—Cuarenta minutos para abrir esta preciosa cabeza. ¡Y diez minutos para extirpar el tumor! ¡Ya está todo fuera y el cerebro se ve perfecto!

—Maravilloso —respondió ella, aunque tuve mis dudas de que me hubiese perdonado.

Dejé que Mike cerrara la cabeza de la dama y me senté en un rincón del quirófano a redactar la hoja de protocolo quirúrgico. Concluir la intervención llevó otros cuarenta minutos, pero a las cinco en punto de la tarde la paciente fue trasladada en camilla a la UCI.

Mike y yo salimos de los quirófanos e hicimos la ronda de las salas para ver a nuestros pacientes ingresados. Aparte de los dos casos quirúrgicos de los que acabábamos de ocuparnos, sólo teníamos a un puñado de pacientes recuperándose de operaciones medulares relativamente sencillas, de modo que la ronda apenas nos llevó unos minutos y acabamos en la sala de recuperación. El examen de los pacientes que han sido intervenidos a lo largo del día, asegurarse de que estén, según la jerga médica, «conscientes y plenamente orientados, con un GCS quince», constituye una parte importante de la jornada laboral del neurocirujano.

La señora Seagrave estaba semiincorporada en la cama, rodeada por goteros, bombas de infusión y pantallas de monitorización. Con tanta tecnología, cuesta creer que algo pueda salir mal, pero lo que de verdad importa es que los de Enfermería despierten al paciente cada quince minutos para asegurarse de que está consciente y no se haya sumido en un coma provocado por un sangrado postoperatorio. Una enfermera estaba limpiando los restos de sangre y polvo de hueso que habían quedado en su cabello. Como había acabado la operación a toda prisa, había pasado por alto lavar y secar el pelo de la paciente, como suelo hacer cuando se trata de mujeres.

—Todo ha ido perfectamente —dije mientras me inclinaba hacia ella desde el lateral de la cama.

La señora Seagrave tendió una mano para coger la mía y darme un buen apretón.

—Gracias —contestó con voz un poco rasposa por las pequeñas heridas que deja el tubo de anestesia.

—He podido sacarlo todo, y era claramente benigno —añadí.

Me di la vuelta, y me acerqué a ver al paciente de la neuralgia del trigémino, que ocupaba la cama siguiente. Estaba dormido y lo sacudí con suavidad. Abrió los ojos y me miró: parecía un poco grogui.

—¿Qué tal la cara? —quise saber.

Se palpó cautelosamente la mejilla. Antes de la operación, ese simple contacto le habría provocado un dolor terrible.

Pareció sorprendido, y hundió un poco más los dedos en su mejilla.

—Ya no duele —dijo lleno de asombro, y sonrió encantado—. Qué maravilla.

—La operación ha ido bien —expliqué—. Era una arteria sobre el nervio, confirmado. Ya no volverá a dolerle.

No me pareció necesario mencionar la espantosa hemorragia con la que tuvimos que lidiar.

Cuando bajé a mi despacho a comprobar si quedaba papeleo por hacer, vi que Gail lo había acabado todo. Aquél había sido un buen día. No había perdido los estribos. Había completado la programación quirúrgica. Los dos pacientes estaban bien y la patología era benigna. Había podido cancelar las dos intervenciones de médula del principio, en lugar de las programadas al final, y los pacientes que tenía ingresados no presentaban problemas de consideración. ¿Qué más podía pedir un cirujano?

Cuando salía, me crucé con Anthony en el vestíbulo, que entraba para el turno de noche. Le pregunté por la anciana dama del hematoma subdural crónico, la que prefería morir antes que perder su autonomía.

—Creo que la han operado —contestó.

Se alejó hacia las salas de pacientes, y yo me interné en la noche. La hija de la señora Seagrave estaba allí fuera, ante la entrada del hospital, fumando un pitillo junto a la barandilla a la que sujeto con candado mi bicicleta.

—¿Qué tal ha ido? —me preguntó al verme.

—Perfectamente. Es posible que esté un poco confusa durante unos días, pero creo que se recuperará muy bien.

—¡Buen trabajo! —exclamó.

Le dije que había sido sobre todo cuestión de suerte, pero es probable que no me creyera; cuando una operación ha salido bien, nunca lo hacen.

—Siento haber perdido los estribos con su residente... —empezó a decir.

—No le dé más vueltas —zanjé alegremente—. Yo también fui una vez un familiar enfadado.

8

Papiloma de plexos coroideos

m. *Med.* Tumor benigno del plexo coroideo, una estructura que consiste en una serie de vellosidades del sistema ventricular que producen el líquido cefalorraquídeo.

Treinta años atrás, los hospitales británicos siempre contaban con un bar para médicos residentes, donde uno podía ir a tomar una copa al final de una larga jornada, o donde, si disponía de algún tiempo libre, podía pasar la velada fumando y bebiendo durante las guardias, o jugando a las máquinas de marcianitos o comecocos en un rincón del local.

Yo trabajaba entonces en Ginecología, como residente de primer año, y hacía sólo cuatro meses que me había licenciado en Medicina. Aún tendría que pasar cerca de un año y medio para que viera aquella operación que me llevó a convertirme en neurocirujano. Una noche, estaba de pie en la barra, tomando una cerveza y cotilleando con los colegas. Probablemente hablábamos sobre los pacientes y sus enfermedades, con ese tono un poco arrogante que utilizan los médicos jóvenes entre sí. Y también es posible que me sintiera un poco culpable por no volver a casa más temprano, para estar con mi mujer, Hilary, y con nuestro hijo de tres meses, William, cuando de pronto mi busca anunció una llamada externa. Al llegar al teléfono más cercano, Hilary, que parecía desesperada, me dijo que habían ingresado a nuestro hijo en el hospital del barrio y que estaba gravemente enfermo: tenía alguna clase de problema en el cerebro.

Recuerdo a la perfección cómo salí corriendo desde mi hospital hasta la estación de metro, y cómo bajé del vagón, muerto de miedo, y salí disparado a través de las calles oscuras y desiertas de Balham, hasta el hospital de mi barrio. Era invierno y ya bien entrada la noche. Allí encontré a una angustiada Hilary en una tranquila salita lateral, con el niño en brazos, sumido en un sueño intranquilo, y acompañada de un pediatra que estaba esperando mi llegada. Me dijo que William sufría de hidrocefalia aguda y que iban a trasladarlo al día siguiente al hospital pediátrico de Great Ormond Street, para hacerle un escáner cerebral.

Mi esposa y yo pasamos las semanas siguientes en ese extraño mundo en el que uno se interna cuando teme por la vida de su hijo; el mundo exterior, el real, se convierte en un lugar fantasmagórico, y la gente que lo habita se transforma en una especie de sombras indefinidas que parecen habitar en otra dimensión. La única realidad que existe para uno está colmada de un miedo intenso, un miedo que surge de un amor impotente e imperioso.

Lo trasladaron al hospital pediátrico una tarde de viernes —que nunca es buen momento para caer gravemente enfermo— y se programó de inmediato un escáner cerebral. Como yo era médico y el residente que se ocupaba de William resultó ser, por una curiosa coincidencia, un antiguo compañero de colegio de Hilary, me permitieron permanecer en la sala de control durante la prueba. Se me hizo extraño oír charlar alegremente a los dos radiólogos sobre una fiesta a la que habían acudido, sin que parecieran tener el más mínimo interés por el bebé envuelto en una manta que se veía a través del cristal de la sala, metido en la gran rosquilla metálica del aparato, con su madre al lado, demacrada y con aspecto de estar al borde de la desesperación. Observé las imágenes que aparecían en la pantalla del ordenador a medida que el escáner recorría la cabeza de William de abajo arriba. Revelaba una hidrocefalia aguda, y un tumor justo en el centro del cerebro.

Después de hacerle el escáner, lo llevaron de vuelta a la sala. Me dijeron que el cirujano especialista pasaría a verlo más tarde. William estaba ahora claramente inconsciente, o eso me parecía por lo menos, y muy enfermo, pero el jefe de admisiones de cirugía me aseguró que sólo dormía por la sedación que le habían administrado para la prueba. La tarde pasó y la noche se adueñó del cielo. Nos dijeron entonces que era posible que el cirujano especialista no acudiera hasta el lunes. Sumido en una especie de estado de fuga, vagué por los largos pasillos del hospital, ahora prácticamente desiertos, tratando en vano de encontrar al especialista, un hombre que parecía haberse vuelto tan mítico como los neurocirujanos en mi propio hospital, y por fin, desesperado e incapaz de soportarlo más, dejé a mi esposa y a mi hijo y me fui a casa. Sólo cuando llegué allí di rienda suelta a mi frustración y destrocé una silla de cocina ante mis alarmados padres, jurando que denunciaría al hospital si William sufría alguna complicación.

Sin embargo, mientras yo fracasaba de manera tan estrepitosa en mis intentos de sobrellevar la situación con cierta dignidad, el cirujano, como supe más tarde, había aparecido por fin. Le echó un vistazo a William e hizo salir a Hilary de la sala. Acto seguido, insertó drenajes de emergencia en el cerebro del niño a través de la fontanela, para aliviar la creciente presión. Cuando ahora pienso en ello, al menos puedo afirmar que yo tenía razón al asustarme tanto. Nos dijeron que lo operarían para extraer el tumor al cabo de cinco días. Y aquellos cinco días fueron una verdadera tortura para nosotros.

La noche previa a la intervención, de camino a casa, un gato negro cruzó de repente ante mi coche a sólo unos centenares de metros de mi destino. Las ruedas del coche le pasaron por encima. Nunca en mi vida había atropellado a un animal, y de hecho no ha vuelto a ocurrirme desde entonces. Me apeé y fui a echarle un vistazo al pobre bicho. Yacía en la cuneta, destrozado, con la boca y los ojos abiertos bajo la luz de la luna, que lucía en lo alto de un cielo despejado de invierno. Recordé que la pulsera identificativa que habían puesto en la diminuta muñeca de William llevaba la cara de un gato, porque estaba en un hospital pediátrico y en estos centros les gusta hacer ese tipo de cosas. No soy supersticioso, pero aquello me asustó muchísimo.

William se sometió a la cirugía un miércoles por la mañana. Hilary y yo pasamos muchas horas caminando sin rumbo por el centro de Londres, mientras se llevaba a cabo la intervención. Aquella experiencia fue muy útil para mí cuando me convertí en neurocirujano, porque había experimentado el dolor que sufren las familias mientras opero.

La cirugía fue un éxito y William sobrevivió, pues su tumor resultó ser benigno, un papiloma de plexos coroideos, pese a que en el informe patológico figuraba como maligno. Más adelante supe que a esa edad pocos tumores son benignos, y que, incluso si lo son, los riesgos de la cirugía en niños tan pequeños son enormes. Años después, durante mi propia formación como neurocirujano pediátrico, vi morir desangrado a un crío en el mismo quirófano en que habían intervenido a mi hijo cuando mi jefe, el mismísimo cirujano que había salvado la vida de William, fracasó en su intento de extirpar un tumor del mismo tipo.

Los parientes angustiados y furiosos son una carga que todo médico debe sobrellevar, pero haber sido uno de ellos fue una parte importante de mi formación como cirujano. Como les digo siempre entre risas a mis residentes, los médicos no sufren lo suficiente.

Los primeros ángeles... que no son los Chérubes ni
los Seráfices de la... que... pero habiendo... nada de ello...
No es una parte importante de... la naturaleza como otro mundo
Chérubes día; siempre entre tres a tres así... entre dos mil
dice que están la situación...

9

Leucotomía

f. *Med.* Escisión quirúrgica de las fibras nerviosas de la sustancia blanca cerebral; ant. espec. lobotomía prefrontal; dicho caso.

En mi departamento tenemos la suerte poco frecuente de disponer de una salita para los cirujanos junto a los quirófanos. Está amueblada con los dos grandes sofás de cuero rojo que adquirí poco después de que nos trasladáramos desde el antiguo hospital. Cuando el departamento se instaló en el bloque recién construido de la sede principal, la segunda planta entera del nuevo edificio se dedicó a la neurocirugía. Sin embargo, con el paso del tiempo la dirección empezó a reducir nuestras instalaciones, y uno de los quirófanos de neurocirugía pasó a ser de cirugía bariátrica, para pacientes con obesidad mórbida. Los pasillos y las salas comenzaron a llenarse de rostros desconocidos y de pacientes del tamaño de pequeñas ballenas, que pasaban rodando en camillas. Aquello ya no parecía..., o mejor dicho, ya no era nuestra casa, y temí estar empezando a desarrollar esa actitud un tanto alienada e institucionalizada que exhiben muchos de los miembros del personal de los hospitales modernos.

Cierto día, estaba sentado en la salita de los sofás rojos leyendo un libro, mientras mi residente iniciaba una intervención. Ya hacía algún tiempo que cerrábamos la puerta y echábamos el pestillo, teniendo en cuenta que ahora había tanta gente extraña en el departamento quirúrgico. De pronto, alguien empezó a llamar y a intentar girar el pomo. Me sentí cada vez más ridículo, allí sentado y negándome a abrir. Finalmente, para mi consternación, quien llamaba consiguió abrir la puerta de un empujón, y cuatro médicos —a ninguno de los cuales reconocí— irrumpieron en la habitación con sus sándwiches en las manos. Me puse de pie, incómodo.

—¡Ésta es la salita de neurocirugía! —exclamé, sintiéndome un imbécil presuntuoso—. ¡No pueden entrar aquí!

Me miraron con cara de sorpresa.

—En dirección nos dijeron que se compartían todas las instalaciones —contestó uno de ellos mirándome con indignación.

—Bueno, pues los de dirección no lo han hablado con nosotros. Si tuvieran su propia salita, ¿no les molestaría que otra gente irrumpiera en ella sin preguntar?

—Somos cirujanos —dijo otro encogiéndose de hombros.

Finalmente, salieron de la habitación, y otro tanto hice yo, demasiado disgustado para quedarme, aunque estaba decidido a conservar lo poco que quedara de nuestro territorio neuroquirúrgico.

Me uní a mi residente en el quirófano, y tomé las riendas de la operación. Se trataba de un caso excepcionalmente difícil, y acabé dañando el nervio del lado izquierdo de la cara del paciente al extraer el tumor. Es posible que aquello hubiera ocurrido de todas formas, pues es una «complicación conocida» en esa clase de intervenciones, pero yo era demasiado consciente de que mi estado de ánimo no había sido el adecuado para llevar a cabo una cirugía tan peligrosa y delicada. Los días siguientes, cuando hacía la ronda de visitas en la sala y veía el rostro del paciente paralizado y desfigurado, no podía evitar sentir una profunda vergüenza. Aun así, supone un cierto consuelo que, desde entonces, a mis colegas y a mí ya nadie nos moleste en nuestra salita de los sofás de cuero rojo, nuestro pequeño oasis, aunque creo haber despertado un profundo recelo hacia mi persona en muchos otros cirujanos del hospital.

Por razones que nunca se han determinado, todas las ventanas de la zona de quirófanos, incluida la salita de los sofás de cuero rojo, están a más de un metro y medio del suelo. De modo que, una vez sentado en uno de esos cómodos sofás, lo único que uno consigue ver a través de ellas es el cielo, con algún que otro avión de camino a Heathrow o alguna paloma o gaviota, y, en contadas ocasiones, un cernícalo. He pasado muchas horas tendido en el mayor de esos dos sofás, leyendo revistas médicas, luchando por permanecer despierto a la espera de que dé comienzo la siguiente intervención, y observando las nubes grises a través de los altos cristales.

En los últimos años, los retrasos entre el final de una operación y el inicio de la siguiente se han vuelto cada vez más prolongados. El problema es que no podemos empezar con la cirugía hasta saber que habrá una cama disponible después para el paciente, y a menudo no la hay. El torrente de iniciativas, planes y consejos del gobierno y la dirección para que trabajemos con mayor eficacia se parece cada día más al juego de las sillas: la música se interrumpe y cambia constantemente —de hecho, con la última ronda de reformas del gobierno ha cambiado incluso la orquesta—, pero siempre hay más pacientes que sillas —o camas, en este caso—, de modo que cada vez me paso más horas tumbado en el sofá, contemplando las nubes con melancolía y viendo cómo pasan raudas las palomas.

· · ·

Aquel día estaba en el sofá, dormitando con un libro, a la espera de que diera comienzo la siguiente intervención. El colega que operaba los mismos días que yo se había instalado en una silla, y aguardaba también a que anestesiaran a su próximo paciente.

—En mi opinión, lo que nos dicen es que la cultura entera del Sistema de Salud Pública debe cambiar después de todas esas muertes de pacientes en Stafford —comentó—. Pero todo depende de quién está al mando.

Recordé la ocasión, cuando aún era estudiante, en que me había pasado varios meses trabajando de auxiliar de enfermería en la sala de psicogeriatría para enfermos crónicos de uno de los gigantescos hospitales de los alrededores de Londres. La mayoría de los pacientes a los que atendía sufrían una demencia profunda. Algunos procedían del «mundo exterior», con enfermedades cerebrales degenerativas; otros eran esquizofrénicos que habían pasado la mayor parte de sus vidas en un hospital y, cada vez más deteriorados, se acercaban al final. Llegar al trabajo a las siete de la mañana para enfrentarte a una sala con veintiséis ancianos incontinentes postrados en la cama puede considerarse todo un aprendizaje, como también lo era lavarlos, afeitarlos, darles de comer, sentarlos en el orinal y sujetarlos con correas a la silla geriátrica.

En aquella época, conocí a algunos enfermeros y auxiliares que no servían en absoluto para la tarea, y a otros que mostraban una paciencia y una amabilidad increíbles, en particular un antillano maravilloso que se llamaba Vince Hurley y que era el jefe de unidad. Aquél fue un trabajo deprimente y con pocas compensaciones, en el que aprendí mucho sobre las limitaciones de la generosidad humana, especialmente de la mía.

Me contaron que, en el siglo XIX, cuando se había construido aquel hospital, austero como una prisión, se había incluido en sus vastos terrenos una granja en la que trabajaban los pacientes, pero cuando yo estuve allí no había más que campos amplísimos y desiertos. En lugar de trabajar al aire libre, los pacientes recibían entonces lo que se daba en llamar «terapia ocupacional». La impartían tres terapeutas, unas corpulentas señoras de mediana edad con batas de color granate que, dos veces por semana, sacaban a los viejos dementes en una fila desordenada a los campos de alrededor del hospital. Corría el año 1976, el de la gran sequía: el terreno agostado de los alrededores se veía marrón y amarillo, y las caras de todos los pacientes estaban rojas y quemadas, puesto que la mayoría tomaba el antipsicótico Largactil, que es fotosensibilizante. Les daban una pelota de fútbol y dejaban que se las arreglaran solos; casi todos se quedaban sentados con la mirada perdida. Las tres terapeutas también se sentaban. Había un paciente especialmente catatónico —lo habían lobotomizado años atrás— que era capaz de permanecer inmóvil durante horas y le servía de respaldo a una de ellas. La terapeuta lo sentaba sobre la hierba, se apoyaba cómodamente en él y se ponía a tejer. Aquel hombre se llamaba Sydney y era famoso por sus enormes genitales. Recuerdo que, en mi primer día de trabajo, los demás enfermeros me llamaron a la hora en la que tocaba lavar a los pacientes, cuando Sydney yacía catatónico en la bañera, para que admirara lo bien dotado que estaba.

Fue mientras trabajaba allí cuando descubrí el nombre del famoso hospital de neurocirugía donde me formaría y acabaría por convertirme yo mismo en jefe de servicio de la especialidad. En la década de 1950, a muchos de los pacientes a los que entonces cuidaba —como el catatónico Sydney— los habían mandado a ese hospital para someterlos a una práctica psicoquirúrgica conocida como «lobectomía frontal» o «leucotomía». En aquella época, era un tratamiento de moda para la esquizofrenia, y se suponía que convertía a sus perturbadas víctimas —proclives a agresivas alucinaciones— en personas más tranquilas y felices. La operación consistía en seccionar los lóbulos frontales y separarlos del resto del cerebro con un punzón especial, y era completamente irreversible. Por suerte, el desarrollo de fármacos derivados de la fenotiazina, como el Largactil, volvería obsoleta dicha práctica.

Pude comprobar que los pacientes lobotomizados eran los que estaban peor: se los veía torpes y apáticos, como zombis. Me produjo una gran impresión descubrir, al echar una mirada furtiva a sus fichas, que no había pruebas de seguimiento alguno ni de valoración postoperatoria. En todos los que se habían sometido a una lobectomía figuraba una nota en que se declaraba: «Indicado para lobectomía. Para traslado al AMH.» En la entrada siguiente, se leía: «De regreso del AMH. Quitar suturas de seda negra dentro de nueve días.» Y ahí acababa la cosa. En ocasiones, podía figurar una entrada que dijera, por ejemplo, «Visita de comprobación. Pelea con otro paciente. Laceración en cuero cabelludo suturada», pero, excepto por las notas redactadas en el momento del primer ingreso del paciente en el hospital —habitualmente a causa de un episodio de psicosis aguda—, los informes médicos estaban en blanco, aunque los enfermos llevaran muchas décadas en el hospital.

Dos años antes, se había creado una Comisión Real de Cuidados Psiquiátricos como respuesta a algunas protestas de la prensa ante las acusaciones de brutalidad llevadas a cabo por un estudiante que, al igual que yo, había trabajado como auxiliar de enfermería en un hospital psiquiátrico. Fue por esa circunstancia por lo que, a mi llegada, desperté bastante desconfianza entre el resto del personal hospitalario. Recuerdo que me costó algún tiempo convencerlos de que no los estaba espiando. Aun así, sospecho que me ocultaron ciertas cosas, pero mientras estuve allí vi pocas muestras de crueldad, si es que hubo alguna.

Una mañana, mientras metía cucharadas de gachas en la boca desdentada de un anciano, me sorprendió ver entrar en el comedor al supervisor de Enfermería. Me dijo que me tomara la tarde libre, aunque no me explicó por qué. Traía consigo un par de grandes bolsas de ropa: una de ellas llena de trajes de calle muy usados pero limpios, algunos de raya diplomática, y la otra con montones de calzoncillos. Todos los pacientes eran absolutamente incontinentes, de modo que los teníamos siempre en pijama, porque así era mucho más fácil cambiarlos y mantenerlos limpios, pero aquel día nos dijeron, a mis compañeros enfermeros y a mí, que les pusiéramos a todos aquella ropa. Así que vestimos a nuestros pobres pacientes dementes con aquellos trajes holgados de segunda mano y luego volvimos a instalarlos en sus sillas geriátricas. Cuando acabé mi parte del trabajo, me fui a casa.

Al día siguiente, al fichar para el último turno, me encontré con que todos llevaban pijama otra vez y la sala había vuelto a la normalidad.

—Ayer vinieron los de la Comisión Real —me explicó Vince sonriendo de oreja a oreja—. Quedaron muy impresionados con lo de los trajes. El supervisor no te quería rondando por aquí por si metías la pata.

Vince es una de las personas más impresionantes que he conocido en mi larga carrera como médico. Que trabajara en aquella sala con todos aquellos pacientes desahuciados y los tratara con tanta amabilidad, con tanto tacto, me parecía increíble. A veces se plantaba tras uno de los viejos incontinentes, chiflados y balbucientes y, con la bata blanca arremangada, apoyaba las manos en el alto respaldo de la silla y decía:

—¿De qué va todo esto? —preguntaba con un suspiro—. Es lo que querría saber, de qué va todo esto.

Luego se reía y continuaba con el trabajo de la jornada: dar de comer a los pacientes, lavarlos, sentarlos en la taza del váter y volver a levantarlos, y, finalmente, meterlos en la cama para pasar la noche.

Treinta y cinco años después, el hospital sigue ahí, pero el terreno se ha vendido para que lo conviertan en un elegante campo de golf. Los pacientes que yo cuidé deben de llevar mucho tiempo muertos.

—¿Qué estás leyendo? —quiso saber mi colega al ver el libro que tenía en el regazo.

—Algo incomprensible sobre el cerebro —contesté—, escrito por un psicólogo estadounidense especializado en el tratamiento del trastorno obsesivo-compulsivo. Trata de una terapia de grupo basada en combinar la meditación budista con la mecánica cuántica.

Soltó un bufido.

—¡Joder, menuda ridiculez! ¿No hacías tú antes psicocirugía para el TOC?

Era cierto. Había heredado esas operaciones de mi predecesor, pero estuve encantado de dejar de hacerlas. Consistían en producir lesiones en el núcleo caudado y la circunvolución cingular de los lóbulos frontales: una especie de microlobectomía, sin sus espantosos efectos. Según me contaban los psiquiatras, aquella cirugía funcionaba. A mí siempre me había parecido algo basado en meras conjeturas, pero las recientes aplicaciones de escáneres funcionales de alta tecnología al TOC demuestran que, en efecto, son ésas las zonas afectadas. En California, la ley prohibía la práctica de la psicocirugía, de modo que algunos californianos desesperados, que estaban al borde del suicidio porque no podían parar de lavarse las manos —el temor a la suciedad es uno de los problemas más comunes en el TOC—, acudían a tratarse al Reino Unido. Recordaba que uno de ellos había tenido que ponerse tres pares de guantes antes de poder tocar el bolígrafo que yo le tendía para firmar el consentimiento informado que me permitiría hacerle unos cuantos agujeros en el cerebro. Mientras le explicaba a mi colega mi experiencia en la psicocirugía, entró una enfermera en la habitación.

—Doctor Marsh... —dijo, mirándome con desaprobación al verme despatarrado en el sofá con el uniforme quirúrgico—, el siguiente paciente dice que su tumor está en el lado derecho, pero en el consentimiento informado pone que la cirugía se hará en el izquierdo.

—Ay, por el amor de Dios. Tiene un tumor parietal izquierdo y, como resultado, confunde derecha e izquierda. Quizá le guste saber que eso se llama síndrome de Gerstmann. ¡El paciente es la última persona a la que hay que preguntarle dónde operar! Ha dado su consentimiento absoluto. Hablé con él anoche. Y con la familia también. Siga con su trabajo.

—Hay gente que no cree que el síndrome de Gerstmann exista en realidad —comentó mi colega, que sabe mucho de esas cosas, desde el otro extremo de la habitación.

—Tiene que venir a hablar con él —insistió la enfermera.

—¡Esto es ridículo! —refunfuñé.

Rodé de costado y me levanté del sofá. Recorrí la corta distancia hasta la sala de anestesia, cruzando el quirófano en el que Kobe, el asistente, fregaba las manchas de sangre del suelo tras la primera operación. Había el montón de basura habitual desparramado en la mesa de operaciones; el material quirúrgico de usar y tirar por valor de varios miles de libras esperaba a que lo metieran en bolsas y se deshicieran de él. Empujé las puertas batientes que daban a la sala de anestesia, donde el anciano paciente yacía sobre una camilla.

—¡Buenos días, señor Smith! —saludé—. Tengo entendido que quiere que le opere el lado derecho de la cabeza.

—¡Ah, doctor Marsh! ¡Gracias por venir! Bueno, yo diría que es el derecho... —contestó con vacilación.

—Tiene debilitado el costado derecho, en efecto. Pero eso significa que el tumor está en el lado izquierdo de su cerebro. Ahí están todos los cables cruzados, ¿sabe?

—Vaya... —respondió.

—Vamos a ver, si usted quiere, le operaré el lado derecho, pero ¿no preferiría que decidiera yo dónde operar?

—¡Claro, claro! —exclamó entre risas—. Mejor decida usted.

—Muy bien, pues será en el lado izquierdo —zanjé.

Salí de la sala. La enfermera ya podía decirle a la anestesista que tenía vía libre para empezar con la operación. Yo volví a mi sofá de cuero rojo.

Cuarenta minutos más tarde, la enfermera apareció de nuevo para decirme que el paciente ya estaba anestesiado y en la mesa de operaciones, y envié a mi residente para que empezara con la cirugía. Los residentes trabajan tan pocas horas que están desesperados por tener experiencia quirúrgica por básica que sea, y me siento obligado a dejarles todo lo relacionado con abrir y cerrar, pues ésa es la parte más simple y segura de la neurocirugía, aunque preferiría con mucho hacerla yo mismo. Aun así, la intensa angustia que experimento al supervisar a mis residentes, mucho mayor que cuando opero yo mismo, hace que me sea imposible abandonar el área de quirófanos mientras se ocupan de casos relativamente difíciles, y en mi consulta hay demasiado papeleo para subírmelo, así que me veo obligado a quedarme en la salita de los sofás rojos.

Me dedico a entrar y salir del quirófano para observar —con cierta envidia— lo que están haciendo, y sólo me lavo cuando llegan hasta el cerebro del paciente y la operación se vuelve más intrincada y peligrosa. El punto en el que asumo el mando depende de la experiencia del residente y de la dificultad del caso.

—¿Qué tal va? —pregunto cuando entro en el quirófano y me pongo mis gafas de cirugía y una mascarilla para
escudriñar en la herida.

—Bien, doctor Marsh —contesta el aprendiz en cuestión.

De hecho, está deseando que me vaya, consciente de
que me encantaría apartarlo de un codazo y tomar yo las
riendas.

—¿Estás seguro de que no me necesitas? —pregunto
esperanzado.

Lo más habitual es que me aseguren que todo está bajo
control. Y si en efecto así me lo parece, me alejo con un suspiro de la mesa de operaciones y recorro los pocos metros
de vuelta hasta la salita.

Me tendí en el sofá y continué leyendo el libro.

Como neurocirujano en activo, la eterna cuestión filo-
sófica del «problema mente-cerebro» siempre me ha parecido confusa y, en última instancia, una pérdida de tiempo.
Nunca he considerado un problema —sólo una fuente de
sobrecogimiento y profundo asombro— que mi conciencia,
mi identidad, el yo que se me antoja libre como el viento, el
que trataba de leer un libro pero que lo que hacía era observar las nubes a través de las altas ventanas, el yo que escribe
ahora estas líneas, consista en realidad en el parloteo de cien
billones de neuronas. El autor del libro parecía igual de
asombrado ante el «problema mente-cerebro», pero cuando
empecé a leer su lista de teorías —funcionalismo, epife-
nomenalismo, materialismo emergente, interaccionismo
dualista... ¿o era dualismo interaccionista?—, no tardé en
quedarme dormido, mientras esperaba a que la enfermera
acudiera a despertarme para decirme que era hora de volver
al quirófano y empezar a operar el cerebro de aquel anciano
paciente.

10

Trauma

m. *Med.* Cualquier herida o lesión física. *Psicol.* Suceso emocionalmente doloroso y dañino.

Llegué al hospital antes de hora y tuve que esperar a que aparecieran los residentes. Los tiempos de las batas blancas quedaron atrás hace mucho, y los médicos jóvenes se presentan con atuendo de licra de ciclista o, si han estado de guardia durante la noche, con el pijama quirúrgico que han popularizado las series médicas de televisión.

—Anoche sólo hubo un ingreso —explicó la residente de guardia, sentada en primera fila junto al teclado del ordenador.

Era una chica distinta del resto de especialistas en prácticas, que suelen rebosar entusiasmo juvenil. Hablaba siempre en un tono irritado y de desaprobación, lo que invariablemente tenía un efecto desalentador en las reuniones, cuando le tocaba a ella presentar los casos. Yo nunca había entendido por qué quería formarse como neurocirujana.

—Es un hombre de cuarenta años —prosiguió—. Por lo visto, anoche sufrió una caída en bicicleta. Lo encontró la policía.

—¿Una bicicleta de paseo? —quise saber.

—Sí. Y no llevaba casco, como tú —contestó ella, mirándome con cara de reproche.

Mientras hablaba, iba tecleando y, como salidas de la nada, empezaron a aparecer en la pared blanca que había ante nosotros las franjas de un enorme escáner cerebral en blanco y negro, cual sentencia de muerte.

—No vais a creerlo —intervino otro residente—. Yo tenía turno anoche y recibí la llamada. Mandaron el escáner en un CD, pero como el gobierno está obsesionado con todas esas chorradas sobre la confidencialidad, enviaron dos taxis. ¡Dos taxis! ¡Uno para el puto CD y otro para el papelito con la maldita contraseña cifrada! ¡Para una urgencia! ¿Hasta dónde puede llegar la estupidez burocrática?

Todos nos echamos a reír, excepto la residente que presentaba el caso, que esperó a que nos tranquilizáramos.

—Según la policía, cuando lo encontraron aún era capaz de hablar —continuó entonces—, pero en el momento del ingreso en el hospital de la zona entró en coma, así que lo entubaron y lo conectaron a un equipo de ventilación asistida. Luego le hicieron el escáner.

—Está jodido —declaró alguien desde el fondo, mientras contemplábamos la imagen.

—Confío en que no sobreviva —dijo de repente la residente de guardia.

Me sorprendió mucho oírla decir eso, pues sabía por experiencias anteriores que era partidaria de someter a tratamiento a cualquier paciente, por desesperanzador que fuera el pronóstico.

Miré a los internos en prácticas de la primera fila.

—Bueno —le dije a una jovencita de pelo oscuro que acababa de empezar en el departamento y sólo llevaba dos meses con nosotros—. En este escáner hay muchas anomalías. Veamos cuántas puedes identificar.

—Hay una fractura frontal de cráneo, que parece estar hundido... El hueso comprime el cerebro.

—¿Y qué le pasa al cerebro en sí?

—Ha sangrado... y hay contusiones.

—Sí. Esas contusiones tan grandes de la izquierda son lo que llamamos un «traumatismo grave del lóbulo frontal». Toda esa zona del cerebro ha quedado destrozada. ¿Y qué me dices del otro lado?

—Ahí también hay contusiones, pero no tan grandes.

—Sabemos que al principio era capaz de hablar, y eso en teoría podría suponer una buena recuperación, pero a veces se produce una hemorragia intraparenquimal con posterioridad al golpe, como es el caso, de modo que el escáner muestra ahora daños cerebrales devastadores.

Miré a la residente que presentaba el caso y le pregunté qué pronóstico tenía.

—Muy malo —contestó.

—Pero ¿hasta qué punto es malo? —insistí—. ¿Cincuenta por ciento? ¿Noventa por ciento?

—Podría recuperarse.

—¡Oh, venga ya! ¿Con los dos lóbulos frontales aplastados de esa forma? No tiene ni una puta posibilidad. Si operamos para contener la hemorragia quizá sobreviva, pero sufrirá discapacidades irreversibles; perderá la capacidad de hablar, y probablemente sufrirá cambios de personalidad terribles. Si no operamos, morirá deprisa y en paz.

—Bueno, la familia va a querer que se haga algo. La última palabra la tendrán ellos —replicó ella.

Le dije que los deseos de la familia quedarían totalmente determinados por lo que ella consiguiera transmitirles. Si se limitaba a decirles «Podemos operar y extraer las partes de cerebro dañadas, y quizá sobreviva», su respuesta sería sin duda que debíamos intervenir. Pero si les decía «Si operamos, no hay posibilidades reales de que vuelva a valerse por sí mismo. Quedará profundamente discapacitado. ¿Les parece que él querría sobrevivir así?», era probable que la respuesta de la familia fuera bien distinta. Lo que les estaría preguntando en realidad en el primer caso sería: «¿Lo quieren lo suficiente como para cuidar de él cuando sea un discapacitado?», y al planteárselo de esa forma no les dejaría elección. En casos como ése, a menudo acabamos llevando a cabo la intervención porque resulta más fácil que ser honestos y significa que podemos ahorrarnos una conversación incómoda y dolorosa. Uno puede pensar que la operación ha sido un éxito porque el paciente sale con vida del hospital, pero años después, cuando ves a esa persona —como me ha pasado muchas veces—, comprendes que el resultado de la intervención fue un desastre absoluto desde el punto de vista humano.

Por unos instantes, reinó el silencio en la sala de reuniones.

—La decisión de operar ya se ha tomado —añadió con tono tenso la residente.

Por lo visto, el paciente estaba bajo la tutela de uno de mis colegas, y una de las normas tácitas de la medicina inglesa es que jamás debes criticar abiertamente a un colega ni desautorizarlo, de modo que guardé silencio. Casi todos los neurocirujanos se vuelven más conservadores a medida que se hacen mayores, lo que significa que recomiendan la cirugía en menos pacientes que cuando eran más jóvenes. Desde luego ése es mi caso, pero no sólo porque tengo más experiencia que en el pasado y soy más realista con respecto a las limitaciones de la cirugía, sino también porque ahora estoy más dispuesto a aceptar que dejar morir a alguien puede ser una opción mejor que operarlo cuando sólo hay una posibilidad muy pequeña de que esa persona pueda volver a valerse por sí misma.

No es que ahora sea más capaz de predecir el futuro, pero sí me provoca menos angustia cómo puedan juzgarme los demás. Por supuesto, el problema consiste en que muy a menudo no sé hasta qué punto es pequeña esa posibilidad de que el paciente tenga una buena recuperación, porque en este tipo de casos el futuro siempre es incierto. Sea como sea, resulta mucho más sencillo operar en todos los casos y volver la espalda al hecho de que llevar a cabo un tratamiento como aquél tendrá como resultado que mucha gente sobreviva con terribles lesiones cerebrales.

Salimos todos en fila de la sala y nos dispersamos por el hospital para comenzar la jornada, en dirección a los quirófanos, a las habitaciones, a la consulta para pacientes externos o a los despachos. Yo me dirigí al pasillo del área de rayos X acompañado de mi colega neurorradiólogo. Los especialistas en su disciplina se pasan el día analizando imágenes digitalizadas del cerebro y la médula espinal, pero no suelen tratar directamente con los pacientes. Tengo entendido que había empezado su carrera en la neurocirugía, pero era un alma demasiado dulce para dicha especialidad, de modo que acabó por convertirse en neurorradiólogo.

—Mi mujer es psiquiatra, ¿sabes? —comentó—. Durante su formación, trabajó un tiempo en una unidad de lesiones cerebrales. Comparto tu opinión en este caso: muchísimos pacientes que han sufrido lesiones en la cabeza llevan vidas terribles. Si los neurocirujanos les siguieran la pista a las personas que han operado de traumatismos craneoencefálicos graves, estoy seguro de que tendrían un criterio más selectivo a la hora de decidir a quién operan.

Bajé a mi despacho, donde encontré a mi secretaria, Gail, maldiciendo de nuevo el ordenador mientras trataba de entrar en una de las bases de datos del hospital.

Me fijé en una hoja de papel junto al teclado, impresa con colores chillones y mayúsculas floridas.

«Se otorga este certificado...», empezaba. A continuación, se declaraba que Gail había asistido a algo llamado «Seminario de Actualización de CRO».

—¿Eso qué es? —pregunté señalando el papel.

—Capacitación Reglamentaria Obligatoria —explicó—. Una total y absoluta pérdida de tiempo. Sólo fue soportable porque había varios colegas tuyos que se pasaron todo el rato cachondeándose del conferenciante, que era un perfecto inútil. Me contaron después que sólo tenía experiencia en el campo de la hostelería... ¡Ni siquiera sabía de qué estaba hablando! Simplemente lo habían formado para soltarnos todo aquel rollo. Hoy te toca ir a ti, no lo habrás olvidado, ¿no? —añadió con un tono burlón de desaprobación—. Es obligatorio para todos los miembros del personal, y eso incluye a los cirujanos jefes de servicio.

—Vaya, ¿lo dices en serio? —contesté.

La verdad es que había recibido una carta del director general varias semanas antes. En ella me comunicaba que, según la información de que disponía, yo no había asistido a las sesiones de Capacitación Reglamentaria Obligatoria, y que era, en efecto, reglamentario y obligatorio que lo hiciera. El hecho de que hubiera encontrado tiempo para notificármelo demostraba claramente que el curso de capacitación era de vital importancia.

Así pues, salí del hospital al sol de finales de agosto, crucé uno de los muchos aparcamientos, evité por los pelos que me atropellara una larga hilera de contenedores rodantes que un tipo con pinta de aburrido arrastraba desde un pequeño tractor por la vía que recorría el perímetro del recinto, e hice acto de presencia en el Centro de Capacitación y Desarrollo, una especie de barracón prefabricado grande y endeble, cuyo suelo se estremeció cuando recorrí furibundo el pasillo hasta la pequeña sala donde se impartiría el seminario de CRO. Llegaba tarde, y había ya unas cuarenta personas sentadas con desánimo en esas sillas con un brazo a modo de pupitre: un grupo variopinto de enfermeros, empleados de la limpieza, administrativos, médicos y sin duda otros miembros de la inmensa burocracia que constituye una fundación hospitalaria del Sistema Nacional de Salud. Cogí una silla y me senté en el rincón del fondo. El conferenciante, un joven de barba pelirroja bien recortada y cabeza afeitada, se acercó para tenderme una carpeta en la que se leía: «Cuaderno de ejercicios para CRO». Me sentí como si estuviera de vuelta en el colegio y me negué a cogerla. El tipo lanzó un suspiro, la dejó con gesto paciente en el brazo de mi silla, regresó al otro extremo de la habitación y se volvió hacia su público.

Estaba previsto que el seminario durase tres horas, de modo que me arrellané para dormir un poco. Las largas horas de trabajo en el pasado, cuando era residente, me enseñaron el arte de conciliar el sueño prácticamente en cualquier sitio y sobre la superficie que hiciera falta.

A media charla hubo un intermedio para el café, después del cual nos instruirían sobre Simulacros de Incendio y los Principios de la Atención al Cliente. Al salir de la sala, vi que tenía un mensaje en el móvil, que antes había apagado diligentemente. Una de mis pacientes se estaba muriendo, y la enfermera jefe de planta me había llamado para decirme que la familia quería hablar conmigo. Así que volví al hospital y subí hasta la sala en cuestión.

La paciente era una mujer de cuarenta y tantos años con cáncer de mama que había desarrollado un tumor cerebral metastásico. Uno de los neurocirujanos residentes la había intervenido la semana anterior para extirparlo, pero dos días después de la operación, que había transcurrido sin incidentes, la paciente había sufrido un derrame cerebral agudo. Ahora se estaba muriendo. Hacía un par de días que yo había caído en la cuenta, con absoluta estupefacción, de que nadie se lo había comunicado aún a la familia. El cirujano que la había operado estaba fuera, de permiso, igual que mi propio residente. Yo había estado muy ocupado con las cirugías que tenía programadas, y ninguno de los miembros del pequeño ejército de internos que trabajaban por turnos se había sentido lo bastante próximo a la paciente, a la que ni siquiera conocían, para hablar con la familia. Por tanto, había concertado un encuentro con los parientes a las nueve de la mañana, olvidando que a esa hora supuestamente debía asistir al seminario de CRO.

Encontré a la anciana madre y al marido de la paciente sentados junto a ella y consumidos por la tristeza. Estaban embutidos en el angosto espacio que había entre su lecho y el del enfermo de la cama de al lado, en una sala pequeña con seis camas. La mujer estaba inconsciente, y su respiración era profunda y entrecortada. Había otros cinco pacientes en la habitación, con poco más de medio metro de separación entre cama y cama, que la verían morir lentamente.

Detesto dar malas noticias a enfermos y parientes —«clientes», como los llamarían en la fundación hospitalaria— en salas como aquélla, donde los demás, separados tan sólo por finas cortinas, puedan oírme. También odio hablar con ellos estando de pie, pero no quedaban sillas desocupadas en la sala, de modo que tuve que plantarme tristemente ante la paciente moribunda y sus familiares para hacerlo. No me pareció apropiado sentarme en la cama; además, creo que ahora el departamento de Control de Contagios e Infecciones lo prohíbe.

—Siento muchísimo no haber hablado antes con ustedes —empecé—. Me temo que sufrió un derrame postoperatorio. El tumor estaba adherido a una arteria principal en el cerebro, y cuando pasa eso, aunque hayamos sido capaces de extirparlo, a veces sobreviene un derrame arterial al cabo de unos días.

El marido y la madre me miraron en silencio. Finalmente, la anciana preguntó:

—¿Qué va a pasarle?

—Bueno... —contesté con vacilación—. Creo que lo más probable...

Titubeé otra vez y, consciente de que los demás pacientes podían oírme, me pregunté si debería utilizar uno de los muchos eufemismos para la muerte. Por fin, bajando la voz, dije:

—Creo que lo más probable es que muera, pero no sé si ocurrirá en los próximos días o llevará más tiempo.

La madre se puso a llorar.

—La peor pesadilla de todos los padres es sobrevivir a sus hijos —añadí.

—No tuve más hijos, ella era la única —contestó la anciana entre sollozos.

Alargué una mano para posarla en su hombro.

—Lo siento muchísimo.

—No es culpa suya... —contestó.

No quedaba nada por decir, de modo que, al cabo de unos segundos, me alejé en busca de la enfermera jefe de planta.

—Creo que la señora T. se está muriendo —dije—. ¿No podemos ponerla en una habitación individual?

—Sí, lo sé —contestó la enfermera—. Estamos en ello, pero en este momento hay una escasez desesperante de camas y vamos a tener que mover a un montón de pacientes.

—Esta mañana estoy en el encuentro de la CRO sobre Atención al Cliente —comenté.

La enfermera jefe soltó un bufido.

—¡Pues menuda porquería de atención les damos ahora! —respondió con vehemencia—. Antes era mucho mejor.

—Aun así, los pacientes siempre me dicen que aquí se está muy bien —dije—, en comparación con los hospitales de barrio.

No contestó y se alejó a toda prisa, siempre atareada.

Cuando regresé al Centro de Capacitación y Desarrollo, la segunda sesión ya había empezado. El PowerPoint de la presentación proyectaba una diapositiva con una larga lista de Principios del Servicio y la Atención al Cliente.

«Comuniquen con eficacia —leí—. Fíjense en los detalles. Actúen sin demora.»

También se nos aconsejaba trabajar adecuadamente la empatía.

—Deben permanecer serenos y tranquilos —nos dijo Chris, el conferenciante—. Piensen con claridad y no pierdan la concentración. Las emociones pueden tener efectos en su conducta.

Qué extraño resulta, me dije mientras lo escuchaba, que después de treinta años de lucha contra la muerte, el desastre e incontables crisis y catástrofes, después de haber visto morir desangrados a pacientes en mis propias manos, de furibundas discusiones con los colegas, de terribles encuentros con familiares y de momentos de profunda desesperanza y absoluta euforia —en resumen, la típica carrera de un neurocirujano—, estuviera escuchando ahora a un joven con formación en la hostelería diciéndome que debería trabajar adecuadamente la empatía, no perder la concentración y permanecer tranquilo.

En cuanto se hizo circular la lista de asistencia y la firmé, confirmando por tanto que la dirección podía declarar que había recibido formación sobre Empatía y Autocontrol, sobre la clasificación de Abusos y de Extintores, y sobre muchas otras cosas que ya se me habían olvidado, salí de estampida de la sala, pese a las protestas de Chris de que no había terminado todavía.

A la mañana siguiente, cuando le contaba a Gail lo del seminario, apareció en la puerta uno de los residentes. Parecía muy inquieto y apenado. Era un médico de la sala de neurología, destinada a gente con problemas cerebrales que no precisan tratamiento quirúrgico. Pacientes con enfermedades como esclerosis múltiple o párkinson, u otras extrañas y poco conocidas, a veces intratables, que los neurólogos encuentran sumamente fascinantes y coleccionan como mariposas insólitas para reseñarlas en sus publicaciones.

—Siento interrumpirlo... —empezó a decir.

—En absoluto —contesté, e indiqué con un gesto los montones de notas y papeles que había sobre mi escritorio y en el suelo en torno a mí—. Estoy encantado de que me distraigan.

—Durante el fin de semana ingresamos a una mujer de cincuenta y nueve años con disfasia progresiva, y tuvo un ataque..., y por lo que se ve en el escáner, tiene una EMAD.

—¿Una EMAD? No me suena muy quirúrgico.

—Encefalomielitis aguda diseminada —añadió.

En otras palabras, una inflamación repentina y catastrófica de todo el cerebro y la médula espinal. Le dije que no me parecía que la cirugía pudiera ser de mucha ayuda.

—Ya, pero esta mañana ha tenido una crisis y ha perdido el conocimiento. Tiene la pupila izquierda como una rueda de camión y el escáner muestra una hinchazón difusa. Nos ha parecido que podía necesitar una descompresión.

Acerqué el teclado del ordenador. Daba la impresión de que el cerebro de la paciente se hubiese hinchado hasta tal punto que, atrapado como estaba en el interior del cráneo, por así decirlo, la creciente presión en su cabeza fuera a provocarle la muerte. Lo de que «tenía la pupila como una rueda de camión» significaba que se había vuelto muy grande y ya no se contraía cuando incidía en ella la luz: es el primer indicio de un posible proceso rápidamente mortal. El hecho de que hubiera perdido el conocimiento suponía que, si no se hacía algo a toda prisa para reducir la presión en su cráneo, moriría en el término de unas horas, o incluso antes.

El escáner mostraba que todo el cerebro, y en especial el lado izquierdo, estaba gravemente inflamado y oscuro: el término médico que describe esa situación es «edema cerebral». En su caso, el edema era una reacción a la EMAD, aunque se desconoce la causa de dicha dolencia.

Ciertas partes del cerebro pueden extraerse sin dejar discapacitado al paciente, pero, si extirpaba la zona inflamada del cerebro de aquella mujer, le provocaría secuelas irreversibles: ya no podría hablar, ni siquiera entender lo que le decían.

—¿Qué me dice de una craniectomía descompresiva? —preguntó el neurólogo residente.

Se trata de una operación en la que se elimina la parte superior del cráneo del paciente, dejando así más espacio para el cerebro hinchado. Puede suponer la diferencia entre la vida y la muerte, pero no tenía sentido quitarle medio cráneo a aquella mujer si iba a quedar maltrecha de todas formas.

—Podría tener una buena recuperación.

—¿De verdad lo cree? —pregunté.

—Bueno, quizá...

No dije nada durante unos segundos, y me limité a observar con tristeza el escáner. Me fijé en que la mujer tenía casi mi edad.

—Hoy no opero —dije finalmente—. Pero supongo que deberíamos concederle el beneficio de la duda.

Añadí que intentaría organizar que uno de mis colegas llevase a cabo la intervención, e hice unas cuantas llamadas telefónicas. Volví a concentrarme en el papeleo; la cirugía en cuestión era bastante básica y simple, pero habría preferido con mucho estar ocupándome yo de ella que leyendo partes médicos y dictando interminables cartas. Como todo cirujano, lo único que deseo hacer es operar.

Al cabo de un rato, subí a la zona quirúrgica para ver cómo le iba a mi colega.

Me desconcertó comprobar que en la sala de anestesia, que sirve de antecámara al quirófano, no había nadie. Las luces estaban apagadas y reinaba la oscuridad. Aquello era de lo más insólito. En cuanto crucé el umbral, sin embargo, me di un buen susto: en la camilla donde los pacientes esperan a que los anestesien había un cadáver. A modo de mortaja, lo habían envuelto en una sábana con un gran nudo en la parte superior, que dejaba oculta la cabeza. Parecía una figura salida de una pintura medieval de la Danza de la Muerte.

Con tremenda inquietud, dejé atrás aquel cuerpo inexplicable y asomé la cabeza por las puertas del quirófano, donde mi colega, los asistentes y los anestesistas daban comienzo a la intervención de la mujer con EMAD. Tenía un dilema ante mí: ¿habrían tenido una muerte en la mesa de operaciones? ¿De dónde había salido aquel cuerpo? Las muertes durante una intervención quirúrgica son muy poco frecuentes —yo sólo he sufrido esa tragedia, la peor que existe en cirugía, cuatro veces en toda mi carrera—, y el ambiente en quirófano cuando suceden esas cosas siempre es sombrío y taciturno. A veces alguno de los integrantes del equipo incluso llega a llorar. A mí casi se me saltaron las lágrimas en una ocasión, cuando la paciente a la que estábamos operando, una niña, murió.

Sin embargo, tanto mi colega como su equipo parecían contentos, y hasta me dio la sensación de que en el fondo se estaban riendo de mí. Me daba vergüenza preguntar por qué había un cadáver en la sala de anestesia. Si habían tenido una muerte en la mesa, no quería herir sus sentimientos tocando el tema, así que me limité a preguntarle a mi colega cómo pensaba abordar la craneotomía descompresiva.

Él estaba de pie ante la cabeza de la paciente, que resplandecía bajo las luces quirúrgicas. Se la habían afeitado, y ahora pintaba su forma desnuda y deshumanizada con antiséptico de yodo.

—Ah, pues voy a hacerle una gran craneotomía bifrontal —respondió mi colega.

Es decir, que procedería a serrar la parte frontal del cráneo para permitir que el cerebro inflamado de la mujer emergiera de sus óseos confines. Después, uno se limita a cerrar y suturar el cuero cabelludo y, si el paciente sobrevive, posteriormente, cuando la inflamación ha remitido, se puede volver a poner en su sitio la parte de cráneo que se ha quitado.

Mientras hablaba con él, yo estaba muy incómodo, casi asustado. Sentía la presencia siniestra del cuerpo amortajado que tenía detrás de mí, a sólo unos palmos de distancia, en la sala de anestesia en penumbra. Pregunté a mi colega qué pensaba hacer con la hoz, la capa meníngea que separa los dos hemisferios cerebrales, y que el encéfalo de la mujer podía acabar dañando cuando éste protruyera del cráneo abierto.

—La dividiré, una vez que haya sacrificado el seno sagital.

Continuamos durante un rato con aquella cháchara técnica del todo trivial, hasta que por fin hice acopio de valor para interesarme por el cadáver.

—¡Oh! —exclamó mi colega con una carcajada, y el resto del equipo coreó su risa—. ¡Lo has visto! Sólo es un donante de órganos... un traumatismo craneal con muerte cerebral salido de la UCI. O lo que queda de él, más bien. Es aquel ciclista de hace dos noches. No sobrevivió, pese a la cirugía, lo cual probablemente fue lo mejor. El equipo de trasplantes se llevó anoche un buen botín: corazón, pulmón, hígado y riñones... el lote completo, todo en buen estado. Estaban encantados. Acabaron más tarde de lo normal, y los camilleros ya estaban en pleno cambio de turno, de modo que aún no han pasado a llevarse el cuerpo.

11

Ependimoma

m. *Med*. Tumor intracraneal que se origina a partir de las células no nerviosas que envuelven las cavidades ventriculares del cerebro.

Cuando regresé de un viaje de dos semanas a China para visitar a mi hija mayor, Sarah, que trabajaba en Pekín, había pocas operaciones programadas esperándome, pero tenía un montón de papeleo encima de mi mesa.

Gail había distribuido los diversos documentos en una serie de montones amenazadores, supongo que con cierto regocijo vengativo, puesto que libramos una guerra constante por inundarnos mutuamente de papelotes las mesas de despacho. Los numerosos correos electrónicos de la dirección del hospital los borré sin leerlos. Entre las cartas, había una de un médico de un hospital de Lincolnshire que me pedía consejo sobre uno de mis pacientes: una joven a la que había operado tres veces en los diez años anteriores a causa de un tumor cerebral llamado «ependimoma», que no paraba de recidivar y que se volvía más agresivo y maligno cada vez que lo hacía. Se había sometido a todas las sesiones posibles de radioterapia y quimioterapia, y ahora la habían ingresado en el hospital de su localidad como un caso terminal, con fuertes dolores de cabeza provocados por una nueva recurrencia. El médico me pedía que echara un vistazo al último escáner por si creía que se podía hacer algo más, pues a la familia le estaba costando aceptar que la muchacha estuviese llegando al final de su vida.

Con los años, había llegado a conocer bien a Helen y a tenerle mucho aprecio. Quizá ése fue un error por mi parte. Era siempre encantadora y llevaba su enfermedad con considerable entereza, aunque a veces me preguntaba si no sería simplemente poco realista con respecto a sus posibilidades. Aunque no siempre es malo negarse a aceptar algo así. La familia sentía devoción por ella y, pese a que me transmitían su más efusivo agradecimiento siempre que los veía, me miraban con tanta intensidad, con una mezcla tan grande de esperanza y desesperación, que sus ojos parecían disparar clavos para inmovilizarme contra la pared.

«Un neurocirujano de otro hospital —proseguía en su carta el médico de Lincolnshire— le ha dicho a la familia que, si vuelven a intervenirla del tumor, él podrá tratarla entonces con terapia fotodinámica. Están desesperados por que usted acceda a hacerlo, para que ella pueda someterse después a ese tratamiento.»

Junto con la carta, venía un disco compacto con el último escáner de Helen y, tras los retrasos y blasfemias habituales, me las apañé para verlo en el ordenador de mi consulta. Mostraba una recidiva extensa del tumor en el lóbulo temporal derecho del cerebro, una zona donde en teoría podía volver a operar, aunque, si la cirugía en cuestión salía bien, sólo proporcionaría a la paciente unas semanas o unos meses más de vida, como mucho.

Estaba claro que habían provocado que la familia se hiciera ilusiones en vano: hacía ya algún tiempo que se había demostrado en un metaanálisis que la terapia fotodinámica servía de poco, y me irritó que la hubiesen sugerido. Sin embargo, no parecía muy probable que los parientes fueran a aceptar que no podía hacerse nada más. Yo sabía que querrían intentar algo, aunque sólo significara unas semanas más de vida para Helen. Con poco entusiasmo, llamé por teléfono a mi jefe de admisiones y le pedí que se ocupara de que trasladaran a la paciente a nuestro hospital.

En el transcurso del día, y hasta el anochecer, recibí una serie de llamadas y mensajes de móvil sobre la paciente y los problemas, al parecer insuperables, de trasladarla de un hospital a otro. Según decían, Helen estaba inconsciente, habría que moverla conectada a un equipo de ventilación asistida y necesitaría por tanto una cama en la UCI a su llegada. No nos quedaban camas en la UCI. Sugerí que los médicos de su condado probaran suerte con su vecina unidad de Neurocirugía, aunque sabía que a mis colegas de allí no les convencería mi plan de operar a una persona casi desahuciada, pero eso era sólo porque no conocían a la familia, me dije. Poco después, me dijeron que la paciente había mejorado y ya no le haría falta una cama en la UCI. Acto seguido, llamé al jefe de admisiones, quien me dijo que había camas en planta y que podíamos ingresarla. Finalmente, a las diez de la noche me llamaron del hospital de Lincolnshire para decirme que, según la gestora de camas de mi hospital, no nos quedaba ni una.

En un estado de creciente irritación, cogí el coche y me planté de nuevo en el hospital para buscar una cama yo mismo. La enfermera a cargo de las admisiones era una profesional muy competente con la que he trabajado durante años, y la encontré junto al puesto de enfermería.

—¿Por qué no podemos ingresar a la paciente de Lincolnshire? —quise saber.

—Lo siento, señor Marsh, estamos esperando a que una ambulancia de Londres venga a buscar a otro paciente, y no podemos admitir a la nueva hasta que la cama quede vacía.

—Pero ¡ella viene de un sitio a más de ciento cincuenta kilómetros de aquí! —exclamé casi a voz en grito—. Si insisten en esperar a que la ambulancia se lleve primero al otro paciente, llegará de madrugada, maldita sea.

La enfermera me lanzó una mirada de inquietud, hasta el punto que me preocupó que fuera a echarse a llorar.

—Mire, dígales simplemente que la envíen hacia aquí de inmediato —continué, haciendo esfuerzos por dulcificar el tono—. Si hay algún problema, diga que todo ha sido culpa mía, que insistí e insistí...

Ella se limitó a asentir, claramente descontenta con mi petición de que actuara contra algún protocolo de la dirección con respecto a la admisión de pacientes, pero me sentí incapaz de preguntarle qué iba a hacer, reacio a disgustarla más. Di media vuelta y volví a casa. Años atrás, nunca habría ocurrido una cosa así: siempre se habría encontrado una cama más, y nadie habría puesto en duda mis instrucciones.

Helen llegó finalmente de madrugada, aunque cuando entré a trabajar por la mañana nadie sabía en qué sala la habían ingresado y acudí a la reunión matutina sin haber podido verla aún. Una vez allí, le pedí al residente de guardia que proyectara el escáner de la paciente. Ofrecí un breve resumen de la historia clínica de Helen.

—¿Por qué creéis que voy a operar un caso incurable como éste? —pregunté a los internos en prácticas.

Nadie se ofreció voluntario para responder, de modo que les hablé de la familia y de que les era imposible aceptar que no pudiera hacerse nada más.

Cuando se trata de un cáncer que progresa lentamente y recidiva una y otra vez, puede resultar muy difícil saber cuándo parar. Los pacientes y sus familias se vuelven incapaces de aceptar la realidad, y empiezan a pensar que los tratamientos pueden alargarse eternamente, que el fin no llegará nunca, que la muerte puede postergarse para siempre. Se aferran a la vida. Les expliqué a los internos en prácticas allí reunidos que había tenido un problema similar unos años atrás con un niño de tres años, hijo único y fruto de un tratamiento de fecundación in vitro. Lo había operado de un ependimoma maligno y todo salió bien. Luego le administraron radioterapia. Cuando el tumor recurrió, como hacen siempre los ependimomas, dos años más tarde, volví a intervenirlo, y poco después hubo otra recidiva, en lo profundo del cerebro. Me negué a operarlo de nuevo, me pareció que no tenía sentido. La conversación con sus padres fue terrible: se negaron a aceptar lo que les dije y encontraron un neurocirujano en otro sitio que llevó a cabo tres cirugías más a lo largo del año siguiente, y aun así el niño murió. Los padres trataron entonces de demandarme por negligencia. Fue una de las razones por las que abandoné la neurocirugía pediátrica. El amor, les recordé a mis discípulos, puede ser muy egoísta.

—¿Es por eso por lo que vas a operar en este caso? ¿Porque te preocupa que te demanden? —quiso saber alguien.

En realidad no me preocupaba que me pusieran una demanda, pero sí que estuviera siendo un cobarde, o quizá sólo un tanto perezoso. Tal vez iba a operar porque no me veía con ánimos de enfrentarme a la familia para decirles que, lamentablemente, había llegado el momento de que Helen muriese. Además, los oncólogos consideran un gran éxito que el medicamento más nuevo y más caro consiga mantener vivo al paciente durante unos meses más.

—¿Qué es la terapia fotodinámica? —preguntó otro de los internos.

—Consiste en aplicar un láser en el tumor —explicó mi colega Francis—. Sólo penetra un milímetro y se ha demostrado que es bastante inútil. Recomendarla en estos momentos es más que discutible. —Y, dirigiéndose a mí, añadió—: Creo que estás chiflado. Ésta será la cuarta operación de esa chica, le han hecho sesiones de radio y de quimio, el tumor volverá a crecer en el término de unas semanas... Además, corre un alto riesgo de que el colgajo óseo se infecte, y entonces tendrás que quitárselo y dejarla con un gran agujero bajo el cuero cabelludo, de modo que tal vez acabe teniendo una muerte lenta y espantosa por culpa de una hernia.

No pude negar que, en efecto, eso podía ocurrir. Me volví hacia los especialistas residentes sentados en la última fila y pregunté si alguno había visto alguna vez una hernia cerebral.

Al parecer, nadie la había visto nunca, y confié en que ninguno lo hiciera jamás. Yo sólo la había visto una vez, en Ucrania. Si después de operar un tumor maligno en el que has tenido que quitar el colgajo óseo no puedes volver a ponerlo porque se ha infectado, el paciente morirá lentamente al recurrir el tumor, puesto que entonces habrá una protrusión del mismo a través del orificio que ha quedado en el cráneo, bajo el cuero cabelludo. El paciente parece entonces un alienígena de Star Trek, con un trozo de cerebro de más. Y no sobreviene una muerte rápida debida a la elevada presión intracraneal, como ocurre cuando el cráneo está intacto.

—¿No puede ponerse una placa de metal? —quiso saber uno de los internos.

—Lo más probable es que acabara produciéndose también una infección —contesté.

—Si el colgajo óseo se infecta, ¿por qué no se deja puesto y ya está?

—¿Y encontrarte con pus manando de la cabeza del paciente? Si estuviera en su casa, quizá, pero no se puede dejar una infección abierta en una sala de hospital —respondió Francis, y añadió—: Bueno, espero que salgas airoso, pero sigo pensando que estás chiflado. Di que no y ya está.

· · ·

Llevé a cabo la operación aquella misma mañana. Al abrir, me encontré con una terrible maraña tumoral y con zonas del cerebro y vasos sanguíneos necrosados, de modo que apenas pude hacer nada. Mientras ayudaba a mi residente a suturar el frágil cuero cabelludo de Helen, lamentaba amargamente mi debilidad al haber accedido a operar. El anestesista interrumpió mis pensamientos.

—Antes ha estado aquí una de las directoras. Estaba furiosa contigo por admitir pacientes cuando no hay camas, y ha dicho que además no deberías llevar a cabo esta operación.

—Pues maldita la gracia que me hace, eso no es asunto suyo —gruñí—. Soy yo quien toma las decisiones clínicas aquí, no ella. A lo mejor le gustaría ir a hablar con la familia para decirles que va siendo hora de que Helen muera, o que lo sentimos pero no nos quedan camas...

Estaba furioso, y mi pulso empezó a resentirse, de modo que tuve que hacer un esfuerzo consciente para calmarme y continuar con la intervención.

Cuando el cuero cabelludo quedó suturado, el residente y yo retrocedimos para observar la cabeza de la muchacha.

—No va a curarse, ¿verdad? —comentó. Era aún lo bastante joven como para disfrutar del trágico dramatismo de la medicina.

—Tú no has visto una hernia —contesté.

Después, me senté con la familia en una de las pequeñas habitaciones que se dedicaban a los encuentros para «dar malas noticias». Hice cuanto pude por privarlos de toda esperanza, lo cual, para empezar, contradecía cualquier razón que hubiese tenido para operarla, de modo que no me sentí muy satisfecho conmigo mismo. Les dije que no me parecía que la operación fuera a servir de gran cosa y que sólo era cuestión de tiempo que Helen muriera.

—Sabemos que debe de haber sido difícil para usted volver a operarla, sabiendo que serviría de bien poco —dijo su hermano cuando acabé de explicarles cómo había ido la intervención—, pero queremos que sepa que le estamos muy agradecidos. Todos los demás médicos se negaban a escucharnos. Helen sabe que va a morir. Sólo quiere un poco más de tiempo, eso es todo.

Mientras él hablaba, vi que hacía una bonita mañana de primavera a través de la ventana, y que incluso el anodino patio del hospital se veía ligeramente esperanzador.

—Bueno, con un poco de suerte quizá consiga unos pocos meses más —dije en un intento de suavizar el golpe, lamentando cómo les había hablado unos minutos antes y consciente de que había fracasado al intentar encontrar un equilibrio entre la esperanza y la realidad.

Los dejé en la pequeña habitación, los cuatro sentados en el estrecho sofá con las rodillas muy juntas, y mientras recorría el pasillo del hospital en penumbra volví a maravillarme por la forma en que nos aferramos a la vida y me dije que habría mucho menos sufrimiento si no lo hiciéramos. La vida sin esperanza es tremendamente difícil, pero con cuánta facilidad consigue la esperanza, en definitiva, volvernos necios a todos.

El día siguiente fue aún peor. Ninguno de nosotros se sintió capaz de bromear en la reunión de primera hora, como solíamos hacer. El primer caso que analizamos fue el de un hombre que había muerto a causa de un retraso totalmente evitable en su traslado a nuestra unidad; luego vino el de una joven que había entrado en muerte cerebral tras una hemorragia. Observamos con expresión sombría su escáner cerebral.

—Eso es un cerebro muerto —explicó uno de mis colegas a los internos—. Parece vidrio molido.

El último caso era el de un niño de ocho años que había intentado ahorcarse y había sufrido lesiones cerebrales por hipoxia.

—¿Podemos ver algún caso menos deprimente, por favor? —pidió alguien, pero no había ninguno más, y se puso fin a la reunión.

Cuando salí al pasillo, apareció un neurólogo que estaba buscándome. Llevaba un traje de tres piezas, algo insólito en los especialistas hospitalarios de la era moderna, pero en lugar de hacer gala de su actitud jovial y positiva habitual se lo veía un poco inseguro.

—¿Puedo pedirte que veas a una paciente? —preguntó.

—Por supuesto —contesté con entusiasmo, siempre encantado de encontrar más pacientes para cirugía y con la esperanza de que fuera un tumor benigno, aunque me preocupó un poco su expresión.

—Los escáneres están en la PACS —añadió.

Volvió a entrar en la sala de control, donde su residente hizo aparecer un escáner realizado con dicho sistema de radiografía digital en uno de los ordenadores.

—Sólo tiene treinta y dos años, me temo —explicó el neurólogo.

—Madre mía —dije. La imagen mostraba un tumor grande e inconfundiblemente maligno en la parte frontal del cerebro—. Por lo visto, es una mala semana.

Nos dirigimos a la sala de ambulatorios, donde la paciente yacía en una cama tras una cortina. Le habían hecho el escáner veinte minutos antes, y el neurólogo acababa de contarle, a grandes rasgos, qué revelaba. Era una madre joven, con dos niños, que venía padeciendo dolores de cabeza desde hacía unas semanas. El marido estaba sentado junto a la cama. Era obvio que ambos habían llorado.

Me senté en la cama e hice cuanto pude por explicar qué tratamiento iba a hacer falta. Traté de darles ciertas esperanzas, pero no podía fingir y decirle que iba a curarse. En ese tipo de conversaciones tan terribles, en particular si las malas noticias se dan así, tan de repente, todos los médicos saben que los pacientes sólo asimilan una pequeña parte de lo que les dicen. La mandé a casa con un tratamiento de corticoesteroides, que mejorarían rápidamente el dolor de cabeza, tras haber dispuesto que la operaría el lunes siguiente y haberles prometido tanto a ella como al consternado marido que volvería a explicárselo todo cuando ingresara la víspera de la operación. Decirle a alguien que tiene un tumor incurable y luego mandarlo a casa no gusta precisamente, pero no podía hacerse nada más.

A la mañana siguiente, mostré su escáner a los internos en la reunión de primera hora. Apareció en la pared ante nosotros, en blanco y negro.

Les conté la historia y le dije a David, uno de los más jóvenes, que imaginara que le habían pedido que viera a la paciente después de estudiar el escáner, como me había pasado a mí el día anterior. Le pregunté qué le diría.

David, normalmente lleno de confianza y entusiasmo, permaneció mudo.

—Vamos —lo animé—. Tienes que decirle algo. Tienes que haber hecho esto antes.

—Eh... bueno... —vaciló, buscando las palabras—, pues le diría que hay una anormalidad en el escáner con... ejem... efecto de masa...

—¿Qué coño significaría eso para ella? —espeté.

—Pues le diría que es necesario someterla a una intervención quirúrgica para que podamos averiguar de qué se trata...

—Pues le estarías mintiendo. Ya sabemos qué es, ¿no? ¡Es un tumor muy maligno con un pronóstico espantoso! ¡Te da miedo decírselo! Pero ella sabrá que es algo malo sólo por la forma en que la miras. Si fuera un tumor benigno, todo serían sonrisas, ¿no? Bueno, y ¿cómo vas a decírselo?

David no contestó, y se hizo un silencio incómodo en la penumbra de la sala de radiología.

—Pues sí, es muy complicado —añadí, suavizando el tono—. Por eso te lo preguntaba.

Cuando he tenido que dar malas noticias, nunca sé si lo he hecho bien o no. Los pacientes no van a llamarme después para decirme «Señor Marsh, me ha gustado muchísimo cómo me ha dicho que iba a morir», y tampoco para soltarme «señor Marsh, lo ha hecho fatal». Lo único que puedes esperar es no haber metido demasiado la pata.

Los cirujanos siempre deben decir la verdad, pero rara vez, o nunca, han de negarle toda esperanza al paciente. Puede resultar muy difícil encontrar el equilibrio entre el optimismo y el realismo. En los tumores existen grados de malignidad, y nunca se sabe qué va a ocurrirle al paciente en particular que tienes delante: siempre hay unos cuantos supervivientes a largo plazo, que no son milagros sino desviaciones estadísticas. Así que les digo a mis pacientes que, si tienen suerte, podrían vivir muchos años, y si no la tienen, podrían ser muchos menos. Les digo que, si hay una recurrencia del tumor, quizá sea posible volver a tratarlos, y aunque en cierto sentido supone aferrarse desesperadamente a la esperanza, siempre se puede confiar en que se descubrirá algún nuevo tratamiento. Además, la mayor parte de los pacientes y sus familias buscarán información sobre sus enfermedades en internet, de modo que las mentiras piadosas del pasado hoy ya no se las cree nadie. Aun así, tarde o temprano la mayoría de los pacientes, como Helen, llegarán al punto de no retorno. A menudo resulta muy difícil —tanto para el médico como para el paciente— admitir que se ha alcanzado ese punto. Los residentes e internos de la reunión matutina escuchaban en la oscuridad y en respetuoso silencio, mientras trataba de explicarles todo eso, aunque no sabría decir si lo entendían de verdad.

Una vez concluida la reunión, volví a la sala para ver a Helen.

Mary, la enfermera jefe, salió a mi encuentro.

—La familia no está siendo nada realista —dijo mientras señalaba la puerta de la habitación donde estaba Helen—. Es obvio que se muere, pero se niegan a aceptarlo.

—¿Cuál es el plan? —quise saber.

—La familia no nos deja tratarla como a una paciente terminal, con calmantes decentes, de modo que intentamos que los de Servicios Sociales y el médico de cabecera se organicen y la manden a casa.

—¿Y la herida? —dije, temiendo la respuesta.

—Tiene pinta de ir a reventar en cualquier momento.

Inspiré profundamente y entré en la habitación. Para mi alivio, la familia no estaba presente. Helen yacía de costado, de cara a la ventana, de modo que rodeé la cama y me agaché a su lado. Me miró con sus ojos grandes y oscuros, y esbozó una lenta sonrisa. Tenía el lado derecho de la cabeza inflamado, pero estaba cubierto con un vendaje. No me pareció que tuviese mucho sentido quitárselo, de modo que lo dejé como estaba y me ahorré una de las visiones que todo cirujano detesta más: la de una incisión antes limpia, de la que ha sido responsable, convertida en una herida fea y abierta.

—Hola, doctor Marsh.

No supe muy bien qué decir.

—¿Cómo estás? —pregunté.

—Cada vez mejor. Me duele un poquito la cabeza. —Hablaba despacio, arrastrando las palabras a causa de la parálisis en el lado izquierdo—. Gracias por operarme otra vez.

—Te mandaremos a casa en cuanto podamos. ¿Tienes alguna duda?

Al hacerle aquella pregunta, resistí la tentación de incorporarme y alejarme hacia la puerta, una especie de truco inconsciente que todos los médicos debemos evitar al enfrentarnos a una conversación dolorosa. Pero Helen no dijo nada, de modo que me marché para regresar a la zona de quirófanos.

12

Glioblastoma

m. *Med.* El más agresivo de los tumores cerebrales, que
se genera a partir de las células no nerviosas o gliales.

En mi trabajo tengo poco contacto con la muerte, pese a su
constante presencia. Se ha vuelto aséptica y remota. La
mayor parte de los pacientes que fallecen cuando están a mi
cuidado han sufrido lesiones irreparables en la cabeza o
hemorragias cerebrales. Ingresan en coma y mueren en
coma en aquel espacio parecido a un almacén de la UCI,
después de que se los haya mantenido con vida durante un
tiempo mediante ventilación asistida. La muerte les sobreviene de manera simple y silenciosa cuando son declarados
clínicamente muertos y se apaga el equipo de ventilación.
No hay palabras en el lecho de muerte ni últimos alientos;
sólo se accionan unos cuantos interruptores y los rítmicos
susurros del ventilador cesan de pronto. Si aún tienen puestos los electrodos de monitorización cardíaca —aunque no
suele ser así—, pueden verse los latidos del corazón en el
monitor del ECG: una línea gráfica de LED rojo que sube y
baja con cada latido, y que se vuelve más y más irregular
cuando el corazón moribundo, privado de oxígeno, lucha
por sobrevivir. Al cabo de unos minutos, en silencio absoluto, el corazón finalmente se detiene y el trazo se convier-

te en una línea recta. Los enfermeros retiran entonces la multitud de tubos y cables conectados al cuerpo ahora sin vida, y al cabo de un rato aparecen dos sanitarios con una camilla especial —en la que llevan camuflada bajo una manta una caja poco profunda— para llevárselo a la morgue. Si los órganos del paciente van a donarse, el equipo de ventilación se mantendrá funcionando después de que se haya certificado la muerte cerebral, y el cuerpo se llevará a los quirófanos, habitualmente por la noche. Se extraen los órganos, y sólo entonces se apaga el ventilador y aparece la camilla de camuflaje para llevarse el cadáver.

Los pacientes con tumores cerebrales letales a los que trato fallecen casi siempre en su casa, en una residencia para enfermos desahuciados o en el hospital de su barrio. Sólo muy de vez en cuando uno de ellos muere bajo mi tutela, mientras se halla aún en el hospital, pero siempre está en coma, puesto que la muerte le sobreviene porque el cerebro está muriendo. Si acabo manteniendo alguna conversación sobre la muerte o la agonía, es con la familia, no con el paciente. Rara vez he tenido que enfrentarme a la muerte cara a cara, aunque en alguna ocasión sí me ha pillado.

Cuando era residente, la cosa era muy distinta. Me encontraba a diario muy cerca de la muerte y de pacientes moribundos. En mi primer año como médico, cuando trabajaba como interno y estaba en el último peldaño de la jerarquía sanitaria, me llamaban a menudo, muchas veces sacándome de la cama de madrugada, para certificar la muerte de un paciente. Recorría los desiertos y anónimos pasillos del hospital —un joven y saludable doctor ataviado con bata blanca—, y entraba en una sala en penumbra, donde una de las enfermeras me conducía hasta una cama en torno a la cual se habían echado las cortinas. Era muy consciente de la presencia de los demás pacientes —en su mayoría viejos y frágiles— que ocupaban el resto de camas que había en la sala. Probablemente estaban despiertos y aterrorizados en la oscuridad, pensando en su propio destino, desesperados por recuperarse y huir del hospital.

El paciente muerto tras las cortinas, tenuemente iluminado por una lamparita de la cabecera, tendría el mismo aspecto que cualquiera de los que mueren en el hospital. Casi siempre sería muy mayor, llevaría puesta una impersonal bata de quirófano y sería tan anónimo como el que más, con el rostro crispado, amarillo y céreo, con las mejillas hundidas y con manchas violáceas en los miembros. Estaría absolutamente inmóvil, y yo le abriría un poco la bata y le pondría el estetoscopio sobre el corazón para confirmar que ya no latía. Luego iluminaría sus ojos muertos con una pequeña linterna, para comprobar que las pupilas estuviesen «fijas y dilatadas», es decir, apagadas y negras, grandes como platos, y que no se contrajesen como reacción ante la luz. Sólo entonces me acercaría al mostrador de enfermería, y escribiría en el informe clínico «defunción certificada» o algo por el estilo, y a veces añadiría «RIP». Estamparía mi firma, y me volvería a la cama en la pequeña habitación para el médico de guardia. A la mayoría de pacientes cuya muerte certificaba de ese modo ni siquiera los conocía, pues por las noches cubría guardias en salas con pacientes que habían sido tratados por equipos de otros cirujanos. Así se hacía muchos años atrás, cuando las autopsias eran todavía una práctica corriente. Era habitual asistir a las autopsias de los pacientes que habían muerto en las salas de las que uno era responsable durante el día, personas a las que habías cuidado en sus enfermedades terminales y a las que habías llegado a conocer bien. Pero yo detestaba las autopsias y siempre trataba de evitarlas. Mi impasibilidad tenía sus límites.

Como coordinador de Urgencias —mi siguiente empleo tras mi año como interno—, y luego en las prácticas de cirugía general, sería testigo de otro tipo de muertes, mucho más dramáticas y violentas. Recuerdo a algunos pacientes muriendo de un ataque al corazón —o «paro cardíaco»— delante de mis narices. Recuerdo haberme empeñado una noche entera en intentar salvar a un hombre, sin conseguirlo: un paciente plenamente consciente y presa de un terrible sufrimiento, que me miraba a los ojos mientras moría desangrado de varices esofágicas. He visto morir a personas por heridas de bala, traumatismos de accidentes de tráfico, electrocutadas, de ataques al corazón o de asma, y por toda clase de cánceres, algunos de ellos muy desagradables.

Y luego estaba la gente que ingresaba ya cadáver en el hospital, traída por las ambulancias. Como coordinador, tenía que certificar la muerte de alguna pobre persona que se había desplomado y fallecido en la calle. En esas ocasiones, me encontraba con el cuerpo totalmente vestido sobre una camilla, y tenía que apartar la ropa para ponerle el estetoscopio sobre el corazón. Era una experiencia completamente distinta a la de certificar la muerte de pacientes del hospital, con sus anónimas batas blancas. Tenía la sensación de estar agrediéndolos, y a veces incluso me sentía inclinado a disculparme cuando les desabrochaba la ropa, aunque estuvieran muertos. Es increíble hasta qué punto pueden marcar la diferencia unas simples prendas de vestir.

Una tarde de viernes, conducía hacia las afueras de Londres, a punto de tomarme unos días libres y emprender unas breves vacaciones con mi mujer. El invierno había sido muy frío, y estaba admirando la elegante forma en que la nieve perfilaba las ramas de los árboles junto a la autopista, cuando me sonó el móvil. Tras comprobar que no hubiese coches de policía a la vista, contesté. No conseguí oír qué me decían.

—¿Quién es?

No capté el nombre, pero una voz de mujer me dijo:

—Acabamos de ingresar a su paciente David H., procedente de su casa.

—Vaya —exclamé, y me detuve en el arcén.

—Tiene una hemiparesia progresiva, y estaba cada vez más soñoliento... Aunque ha mejorado con los corticoesteroides y vuelve a estar lúcido y despierto.

Me acordaba muy bien de David. Lo había operado por primera vez doce años atrás, de una clase particular de tumor conocido como astrocitoma de bajo grado, que había afectado su lóbulo temporal derecho. Se trata de una neoplasia primaria del cerebro que al principio crece despacio y causa algún que otro ataque epiléptico, pero que acaba por sufrir una malignización y se convierte en un tumor de alto grado llamado glioblastoma, que finalmente resulta mortal. El proceso puede llevar muchos años, y por lo general es imposible pronosticar cuánto tiempo le quedará de vida a un paciente en particular. Algunos de esos tumores, si son lo bastante pequeños, pueden curarse mediante cirugía. La mayoría de pacientes son adultos jóvenes que deben aprender a vivir con una lenta sentencia de muerte, y sentarse ante ellos para explicarles el pronóstico de su enfermedad se hace especialmente difícil. Si no consigues el equilibrio correcto entre optimismo y realismo, como me pasa a veces por mucho que me empeñe, puedes o bien condenar al paciente a vivir en la más absoluta desesperanza el tiempo que le quede, o bien acabar acusado de deshonestidad o incompetencia cuando el tumor se vuelva maligno y el enfermo comprenda que va a morir. Sin embargo, David siempre me había dejado bien claro que quería saber la verdad, por sombría e incierta que fuera.

Apenas pasaba de los treinta cuando había padecido el primer ataque epiléptico y se descubrió el tumor. Le iba muy bien como consultor de gestión de empresas, medía más de metro ochenta y era un ciclista y corredor entusiasta. Estaba casado y tenía hijos pequeños. Era una persona encantadora y muy decidida, capaz de tomárselo todo con un optimismo abrumador. De hecho, ni siquiera dejó de bromear cuando le abrí la cabeza y le extirpé el tumor con anestesia local, con él plenamente consciente. Ambos habíamos confiado en que fuera uno de los pocos afortunados que se curaban con la cirugía, pero al cabo de tres años los escáneres de seguimiento revelaron que el tumor había recidivado. Recuerdo muy bien el momento en que le di la noticia. Lo tenía sentado delante, en mi consulta para pacientes externos, y tuve que explicarle que aquello significaba que el tumor acabaría por matarlo. Vi cómo sus ojos se llenaban de lágrimas mientras se lo decía, pero luego tragó saliva, mantuvo fija la mirada durante unos instantes y me preguntó qué podíamos hacer. Hablamos sobre otros tratamientos que podían concederle un poco más de tiempo. En los años que siguieron, lo operé dos veces más, y gracias a la radioterapia y la quimioterapia se las había apañado para seguir trabajando y llevando una vida normal hasta hacía muy poco. Comparado con muchas otras personas con esa clase de tumores, había tenido «una muy buena evolución», como decimos en el mundillo. Yo había llegado a conocerlos bien, tanto a él como a su mujer, mucho más que a algunos pacientes de aquellos años, y la forma en que sobrellevaban la enfermedad y se las apañaban para ser tan prácticos y resueltos con respecto a ella fue toda una lección de humildad para mí.

—No creo que pueda hacerse nada más —me dijo la doctora al teléfono—, pero le gustaría que viera sus escáneres. Al parecer, tiene mucha fe en usted. Ya se los he enseñado a uno de los neurocirujanos que están aquí y no se ha mostrado muy entusiasta.

—A partir de mañana por la mañana voy a estar fuera del país durante unos días —expliqué—. Envíeme los exámenes por vía electrónica y les echaré un vistazo la semana que viene.

—Por supuesto —contestó ella—. Así lo haré. Gracias.

Estaba nevando. Cuando volví a internarme en la autopista y reanudé el camino, me encontré enfrascado en un doloroso debate interno. Por casualidad, estaba cerca del hospital en el que habían ingresado a David, y pasar a verlo en persona sólo supondría desviarme un poco.

«La verdad es que no quiero ir a decirle que va a morir —me dije—. No quiero echar a perder un agradable fin de semana con mi mujer.»

Pero en lo más profundo sentía algo que me empujaba hacia él.

«En el fondo, si yo me estuviese muriendo —me oí decir—, ¿no apreciaría mucho que el cirujano en quien he confiado tantos años me hiciera una visita...? Pero no quiero decirle que le ha llegado la hora de morir, y tendré que hacerlo...»

Enfadado y a regañadientes, cogí la siguiente salida de la autopista y me dirigí hacia el hospital en cuestión. Se elevaba como un monolito del enorme aparcamiento que lo rodeaba. Sintiéndome absolutamente desdichado, recorrí el interminable pasillo central. Parecía tener kilómetros de largo, aunque aquella sensación quizá sólo se debiera al efecto del vértigo que me producía hablar con mi paciente moribundo. Experimenté una vez más un sentimiento de odio visceral hacia los hospitales y hacia aquella arquitectura anodina e indiferente, entre cuyas paredes se escenifica tanto sufrimiento humano.

Al menos el ascensor, cuando subía a la quinta planta, no me recordó que me lavara las manos, como hacen los de mi propio hospital, aunque la voz que anunciaba cuándo se abrían y cerraban las puertas me pareció más irritante de lo habitual.

Finalmente, entré en la sala de pacientes. Encontré a David de pie junto al mostrador de enfermería, en pijama, sobresaliendo de un grupito de enfermeras que lo sostenían derecho. Se ladeaba un poco a causa de la debilidad en el costado izquierdo.

La doctora que me había llamado estaba a su lado y vino hacia mí.

—¡Van a pensar todos que soy una hechicera! ¡Lo llamo y aparece usted cuando no ha pasado ni un cuarto de hora!

Me acerqué a David, quien soltó una carcajada de puro asombro ante mi repentina llegada.

—¡Otra vez tú! —exclamó.

—Sí. Voy a echar un vistazo a los escáneres.

Me condujeron a un ordenador cercano.

Nunca había conocido en persona a la doctora que llevaba a David, aunque sí habíamos intercambiado cartas sobre él. Tuve claro al instante que era una mujer profundamente empática.

—Me ocupo de todos los pacientes con gliomas de bajo grado —explicó con una leve mueca—. La enfermedad neuronal motora y la esclerosis múltiple son más fáciles en comparación. Los pacientes con esos gliomas son todos jóvenes, con hijos pequeños, y yo sólo puedo decirles que se vayan a morir en paz... Mis hijos tienen la misma edad que los de David, y van al mismo colegio. Cuesta mucho no implicarse, no conmoverse...

Observé el escáner en el ordenador. Mostraba que el tumor, ahora canceroso, se estaba abriendo camino hasta lo más profundo del cerebro. El hecho de que lo tuviera en el lado derecho significaba, como en el caso de Helen, que el intelecto y la capacidad de entendimiento seguían casi intactos.

—Bueno, podría operarlo —dije—, pero no creo probable que ello le supusiera mucho tiempo más... como mucho unos meses. Y no sería exactamente vivir, sino retrasar la muerte. Desperdiciaría el poco tiempo que le queda en falsas esperanzas, y la operación no estaría exenta de riesgos.

David siempre me ha dejado muy claro que quería saber la verdad.

Pensé en alguno de los pacientes a quienes había vuelto a operar en circunstancias similares, como Helen, que no fue capaz de enfrentarse a la verdad, y en cómo lamenté haberlo hecho. Pero cuesta muchísimo decirle a tu paciente que no hay nada más que hacer, que no queda esperanza, que ha llegado la hora de enfrentarse a la muerte con dignidad. Además, siempre existe el temor de que puedas estar equivocado, de que el paciente tenga razón al esperar algo imposible, al confiar en un milagro, y de que deberías operarlo una vez más. La cosa puede convertirse en una especie de *folie à deux* en la que ni el médico ni el paciente son capaces de aceptar la realidad.

Mientras examinaba las imágenes, habían conducido a David de vuelta a la habitación individual en la que había ingresado el día anterior, inconsciente y parcialmente paralizado, antes de que las altas dosis de corticoesteroides le devolvieran parte de su vitalidad.

Entré en la habitación, donde encontré a su mujer y a dos enfermeras al pie de la cama. La tarde declinaba y la habitación estaba casi a oscuras, porque aún no habían encendido las luces. A través de la ventana se veían las nubes grises, el aparcamiento del hospital —varias plantas por debajo— y, más allá, una hilera de árboles y casas. Estaba nevando, pero no parecía que la nieve fuera a cuajar.

David estaba tendido boca arriba y se incorporó con esfuerzo cuando entré. Me quedé de pie ante él, un poco nervioso.

—He estado mirando los escáneres. —Hice una pausa—. Siempre te he dicho que te contaría la verdad...

Advertí que no me miraba, y caí en la cuenta de que estaba a su izquierda, el lado hemianópsico. Era probable que ni siquiera me viera, porque el costado derecho de su cerebro ya no funcionaba, así que rodeé la cama y me acuclillé a su lado con sendos crujidos de mis rodillas. Quedarme de pie ante un paciente moribundo sería tan inhumano como los largos pasillos de hospital. Nos miramos a los ojos durante unos instantes.

—Podría operarte otra vez —empecé poco a poco, obligándome a pronunciar las palabras—, pero eso te daría un par de meses más como mucho... He intervenido a veces a gente en tu situación... y suelo lamentarlo.

David me respondió con la misma lentitud.

—Me di cuenta de que la cosa no pintaba bien. Había varios... asuntos que necesitaba organizar... Pero ya... ya está todo hecho...

Con los años he aprendido que, cuando se trata de dar malas noticias, lo mejor probablemente es decir lo menos posible. Esas conversaciones son por naturaleza lentas y dolorosas, y uno debe contener el impulso de hablar por los codos para llenar el triste silencio. Confío en hacer mejor ahora estas cosas que en el pasado, pero con David mirándome se me hizo muy difícil no hablar más de la cuenta. Le dije que, si fuera un miembro de mi familia, no querría que se sometiese a más tratamientos. Finalmente, controlándome, me limité a añadir:

—Bueno, supongo que he conseguido que fueras tirando durante un buen puñado de años...

Como ciclista y corredor de competición que había sido, tenía unos brazos fuertes y musculosos. Me sentí un poco incómodo al alargar una tímida mano para coger la suya, grande y masculina.

—Ha sido un honor cuidar de ti —dije, y me levanté para marcharme.

Y entonces, incapaz de decirle adiós, pues ambos sabíamos que sería para siempre, añadí:

—Tal vez no sea muy apropiado, pero lo único que puedo decirte es buena suerte.

Su mujer se acercó a mí con los ojos llenos de lágrimas.

Enterré la cara en su hombro y la estreché con mucha fuerza durante unos segundos. Luego salí de la habitación. La doctora me siguió.

—Le agradezco muchísimo que haya venido. Su visita va hacer que todo sea mucho más fácil. Lo enviaremos de vuelta a casa y organizaremos cuidados paliativos.

Hice un aspaviento de desesperación y me alejé con los andares vacilantes de un borracho, ebrio de tanta emoción.

Cuando apenas había recorrido unos pasos, me volví para responder:

—Estoy contento. Encontrarme con David en estos momentos... ha estado bien, por así decirlo.

«¿Seré yo tan valiente y digno cuando me llegue la hora?», me pregunté cuando salía al lúgubre aparcamiento de asfalto negro. Seguía nevando, y pensé una vez más que detesto los hospitales.

Me alejé con el coche, sumido en un torbellino de emociones. No tardé en quedarme atascado en el tráfico de la hora punta y maldije furibundo los coches y a sus conductores, como si ellos tuvieran la culpa de que aquel hombre bueno y noble fuera a morir y a dejar viuda a su esposa y huérfanos de padre a sus niños. Grité y chillé y, como un idiota, golpeé el volante con los puños. Y sentí vergüenza, una profunda vergüenza, no por haber fracasado en salvarle la vida —había tenido el mejor tratamiento posible—, sino por la pérdida de mi impasibilidad profesional y por un pesar que me pareció de lo más vulgar en comparación con su serenidad y el sufrimiento de su familia, de los que sólo podía ser testigo impotente.

13

Infarto

m. *Med*. Pequeña zona localizada de tejido necrosado
cuya causa es un riego sanguíneo inadecuado.

En uno de mis regulares viajes a Estados Unidos, al departamento de Neurocirugía en el que ostento un puesto docente
honorario, pronuncié una conferencia titulada «Mis peores
errores». La había inspirado el libro de Daniel Kahneman
Pensar rápido, pensar despacio, un texto brillante, publicado
en 2011, sobre los límites de la razón humana y la forma en
que todos sufrimos lo que los psicólogos llaman «los sesgos
cognitivos». Enterarme de que los errores de juicio y la propensión a cometerlos se encuentran, por así decir, incorporados al cerebro humano, supuso todo un consuelo para mí
al pensar en algunas de las equivocaciones que he cometido
en mi carrera. Gracias a las reflexiones de Kahneman, tuve
la sensación de que algunos de los errores en los que había
incurrido en el pasado podían perdonarse.

Se reconoce en general que todos cometemos errores
y que aprendemos de ellos. El problema en el caso de los
médicos como yo es que, cuando incurrimos en ellos, las
consecuencias pueden ser terribles para nuestros pacientes.
Casi todos los cirujanos —siempre hay algunas excepciones, por supuesto— sienten una profunda vergüenza cuan-

do sus pacientes sufren o mueren como resultado de sus esfuerzos, una vergüenza que se vuelve aún peor cuando el caso se ve envuelto en un litigio. Les cuesta admitir que cometen errores, tanto ante sí mismos como ante los demás, y recurren a toda clase de medios para ocultarlos y tratar de achacárselos a otros. A pesar de todo, ahora que me acerco al final de mi carrera, siento la creciente obligación de dar testimonio de las equivocaciones que he cometido en el pasado, con la esperanza de que mis discípulos aprendan a no repetirlas.

Así pues, inspirado por el libro de Kahneman, me dispuse a recordar mis peores errores. Durante varios meses, cada mañana, antes de levantarme para ir a correr por el parque, como hacía de forma cotidiana, me quedaba en la cama pensando en mi carrera. Era una experiencia dolorosa. Cuanto más pensaba en el pasado, más errores salían, cual metano venenoso que surgiera al remover unas aguas estancadas. Muchos de ellos llevaban años sumergidos. Enseguida me di cuenta de que, si no los ponía por escrito de inmediato, sin duda volvería a olvidarlos. Por supuesto, hay algunos que no he olvidado nunca, y suele tratarse de casos en los que las consecuencias fueron especialmente desagradables.

Cuando acabé de pronunciar la conferencia ante mis colegas estadounidenses, la sala quedó sumida en un silencio implacable. Nadie hizo preguntas y todos parecían atónitos. Por lo que sé, es muy posible que el motivo de su perplejidad no fuera tanto mi temeraria franqueza como mi incompetencia.

Se supone que los cirujanos hablan sobre sus equivocaciones en reuniones sobre «morbilidad y mortalidad» celebradas de manera regular, en las que se tratan los errores evitables y se aprenden cosas, pero los encuentros a los que yo he asistido, tanto en Estados Unidos como en mi propio departamento, suelen ser bastante sosos, con los médicos presentes mostrándose reacios a criticarse mutuamente en público. Aunque se habla mucho sobre la necesidad de que los médicos trabajen en una cultura «libre de culpa», está visto que, en la práctica, se hace muy difícil conseguirlo. Sólo si se odian o están enzarzados en una furiosa competición —habitualmente por la medicina privada, es decir, por dinero— se criticarán más abiertamente unos a otros, e incluso entonces es más frecuente que lo hagan a espaldas de los demás.

Uno de los errores de los que hablé en mi conferencia, y que no he olvidado nunca, tenía que ver con un joven que había ingresado en el antiguo hospital poco antes de que cerrara. Mi residente —que, de hecho, era uno de los aprendices estadounidenses que envían de su departamento en Seattle a trabajar un año en mi hospital de Londres como parte de su formación— vino a buscarme para pedirme que viera un escáner.

Fuimos desde mi despacho a la sala de radiodiagnóstico. Era la época anterior a la digitalización del sistema de radiografías y todas las imágenes cerebrales de los pacientes venían en grandes hojas de celuloide. Se almacenaban en unos bastidores de cromo y acero —de los que pendían como la colada de una cuerda de tender—, que disponían de unos rodillos para poder extraerlas con suavidad, una por una. El sistema era como un Rolls Royce de época: anticuado, pero, al mismo tiempo, una preciosa obra de ingeniería. Siempre que uno tuviera secretarias de radiología muy eficientes —y nosotros las teníamos—, el sistema era absolutamente fiable y muy distinto de los ordenadores que dominan ahora mi vida laboral. El residente sacó varios escáneres delante de mí.

—Es un hombre de treinta y dos años, del hospital de Saint Richard... Por lo visto tiene todo el costado izquierdo paralizado.

La imagen que me tendió mostraba una gran zona oscura en el hemisferio derecho del cerebro.

A quien tiene un martillo, todo le parecen clavos, como dicen por ahí. Cuando los neurocirujanos observan imágenes del cerebro, ven cosas que, según su parecer, requieren cirugía, y yo por desgracia no soy una excepción. Recuerdo que examiné aquel escáner muy deprisa, pues ya llegaba tarde a la consulta para pacientes externos. Mi residente y yo estuvimos de acuerdo en que probablemente se trataba de un tumor y que parecía imposible extirparlo. Lo único que podía hacerse era operar para obtener una biopsia, una muestra del tumor que pudiera analizarse. Le dije que se ocupara de trasladar al paciente a nuestra unidad para llevarla a cabo. Cuando miro atrás, comprendo que fui negligente. Debería haberme interesado más por la historia clínica, y si me hubiesen proporcionado la información adecuada —aunque hay que reconocer que quizá no la habría obtenido, porque era todo de segunda mano—, es probable que hubiese examinado el escáner con más espíritu crítico o, al menos, pedido la opinión de mi neurorradiólogo.

Así pues, el joven fue trasladado a nuestra unidad de Neurocirugía. Mi residente lo operó como estaba previsto, con el objeto de tomar la biopsia: una cirugía menor y relativamente segura, que se llevó a cabo a través de un orificio taladrado en el cráneo de poco más de un centímetro y que duró menos de una hora. El análisis reveló que aquella anomalía que aparecía en el escáner no era un tumor, sino un infarto cerebral, algo poco habitual en un hombre de su edad, pero no insólito. Visto en retrospectiva, quedaba bastante claro que el escáner había mostrado eso y que yo lo había malinterpretado. Sentí un poco de vergüenza, pero no una preocupación especial: no parecía una equivocación terrible por mi parte, y además un infarto era mejor que un tumor maligno. El paciente fue trasladado de nuevo a su hospital, para que investigaran allí la causa de su trastorno. No le di más vueltas al asunto.

Dos años después, recibí una copia de una larga carta, escrita con la caligrafía temblorosa de alguien muy mayor. Era del padre de aquel joven. La carta se había enviado al hospital, y me la habían hecho llegar para que opinase al respecto, desde el departamento de Reclamaciones, que el nuevo director general había rebautizado como «Departamento de Reclamaciones y Mejoras». En ella, se me acusaba de ser responsable de la muerte del hijo, que había ocurrido unos meses después de que lo trasladaran de nuevo a su hospital. Su padre estaba convencido de que había muerto a causa de la intervención que habíamos realizado en nuestra unidad.

Me angustio mucho cuando recibo cartas de reclamación, sea cual sea el caso. Cada día tomo montañas de decisiones que, si resultan equivocadas, pueden tener consecuencias terribles. Mis pacientes necesitan desesperadamente creer en mí, y yo también necesito creer en mí mismo. El delicado número de funambulismo que es la neurocirugía se vuelve incluso más complicado con la constante presión de que los pacientes entren y salgan del hospital lo más rápido posible. Cuando recibo una de esas cartas, o una de un abogado en la que se me anuncia la intención de un paciente mío de demandarme, me veo obligado a ver la gran distancia entre la cuerda floja en la que me sostengo y el suelo. Tengo la sensación de estar a punto de caer a un mundo aterrador, donde los papeles habituales se han invertido. Un mundo en el que no tengo poder alguno y en el que estoy a merced de pacientes guiados por abogados engolados e invulnerables, que, para mi mayor confusión, visten los mismos trajes respetables que uso yo y hablan con el mismo convencimiento. Tengo la impresión de haber perdido totalmente la credibilidad y la autoridad que llevo como una armadura cuando hago la ronda por las salas o cuando abro la cabeza de un paciente en el quirófano.

Pedí la historia clínica de aquel joven, y me enteré de que había muerto de un derrame posterior, causado por una enfermedad que comprometía los vasos sanguíneos del cerebro, resultado del primer infarto que yo había tomado erróneamente por un tumor. Estaba claro que la biopsia era innecesaria y desafortunada, pero también irrelevante en el desenlace. Me expliqué, disculpé y defendí en una serie de cartas, que la administración del hospital reescribió en tercera persona y envió al padre con la firma del director general. El padre no quedó satisfecho y exigió una reunión del Comité de Reclamaciones, que tuvo lugar a su debido tiempo, varios meses después. Presidió el acto una mujer del departamento de Reclamaciones y Mejoras, de mediana edad y con atuendo muy elegante, a quien yo no conocía y que claramente no estaba al corriente de los detalles del caso. Los ancianos padres del fallecido estaban sentados frente a mí y me miraban con odio y rabia, convencidos de que mi incompetencia había matado a su hijo.

Cuando hablé con ellos, nervioso y asustado ante su ira, me alteré bastante. Traté de disculparme, pero también de explicar de forma convincente por qué la operación, pese a haber sido un error, no había tenido nada que ver con la muerte de su hijo. Nunca había asistido a una reunión semejante y estoy seguro de que lo hice fatal. La directora de Reclamaciones y Mejoras me interrumpió y me dijo que debía oír lo que el padre del paciente tuviera que decir.

Por tanto, tuve que quedarme allí sentado durante lo que me pareció una eternidad, mientras aquel hombre desconsolado vertía su dolor y su ira. Otro director que estaba presente en la reunión me contó después que la mujer de Reclamaciones y Mejoras sollozaba quedamente mientras el anciano describía su sufrimiento, del que se me acusaba de ser el único responsable. Más tarde me enteré de que, el día de la reunión, se cumplía el segundo aniversario de la muerte de su hijo y que el anciano había visitado la tumba en el cementerio aquella misma mañana. La directora de Reclamaciones me dijo finalmente que me retirara, y salí de la sala muy afectado.

Creí que aquél sería el fin de la cuestión, pero al cabo de unas semanas, unos días antes de Navidad, el director general de la fundación hospitalaria llamó directamente a mi móvil, sin previo aviso ni llamadas anteriores a mi despacho. Era nuevo en el cargo y lo acababan de lanzar en paracaídas del departamento de Sanidad con motivo de la calamitosa situación financiera de la fundación. A su predecesor lo habían despedido de forma repentina e ignominiosa. Yo había tenido un breve encuentro con ese nuevo director cuando empezó en el puesto. Todos los nuevos directores generales del Sistema Nacional de Salud, como sé por experiencia —ya llevo ocho directivos en mi haber—, hacen la ronda por los distintos departamentos del hospital cuando acaban de nombrarlos, aunque luego ya no los vuelves a ver nunca más, a menos que te metas en líos, claro. Tengo entendido que a eso lo llaman «dirección de empresa».

—Le aviso con antelación que tendrá una reunión conmigo después de Año Nuevo —anunció.

—Pero ¿sobre qué será? —pregunté con inmediata inquietud.

—Tendrá que esperar a la reunión para saberlo.

—Por el amor de Dios, ¿por qué me llama ahora, entonces?

—Para avisarlo de antemano.

Me sentí asustado y confuso, y no pude sino presumir que ése era el efecto deseado de la llamada telefónica.

—¿Qué se supone que debo entender con eso? ¿Avisarme de antemano de qué? Creo que ya he trabajado aquí el tiempo suficiente —añadí con patetismo—. Tengo ganas de dimitir.

—Oh, eso no podemos permitirlo —contestó.

—Bueno, ¡pues entonces dígame qué problema hay! —exclamé.

—Es sobre una reunión reciente del departamento de Reclamaciones, pero el asunto tendrá que esperar a que nos veamos.

Se negó a decirme más y dio la conversación por concluida.

—Feliz Navidad —le dije a mi teléfono móvil.

La reunión quedó fijada para primeros de enero, y me pasé gran parte de las Navidades pensando con amargura en ella. Es posible que los demás crean que soy audaz y no tengo pelos en la lengua, pero siento un temor profundo ante la autoridad, incluso la de los directores del Sistema Nacional de Salud, pese a que no les demuestre mucho respeto. Supongo que ese miedo arraigó en mí hace cincuenta años gracias a mi cara educación privada, tanto como lo haría más tarde el desdén que siempre he sentido hacia los meros gerentes. El hecho de que se me emplazara a comparecer ante el director general me llenaba de humillante pavor.

Resultó sin embargo que, unos días antes de la cita, sufrí una hemorragia en el ojo izquierdo, de modo que tuvieron que operarme de urgencia de un desprendimiento de retina. Además, quizá a causa de mis problemas de visión, unas semanas después me caí por las escaleras de mi casa y me rompí la pierna. Una vez recuperado de esto último, sufrí un desgarro de retina en el ojo derecho —menos serio que un desprendimiento—, que por supuesto también requirió tratamiento. Para cuando volví a incorporarme al trabajo, por lo visto el director general se había olvidado de mí, y yo de nuestra conversación por teléfono. Hice uno de mis regulares viajes a Ucrania, y, cuando volví poco después, me dispuse a ponerme al día con el papeleo que se había acumulado durante mi ausencia.

—¡Ya te has metido en líos otra vez! —exclamó Gail a través del umbral entre nuestros mutuos despachos—.

Ha llamado la secretaria del director general. Te convocan a una reunión con él y el director quirúrgico mañana a las ocho.

En esta ocasión sabía muy bien de qué trataría la reunión. Dos días antes, tras haber subido corriendo por la escalera hasta el segundo piso, de camino a la reunión de cada mañana, me quedé desconcertado al encontrarme un cartel enorme pegado a las puertas de la sala femenina de neurocirugía. En él aparecía una gigantesca señal de «Prohibido el paso» en inquietantes colores rojo y negro y, debajo, las nefastas instrucciones: «NO ENTREN A MENOS QUE SU VISITA SEA ESENCIAL. VARIAS PACIENTES DE ESTA SALA TIENEN UNA ENFERMEDAD CONTAGIOSA.»

Me alejé, indignado, y seguí mi camino hacia la sala de radiodiagnóstico para asistir a la reunión matutina. Los internos y los residentes hablaban sobre el cartel. Por lo visto, había habido un brote de norovirus en la sala; se trata de una infección desagradable, aunque por lo general inofensiva, a la que antes solía llamarse simplemente «gripe estomacal». Mi colega Francis entró a grandes zancadas en la habitación agitando en la mano el cartel, que claramente había arrancado de las puertas de la sala.

—Joder, ¿cómo se puede ser tan ridículo? —bramó—. Algún directivo tarado ha pegado esto en la puerta de la sala de mujeres. ¿Qué se supone que tenemos que hacer: dejar de visitar a nuestros pacientes?

—¡Eres un niño muy malo! —contesté—. ¡Vas a tener un buen lío con la dirección por haberlo arrancado!

Después de la reunión, bajé a mi despacho y envié un correo electrónico al director de Control de Infecciones del hospital para quejarme del cartel. Sin duda ahora me culpaban a mí de haberlo quitado.

A las ocho de la mañana siguiente, con cierta aprensión y a la defensiva, recorrí interminables pasillos hasta el laberinto de despachos de dirección, situados en el centro del hospital. Pasé ante las puertas del director y el subdirector de Estrategias Corporativas, del director interino de Desarrollo Corporativo, del consejero de Administración, de los directivos de Planificación Empresarial, Riesgos Clínicos y muchos otros departamentos cuyos nombres no recuerdo, todos ellos, con casi total certeza, creados como resultado de carísimos informes de consultores de gestión. Advertí que el departamento de Reclamaciones y Mejoras había vuelto a cambiar de nombre y que ahora se llamaba de Reclamaciones y Opiniones Positivas.

El despacho del director general consistía en dos estancias: la primera, con una secretaria, y la del fondo, muy espaciosa, con un escritorio en un extremo y una mesa de reuniones rodeada de sillas en el otro. Exactamente igual, me dije con cierta amargura, que los despachos de los *apparatchiki* y catedráticos excomunistas con los que he tratado en la antigua Unión Soviética. Sin embargo, el director general no iba a intimidarme ni a ponerse bravucón conmigo, como lo hubieran hecho sus homólogos postsoviéticos: lo que hizo fue darme una entusiasta bienvenida y ofrecerme un café. (Por otra parte, varios de los catedráticos postsoviéticos más agradables me recibían por las mañanas, por temprano que fuera, con un buen vaso de vodka.) Poco después, se nos unió el director quirúrgico, que apenas habló durante la reunión y cuya expresión fue de irritación y exasperación para conmigo y de deferencia para con el director general. Tras el intercambio habitual de cumplidos, surgió la cuestión del cartel sobre el virus.

—Por esta vez —dije—, he seguido la vía apropiada. Envié un correo electrónico al director de Control de Infecciones.

—Pues levantó ampollas. Comparaba usted el hospital con un campo de concentración.

—Bueno, pues no fui yo quien envió una copia a todo el mundo en la fundación —respondí.

—¿He dicho yo que lo hizo? —contestó el mandamás con el tono severo de un director de colegio.

—Lamento haber puesto «campo de concentración» —dije, un poco avergonzado—. Fue una tontería, y me pasé un poco de la raya. Debería haber puesto «prisión».

—Pero ¿no fue usted quien quitó el cartel? —preguntó el director general.

—No, no fui yo.

Pareció sorprendido, y por unos instantes reinó el silencio en la habitación. Yo no tenía intención de chivarme de mi colega.

—Y el año pasado hubo un problema con una sesión de Reclamaciones.

—Sí, el departamento de Reclamaciones de su fundación se las apañó para organizar la reunión el mismísimo día del aniversario de la muerte del paciente.

—No diga «su fundación», Henry —repuso el director general—. Es «nuestra» fundación.

—El aniversario de una muerte es la peor fecha posible para esa clase de encuentro. ¿Se ha reunido usted alguna vez con los padres de un paciente muerto precisamente el día del aniversario de la muerte de su hijo? Como puede comprender, en esos momentos el trato con parientes desconsolados se vuelve especialmente difícil.

—Bueno, pues sí. De hecho, hace poco hemos tenido que enfrentarnos a una situación similar, ¿no es así? —admitió, volviéndose hacia el director quirúrgico.

—Tampoco hubo ningún encuentro previo conmigo del personal de... su fundación sobre el motivo de la reclamación —añadí.

—«Nuestra» fundación —volvió a corregirme—. Pero tiene razón en que el procedimiento correcto habría sido que hubiese un encuentro previo...

—Bueno, pues no se siguió el procedimiento correcto, aunque lo lamento si no supe manejar bien la reunión.

Pero trate usted de sentarse frente a los padres de un paciente que murió y que están convencidos de que fue usted quien mató a su hijo. Y aún resulta más difícil cuando la acusación es absurda, aunque sí me equivocara en el diagnóstico y fuera sometido a una operación innecesaria.

El director general guardó silencio.

—Yo no podría hacer su trabajo —dijo finalmente.

—Bueno, pues yo no podría hacer el suyo —respondí, lleno de repentina gratitud por su comprensión.

Pensé en todos los objetivos gubernamentales, políticos interesados, titulares sensacionalistas, escándalos, fechas límite, funcionarios del Estado, follones clínicos, crisis financieras, grupos de presión de pacientes, sindicatos, litigios, reclamaciones y médicos engreídos a los que debía enfrentarse un director general del Servicio Nacional de Salud. No es de extrañar que sólo ostenten el cargo una media de cuatro años.

Nos miramos durante unos instantes.

—Pero lamento decir que su departamento de Comunicación es una porquería —añadí.

—Todo lo que le pido es que utilice sus indudables aptitudes en beneficio de nuestra fundación —dijo.

—Queremos que siga los procedimientos establecidos... —intervino el director de Servicios Quirúrgicos, que sin duda tenía la sensación de que debía justificar de algún modo su asistencia a la reunión.

Cuando ésta acabó, crucé de regreso el laberinto de despachos y pasillos hasta mi departamento. Aquel mismo día, envié por correo electrónico al departamento de Comunicación mis sugerencias para un cartel mejor: «Necesitamos su AYUDA...», empezaba, pero jamás recibí respuesta.

El director general abandonó la fundación hospitalaria unas semanas más tarde. Lo habían «redirigido» a otra fundación con dificultades financieras, donde sin duda empuñaría de nuevo las tijeras de los recortes por el bien del gobierno, los funcionarios del Tesoro y el departamento de Sanidad. Al cabo de unos meses, me llegó el rumor de que estaba de baja por estrés en su nueva fundación y, para mi sorpresa, lo lamenté por él.

14

Neurotmesis

f. *Med*. Disrupción completa de un nervio periférico.
La completa recuperación de su función resulta imposible.

El primer día de junio, con un tiempo repentinamente
caluroso y húmedo, emprendí el camino en bicicleta hasta
el trabajo para asistir a la reunión de cada mañana. Justo
antes, había salido al jardín de atrás para inspeccionar mis
tres panales. Las abejas estaban ya en plena faena y salían
disparadas hacia lo alto, supuse que con destino a los lime-
ros en flor que bordeaban uno de los laterales del parque
del barrio. Mientras pedaleaba, iba pensando alegremente
en la miel que cosecharía a finales de verano. Llegué unos
minutos tarde, y una interna de último año ya estaba pre-
sentando los casos.

—El primer paciente es un hombre de sesenta y dos
años que trabaja en un hospital de barrio como guardia de
seguridad. Vive solo y no tiene parientes. Lo encontraron
en su casa con indicios de confusión. Sus compañeros habían ido a buscarlo porque no se había presentado al trabajo. Tenía varias contusiones de distinto grado en el lado
derecho, y según sus compañeros llevaba las tres semanas
anteriores teniendo dificultades crecientes con el habla.

—¿Lo viste cuando ingresó? —pregunté, aunque sabía que los internos que presentan los casos en la reunión matutina raras veces han visto a los pacientes en cuestión, debido a sus breves turnos de trabajo.

—Pues sí, aunque pueda parecer extraño —respondió ella—. Sufría disfasia y cierta debilidad en el lado derecho del cuerpo.

—Bien, y ¿cuál crees que puede ser el diagnóstico? —quise saber.

—Es un déficit neurológico progresivo de corta evolución. Tiene que ver con el habla —contestó—. Las contusiones en la parte derecha de su cuerpo sugieren que se ha caído más de una vez hacia ese lado, así que probablemente el problema progresivo está en el hemisferio izquierdo del cerebro, es muy posible que en el lóbulo frontal.

—Sí, muy bien. ¿Qué clase de problema es?

—Quizá un GBM, o un hematoma subdural.

—Pues sí. Echemos un vistazo al escáner.

Mientras tecleaba en el ordenador, fueron apareciendo los cortes transversales de la imagen radiológica del cerebro del pobre tipo. Mostraban lo que parecía claramente un tumor maligno en el hemisferio izquierdo.

—Tiene pinta de ser un GBM —dijo alguien desde el fondo.

Aquella mañana, había dos estudiantes de Medicina entre el público. La interna en prácticas se volvió hacia ellos, probablemente disfrutando del hecho de que hubiera alguien incluso más abajo que ella en la estricta jerarquía médica.

—Un GBM —explicó, usando un tono de entendida— es un glioblastoma multiforme. Un tumor cerebral primario muy maligno.

—Esos tumores son letales —añadí para información de los estudiantes—. A un hombre de su edad, con un tumor así sólo le quedan unos meses de vida, quizá unas pocas semanas. Si se somete a tratamiento, lo que significa extirpación quirúrgica parcial y después radioterapia y quimioterapia, vivirá sólo unos meses más como mucho, y es probable que de todas formas no recupere el habla.

»Bueno, James —dije entonces, volviéndome hacia uno de los residentes con mayor experiencia—, la interna en prácticas ha dado en el clavo con el diagnóstico. ¿Cómo debe abordarse este caso? Y ¿qué puntos son verdaderamente importantes aquí?

—Tiene un tumor maligno que no podemos curar —contestó James—. Está discapacitado, a pesar de los corticoesteroides. Cuanto podemos hacer es una simple biopsia y derivarlo a radioterapia.

—Sí, pero ¿qué es lo más importante en su historia clínica?

James titubeó, pero antes de que pudiera responder, dije que lo más significativo era que no tuviese parientes. Jamás volvería a casa, porque ya no sería capaz de cuidar de sí mismo. Sólo viviría unos meses más hiciéramos lo que hiciésemos, y puesto que no tenía familia, lo más probable era que se pasara el poco tiempo que le quedaba en alguna triste sala geriátrica. Sin embargo, le dije a James que tal vez tuviera razón: sería más fácil hacer que lo trasladaran de nuevo a su hospital si establecíamos formalmente el diagnóstico, de modo que más valía obtener una biopsia y pasarles la pelota a los oncólogos. Sólo podíamos esperar que fueran sensatos y no prolongaran su sufrimiento sometiéndolo a tratamiento. La pura verdad era que ya conocíamos el diagnóstico gracias al escáner, y que cualquier intervención que se intentara sería una especie de farsa.

Saqué un lápiz de memoria del bolsillo y lo inserté en el ordenador que había en la sala de radiodiagnóstico.

—¡Voy a enseñaros unos escáneres increíbles de mi último viaje a Ucrania! —exclamé, pero me vi interrumpido por uno de mis colegas más jóvenes.

—Perdone, doctor Marsh, pero la directora responsable de los horarios laborales de los médicos en prácticas ha tenido la amabilidad de acceder a venir a hablarnos del nuevo programa de turnos para los residentes, y no puede quedarse hasta más tarde de las nueve porque luego tiene otra reunión. Llegará dentro de un momento.

Me irritó bastante que no pudiera mostrarles unos cuantos tumores ucranianos enormes, pero estaba claro que no había alternativa.

La directora se retrasaba, de modo que, mientras esperábamos su llegada, me acerqué a los quirófanos para ver al único paciente programado para cirugía aquel día. Esperaba en la sala de anestesia, tendido en una camilla. Se trataba de un joven que padecía un grave pinzamiento del nervio ciático a causa de un prolapso discal simple. Lo había visitado seis meses antes. Era programador informático, pero también un competitivo ciclista de montaña que había estado entrenando duro para alguna clase de campeonato nacional cuando le sobrevino un dolor ciático atroz en la pierna izquierda. Una resonancia magnética había revelado que la causa era el deslizamiento de un disco o, en términos médicos, «una hernia de disco intervertebral que provoca compresión de la raíz nerviosa en segmento S1». El prolapso de disco le había impedido seguir entrenando y, para su gran decepción, había tenido que retirarse del campeonato de bicicleta de montaña. La perspectiva de una cirugía le daba bastante miedo y decidió comprobar si la lesión mejoraba por sí sola, pues, según le había contado yo, ocurría a menudo si se esperaba lo suficiente. Sin embargo, no fue así, y ahora había accedido sin mucho entusiasmo a someterse a la intervención.

—¡Buenos días! —saludé con toda la confianza que puede transmitir un cirujano.

La confianza era genuina en ese caso, pues la operación programada era bastante sencilla. La mayoría de pacientes están encantados de verme antes de la cirugía, pero él parecía aterrado.

Me incliné y le di unas palmaditas en la mano. Le dije que aquella intervención era realmente simple. Expliqué que siempre teníamos que prevenir a la gente sobre los riesgos quirúrgicos, pero le prometí que era muy poco probable que las cosas salieran mal. También le confesé que, de haber tenido yo ciática durante seis meses, me habría operado sin dudarlo. Lógicamente, la idea de operarme no me habría hecho muy feliz, pero me habría sometido a la intervención pese a que, como la mayoría de los médicos, soy un cobarde.

No sé si conseguí tranquilizarlo o no. Lo cierto es que era una operación sencilla, de bajo riesgo, como decimos en términos médicos, pero mi residente le había hecho firmar el consentimiento informado aquella misma mañana, y los residentes, en especial los estadounidenses, tienden a pasarse de rosca y aterrorizar a los pobres pacientes con una larga lista de complicaciones de lo más improbables, incluida la muerte. También yo menciono los principales riesgos, pero insisto en el hecho de que las complicaciones graves en una cirugía de prolapso de disco, como los daños a un nervio o la parálisis, son muy poco frecuentes.

Salí de la sala de anestesia para asistir al encuentro con la directora responsable de horarios laborales.

—Luego vuelvo y sigo contigo —le dije a mi residente cuando ya salía del quirófano.

La verdad es que no sería muy necesario, pues mi residente ya había llevado a cabo por su cuenta varias operaciones de ese tipo. Me dirigí de vuelta a la sala, donde mis colegas habían estado esperando a la directora.

Era una mujer grandota y con pinta de mandona, con el pelo muy rizado teñido con henna. Su tono era autoritario.

—...Es necesario que den su aprobación al nuevo sistema de turnos —estaba diciendo.

—Bueno, ¿qué opciones hay? —quiso saber uno de mis colegas.

—Si han de cumplir con la Directiva Europea de Horarios Laborales, sus residentes ya no pueden hacer guardias en el hospital. Por tanto, la sala de guardias será eliminada. Hemos examinado el registro diario de pacientes... y en este momento están alargando demasiado sus jornadas. Tienen que dormir ocho horas cada noche, con la garantía de que seis de ellas sean ininterrumpidas. Y eso sólo puede conseguirse si trabajan por turnos, igual que los internos en prácticas.

Mis colegas se revolvieron incómodos en los asientos y soltaron algún que otro gruñido de desaprobación.

—Los turnos se han probado en otros sitios y no gozan de popularidad en ninguna parte —dijo uno de ellos—. Echan por tierra cualquier continuidad en el cuidado y seguimiento de los pacientes. Los médicos cambian dos o tres veces al día. Y los residentes que hagan el turno de noche rara vez conocerán a un solo paciente, ni los pacientes a ellos. Todo el mundo está de acuerdo en que eso es peligroso. Las jornadas reducidas significarán también que tendrán mucha menos experiencia clínica, y eso también supone un riesgo. Hasta el presidente del Real Colegio de Cirujanos se ha declarado en contra de los turnos.

—Tenemos que cumplir la ley —terció ella.

—¿No hay otra opción? —intervine—. ¿Por qué no podemos derogar esa ley? Nuestros residentes quieren depender directamente del gobierno central, no de la directiva europea, y también quieren trabajar más que esas cuarenta y ocho horas por semana. Eso podría hacerse con la derogación de la ley. En Londres, todos están retractándose de su acuerdo con la directiva. Mis colegas de especialidad en Francia y Alemania me comentan que la han ignorado por completo. Irlanda ha recurrido a la derogación de esa ley para los médicos.

—No tenemos elección —replicó la mujer—. Además, la fecha límite para la derogación era la semana pasada.

—Pero ¡no supimos hasta la semana pasada que existía la posibilidad de derogar! —exclamé.

—Bueno, en todo caso, eso es irrelevante ahora —dijo por toda respuesta—. La fundación hospitalaria ha decidido que no habrá derogación.

—Pero en ningún momento lo han hablado con nosotros. ¿No cuenta para nada nuestra opinión sobre lo que es mejor para los pacientes? —quise saber.

Fue obvio que no le interesaba en absoluto lo que yo dijera, y no se molestó siquiera en contestar. Me embarqué en una apasionada denuncia de los riesgos de hacer que los cirujanos en prácticas trabajaran sólo cuarenta y ocho horas por semana.

—Puede enviarme un correo electrónico en el que exponga sus opiniones —zanjó ella, interrumpiéndome y dando por concluida la reunión.

Me dirigí de nuevo a los quirófanos, donde mi residente acababa de empezar con la cirugía de la médula espinal. Había llevado a cabo un buen número de operaciones de esa clase él solo y, aunque no era el mejor de mis discípulos en términos de pericia quirúrgica, sí era uno de los residentes más aplicados y amables que había tenido en mucho tiempo. Las enfermeras lo adoraban. De modo que me parecía lo bastante seguro dejarle empezar la operación, y probablemente dejaría también que la acabara. Sin embargo, la extrema inquietud del paciente me tenía un poco nervioso, de modo que me cambié y decidí entrar en quirófano, aunque lo habitual en esos casos habría sido quedarme fuera, en la salita del sofá de cuero rojo, disponible en todo momento pero sin andar curioseando en lo que él hiciera.

Como se trataba de una intervención en la columna, el paciente —al que los paños estériles azules envolvían en un entero anonimato— yacía anestesiado y boca abajo en la mesa, con un pequeño rectángulo de piel expuesto en la columna lumbar, ahora amarillento a causa del antiséptico de yodo, y bajo la brillante iluminación de las grandes lámparas de quirófano con forma de plato, cuyos brazos articulados pendían del techo. En medio de dicho rectángulo, había una incisión en la piel que llegaba a los músculos de color rojo oscuro que cubren la columna, y que se mantenían apartados con unos separadores quirúrgicos.

—¿Por qué has hecho una incisión tan grande? —pregunté con irritación, todavía enfadado con la directora y su absoluta indiferencia ante mis palabras—. ¿No has visto cómo hago yo estas cosas? Y ¿por qué utilizas las pinzas sacabocados? En una L5/S1 no te hacen ninguna falta.

Estaba molesto pero no alarmado. La operación apenas había empezado, el escáner había mostrado un simple prolapso de disco y el residente aún no habría llegado a la parte más difícil, que es exponer la raíz del nervio atrapada en la vértebra.

Me lavé y me acerqué a la mesa de operaciones.

—Echaré un vistazo —dije.

Cogí unas pinzas y abrí la herida con ellas. Un tubito blanco y reluciente, con el grosor de un cordel y diez o doce centímetros de largo, emergió de la herida entre mis tenacillas.

—Pero... ¡Joder, por Dios! —bramé—. ¡Has seccionado la raíz nerviosa!

Arrojé las pinzas al suelo y me aparté de golpe de la mesa de operaciones, hasta quedar contra la pared del fondo del quirófano. Traté de calmarme. Estaba a punto de echarme a llorar. De hecho, esa clase de errores técnicos garrafales son insólitos en cirugía. La mayoría de equivocaciones que suelen cometerse en las intervenciones son sutiles y complejas, y apenas pueden considerarse errores. La verdad es que, en mis treinta años en la neurocirugía, jamás había presenciado ese desastre en particular, aunque sabía que se habían cometido fallos similares en algunos casos aislados.

Me obligué a volver a la mesa de operaciones y abrí la herida sangrante para explorar con cautela en su interior, temeroso de lo que podía encontrarme. Por lo que vi, mi residente había malinterpretado por completo la anatomía de la columna lumbar y la había abierto desde el arco exterior del canal medular, en lugar de por el interior, y de ahí que se hubiera encontrado de inmediato con una raíz nerviosa, que además había cercenado, algo que aún costaba más entender. Era extrañísimo que hubiera hecho algo así, sobre todo porque había visto llevar a cabo docenas de operaciones de esa clase, y porque había hecho muchas por sí mismo y sin supervisión.

—Creo que has cortado limpiamente el nervio... Quizá incluso hayas realizado una neurotmesis completa —dije con tristeza a mi estupefacto ayudante—. Es muy probable que quede con un tobillo paralizado de forma permanente, y cojo para el resto de su vida. Y no es una discapacidad poco importante: nunca podrá volver a correr ni a caminar por terreno desigual, y menos aún a participar en los campeonatos de bicicleta de montaña.

Llevamos a cabo el resto de la operación en silencio.

Redirigí el acceso a la vértebra afectada y extirpé rápidamente y sin la menor dificultad la parte de disco protruido que afectaba al nervio ciático: fue la operación simple y breve que más o menos le había prometido al paciente cuando lo encontré asustado en la sala de anestesia aquella misma mañana, esperando ser intervenido.

Salí del quirófano y Judith, mi anestesista durante muchos años, se unió a mí en el pasillo.

—Ay, qué terrible ha sido —dijo—. Y con lo joven que es... ¿Qué vas a decirle?

—La verdad. Existe la posibilidad de que el nervio no haya quedado cercenado del todo y supongo que podría llegar a recuperarse, aunque si lo hace, le llevará meses. Para serte franco, dudo que lo haga, pero supongo que hay alguna esperanza...

Pasó por allí un colega de mi especialidad y le conté lo ocurrido.

—Mierda —soltó—. Eso sí que es mala suerte. ¿Tú crees que te demandará?

—Creí que era razonable dejar que empezara mi residente... Ya ha hecho antes esta clase de operaciones. Pero me equivocaba. Tiene menos experiencia de la que pensaba. Desde luego, ha cometido un error de narices, no me explico que haya podido ser tan incompetente... Sea como sea, el responsable de las cirugías que lleva a cabo él soy yo, claro.

—Bueno, en todo caso, es a la fundación a la que demandan... En realidad... bueno, no importa mucho de quién haya sido la culpa.

—Pero he sobreestimado su capacidad, la responsabilidad es mía. Y, de todas formas, el paciente va a acusarme a mí de su discapacidad. Puso su confianza en mí, no en la maldita fundación. De hecho, suponiendo que no se recupere, yo mismo le diré que ponga la demanda.

Mi colega pareció sorprendido. No se supone que tengamos que animar a la gente a ponernos pleitos.

—Es a él a quien debo rendir cuentas, no a la fundación... ¿no son ésas las perogrulladas que nos dice el Consejo General de Médicos? —insistí—. Si ha quedado tullido y alguien ha cometido un error, debería recibir alguna compensación económica, ¿no? Lo irónico del asunto es que, si no hubiésemos tenido esa maldita reunión con esa directora tan necia, habría llegado antes al quirófano y probablemente no habría ocurrido este desastre. —Y añadí—: Ojalá pudiera culparla a ella, pero no puedo.

Me fui a redactar el informe quirúrgico protocolario. Es fácil mentir si ha habido problemas en una operación.

Nadie puede saber en qué sentido han salido mal las cosas, excepto el propio cirujano y su equipo. Uno puede inventar las excusas que quiera, mientras sean plausibles; además, en esta clase de intervención siempre se advierte a los pacientes de la posible lesión del nervio, pese a que apenas he visto nunca que ocurriera. Sé de un famoso neurocirujano, ahora retirado, que ocultó un error más garrafal incluso con un paciente muy eminente, limitándose a mentir en el informe quirúrgico. Aun así, aquel día yo redacté una crónica exacta y veraz de lo ocurrido.

Salí de los quirófanos y, media hora después, vi a Judith abandonar la sala de recuperación.

—¿Está despierto? —pregunté.

—Sí. Y mueve las piernas... —dijo con tono levemente esperanzado.

—Lo que importa es el tobillo —respondí con tristeza—, no las piernas.

Entré a ver al paciente. Apenas estaba consciente y no iba a recordar nada de lo que le contara cuando había transcurrido tan poco rato desde la operación, así que le dije bien poco y me limité a confirmar lleno de tristeza mis peores temores: padecía una completa parálisis cuando trataba de levantar el pie —en el gremio lo llamamos «pie caído»— y, como le había contado a mi residente, era un trastorno muy incapacitante.

Fui a verlo de nuevo dos horas más tarde, cuando ya había vuelto a la sala y estaba completamente despierto. Su mujer estaba sentada a su lado, con cara de angustia.

—La operación no ha sido tan sencilla, al fin y al cabo —le dije—. El nervio que da movilidad a su tobillo izquierdo ha quedado dañado, y por eso no puede doblar el pie hacia arriba..., al menos por el momento. Es posible que mejore... aunque en realidad no lo sé. Sea como sea, si lo hace, me temo que será un proceso lento que llevará meses.

—Pero ¿cree que va a mejorar? —preguntó con nerviosismo.

Le dije que no lo sabía, y que sólo podía prometer que siempre le diría la verdad. Me sentí fatal.

Se limitó a asentir con la cabeza, demasiado impresionado y confuso para decir nada. Al salir de la habitación, me detuve diligentemente a rociarme las manos con gel desinfectante de un frasco que había en la pared del pasillo, y me dije que la rabia y las lágrimas llegarían más tarde.

Bajé a mi despacho y me abrí paso entre las montañas de papeles sin importancia. Sobre mi escritorio, había una enorme caja de bombones que me mandaba la mujer de un paciente. La cogí y me la llevé al despacho de Gail, pues a ella le gustan más los bombones que a mí. Su oficina, a diferencia de la mía, tenía ventana. Estaba abierta, y vi que llovía a cántaros sobre los coches del aparcamiento. El agradable olor de la lluvia sobre la tierra seca llenaba la habitación.

—Cómete unos bombones —dije.

Recorrí el trayecto en bicicleta hasta mi casa con un humor de perros.

«¿Por qué no dejo de instruir a los residentes? —me dije mientras pedaleaba furibundo—. ¿Por qué no hago yo todas las operaciones? ¿Por qué debo llevar yo la carga de decidir si ellos pueden operar o no, cuando son los putos directores y políticos quienes imponen su aprendizaje? Ahora tengo que pasar igualmente todos los días a ver a los pacientes en las salas porque los residentes no tienen la experiencia suficiente para hacerlo... Eso en las pocas ocasiones en que se encuentran siquiera en el hospital, por supuesto. Sí, ya no pienso seguir enseñando a nadie —pensé con una repentina sensación de alivio—. No es seguro. Ahora hay tantos especialistas como yo, y tener que trabajar alguna que otra noche no va a ser tan duro... El país tiene una deuda financiera tremenda, ¿por qué no tener también una deuda tremenda de experiencia médica? Eso es, ¡tengamos en el futuro una generación entera de médicos ignorantes! A la mierda con el futuro, que se espabile por su cuenta, no es responsabilidad mía. Que se joda la dirección del hospital, el gobierno y los patéticos políticos y sus chanchullos, y a la mierda los putos funcionarios del puto departamento de Sanidad. Que se joda el mundo entero.»

15

Meduloblastoma

m. *Med.* Tumor cerebral maligno que aparece durante la infancia.

Había un niño, Darren, a quien había operado tiempo atrás de un tumor maligno llamado «meduloblastoma» cuando tenía doce años. El tumor le había provocado hidrocefalia y, aunque lo extirpé por completo, la dilatación de los ventrículos del encéfalo continuó siendo un problema, de modo que, unas semanas después de la operación, volví a intervenirlo para implantarle una «derivación», una válvula de drenaje permanente en el cerebro. Mi hijo William se había sometido a esa misma cirugía después de que le extirparan el tumor por la misma razón. William ha estado bien desde entonces, pero la válvula de Darren se había obstruido en una serie de ocasiones —un problema frecuente con las válvulas— y habían hecho falta varias operaciones más para revisarla. Le administraron radioterapia y quimioterapia y, a medida que transcurrían los años, pareció que se había curado. Pese a los problemas con la válvula, había tenido una buena evolución y entró en la universidad para estudiar contabilidad.

Estaba en la facultad, lejos de casa, cuando empezó a sufrir intensos dolores de cabeza. Lo trajeron a mi hospital cuando yo había tenido que coger la baja por un desprendimiento de retina. Un escáner cerebral reveló que el tumor había recurrido. Aunque las neoplasias como la de Darren pueden hacerlo, y en efecto lo hacen, eso sólo suele suceder durante los primeros años. Que vuelva a aparecer tras un lapso de ocho años, como pasó en su caso, es algo insólito, de modo que nadie lo esperaba. La recidiva es inevitablemente letal, aunque con tratamiento y un poco de suerte la muerte puede posponerse un par de años. El plan fue que, en mi ausencia, un colega neurocirujano lo operase de nuevo, pero la víspera de la intervención Darren sufrió una hemorragia mortal en el núcleo del tumor, algo totalmente imprevisible que ocurre en ocasiones con las neoplasias malignas. Aunque la operación del día siguiente hubiese sido un éxito, es poco probable que hubiera vivido mucho tiempo más. Su madre estaba con él cuando sufrió la hemorragia. Después lo conectaron a un equipo de ventilación asistida en la UCI, pero ya estaba clínicamente muerto y la ventilación se retiró al cabo de pocos días.

Con los años, había llegado a conocer bien a Darren y a su madre, y me llevé un gran disgusto cuando me enteré de su muerte al volver al trabajo, aunque no era la primera vez que uno de mis pacientes moría de aquella forma. Por lo que pude averiguar, el tratamiento al que lo habían sometido a su llegada a mi departamento había sido enteramente apropiado, pero su madre estaba convencida de que había muerto por el retraso de mi colega en operarlo. La mujer me envió una carta en la que solicitaba una reunión conmigo. Dispuse que nos viéramos en mi despacho, y no en uno de los impersonales módulos de la consulta para pacientes externos. La hice pasar y le indiqué que se sentara frente a mí. Se echó a llorar y empezó a contarme la historia de la muerte de su hijo.

—Se incorporó de pronto en la cama, con las manos en la cabeza, chillando.

Según me contó, sufría muchísimo y gritaba: «¡Ayúdame, mamá! ¡Ayúdame!»

Me acordé de que, una vez, un paciente que se moría por culpa de un tumor había gritado pidiéndome ayuda: fue espantoso, y me hizo sentir una gran impotencia. «Cuánto peor —me dije—, cuánto más insoportable tenía que ser que se trate de tu propio hijo y no puedas hacer nada por ayudarlo.»

—Yo sabía que deberían haberlo operado, pero se negaban a escucharme —añadió.

Insistió una y otra vez en relatarme la secuencia de acontecimientos. Al cabo de tres cuartos de hora, alcé las manos para detenerla y exclamé con cierta desesperación:

—Pero ¡¿qué quiere que haga?! Yo no estaba allí.

—Sé que no fue culpa suya, pero confiaba en que usted pudiera darme unas cuantas respuestas.

Le dije que, por lo que yo sabía, la hemorragia no podía haberse previsto, y que el plan de operarlo al día siguiente había sido perfectamente razonable. Expliqué que los médicos y enfermeros que se ocupaban de Darren se habían llevado un gran disgusto con lo ocurrido.

—Eso me dijeron en la UCI, cuando querían desconectar la ventilación asistida —dijo la madre con la voz engolada por la ira—. Decían que mantenerlo con vida de esa forma perturbaba mucho al personal. Pero ¡a esa gente le pagan, le pagan por hacer su trabajo!

Estaba tan furiosa que se levantó y salió corriendo de mi despacho.

Salí del hospital a la soleada tarde, siguiéndola, y la encontré de pie en el aparcamiento, frente a la entrada principal.

—Lamento haberle gritado —dije—. Todo esto me resulta muy difícil.

—Pensaba que se pondría furioso cuando se enterase de su muerte —respondió decepcionada—. Ya sé que es complicado para usted... Tiene un deber hacia el hospital.

—Le aseguro que no estoy tratando de encubrir ni de proteger a nadie. Este sitio no me gusta, y no siento la más mínima lealtad hacia él.

Mientras hablábamos, habíamos empezado a andar de vuelta a la fachada principal de acero y cristal del edificio. El flujo constante de gente que entraba y salía por las puertas automáticas lo hacía parecer una estación de tren.

La conduje de nuevo a mi despacho, pasando ante el cartel amenazador de la entrada de la clínica para pacientes externos, por culpa del cual me había metido en un lío al denunciarlo en la radio. «En esta fundación hospitalaria se aplica la política de negar la atención sanitaria a pacientes violentos o groseros...» Qué irónico, me dije, que el letrero expresara tanta desconfianza en los pacientes por parte de la dirección del hospital, y que la madre de Darren estuviese ahora tan atormentada por su propia falta de confianza hacia el hospital. Cogió su bolso de mi despacho y se marchó sin decir nada más.

Yo subí hacia las salas de pacientes. En las escaleras, me encontré con uno de mis residentes.

—Acabo de ver a la madre de Darren —le dije—. Ha sido bastante triste.

—Hubo un montón de problemas cuando su hijo se estaba muriendo en la UCI —explicó—. Ella no nos permitía desconectar el equipo de ventilación asistida aunque el chico estuviera clínicamente muerto. A mí no me suponía ningún problema, pero durante el fin de semana la cosa se complicó. Algunos miembros del personal de Anestesia y varias enfermeras se negaron a cuidar de él, puesto que había entrado en muerte cerebral...

—Madre mía... —exclamé.

Recordé cuánto me había enfadado yo mismo muchos años atrás, y cómo mi propio hijo había estado a punto de morir debido a lo que a mí me pareció una absoluta negligencia por parte de uno de los médicos que cuidaba de él cuando estaba ingresado por el tumor cerebral. También me acordé de la ocasión, ya como neurocirujano, en que había operado a una niña con un gran tumor en el cerebro. Era una enorme masa de vasos sanguíneos, como puede llegar a suceder con esas patologías, y tuve que luchar desesperadamente por detener el sangrado. La operación se convirtió en una sombría carrera entre la sangre que manaba de la cabeza de la niña y la que volvía a transfundir en ella Judith, mi pobre anestesista, a través de las vías intravenosas, mientras yo intentaba parar la hemorragia sin conseguirlo.

La niña, una preciosidad de largo cabello pelirrojo, murió desangrada. Fue una de esas «muertes en la mesa de operaciones», algo muy insólito en la cirugía moderna. Mientras yo finalizaba la intervención, suturando el cuero cabelludo de la paciente ya fallecida, reinaba un absoluto silencio en el quirófano. Los sonidos habituales —el parloteo del personal, el siseo del ventilador, los pitidos de los monitores de anestesia— se habían detenido de pronto. Todos evitábamos mirarnos a los ojos en presencia de aquella muerte y ante un fracaso tan absoluto. Cuando daba los últimos puntos en la cabeza de la niña, tuve que pensar en qué iba a decirle a la familia que esperaba.

Me había dirigido arrastrando los pies hasta la sala infantil, donde la madre aguardaba a que acabara la intervención. Lo que no esperaba sin duda era una noticia tan trágica. Me costó muchísimo empezar a hablar, pero me las apañé para transmitirle lo que había pasado. No tenía ni idea de cómo reaccionaría la madre, pero nunca esperé que hiciera lo que hizo: me estrechó en sus brazos, como si quisiera consolarme por mi fracaso, pese a que era ella quien había perdido a su hija.

Es imprescindible que los médicos rindan cuentas, puesto que el poder corrompe. Debe haber procedimientos de reclamación y litigios, comisiones de investigación, condena y compensación. Al mismo tiempo, si no ocultas ni niegas tus errores cuando las cosas salen mal, y si los pacientes y sus familias saben que estás afectado por lo ocurrido, quizá, con un poco de suerte, recibirás el valioso regalo del perdón. Por lo que sé, la madre de Darren no siguió adelante con su reclamación, pero mucho me temo que, si no ha podido perdonar a los médicos que cuidaron de él en la última fase de su enfermedad, el grito de su hijo en el lecho de muerte la perseguirá para siempre.

16

Adenoma pituitario

m. *Med.* Tumor benigno de la glándula pituitaria.

Para cuando me convertí en especialista en 1987, ya tenía mucha experiencia como cirujano. Me habían nombrado sustituto del adjunto especialista titular en el hospital donde me estaba formando, y mi jefe, a medida que su carrera tocaba a su fin, fue delegando en mí casi todas las intervenciones. En cuanto te conviertes en especialista, de pronto eres responsable de tus pacientes de un modo muy distinto a como lo habías sido siendo residente y aprendiz. De repente, miras atrás y tus años de formación casi te parecen una etapa libre de preocupaciones. Como residente, la responsabilidad definitiva por cualquier error que puedas cometer es en última instancia de tu jefe, el adjunto especialista, no tuya. A medida que me hago mayor, la confianza de muchos de mis discípulos en sí mismos, de cuyas equivocaciones soy responsable, me parece cada vez más irritante; sin embargo, yo no era muy distinto a ellos en mis tiempos. Todo eso cambia cuando te conviertes en especialista.

Mis primeros meses como tal transcurrieron sin incidentes... hasta que me mandaron a un paciente con acromegalia. Se trata de una enfermedad causada por un pequeño tumor en la glándula pituitaria, que produce un exceso de hormona del crecimiento. La cara de la persona cambia poco a poco, hasta volverse tosca y cuadrada, no muy distinta a la de Shrek, el personaje de dibujos animados con una mandíbula y una nariz enormes. Los pies y las manos aumentan de tamaño hasta parecer palas. En el caso de aquel paciente los cambios no eran aún muy acusados, pues a menudo son tan graduales y el proceso se alarga durante tantos años que la mayoría de enfermos y sus familias ni los advierten. Si uno supiera que tiene ese problema, posiblemente se fijaría en que su mandíbula se ha vuelto más marcada. Los altos niveles de hormona del crecimiento llegan en última instancia a dañar el corazón, y ésa es la razón, no los cambios estéticos, de que recurramos a la cirugía. La operación se realiza a través de la nariz —puesto que la glándula pituitaria se encuentra bajo el cerebro y en lo alto de la cavidad nasal—, es bastante simple y no suele presentar complicaciones. Sin embargo, junto a la glándula circulan dos arterias principales que el cirujano, si tiene una mala suerte extraordinaria, puede dañar durante la operación.

La esposa y las tres hijas del paciente habían acudido con él a mi consulta la primera vez que lo vi. Eran italianos, y se pusieron muy emotivos cuando les dije que habría que operar. Me quedó muy claro que eran una familia muy unida y cariñosa. Pese a la inquietud ante la cirugía, dijeron tener gran confianza en mí. Él era una persona especialmente simpática: había acudido a visitarlo el domingo por la noche, la víspera de la operación, y habíamos mantenido una alegre charla durante un buen rato. Es muy agradable cuando resulta tan obvio que el paciente confía del todo en ti. Lo operé al día siguiente y todo salió bien. Despertó en perfecto estado. Aquella tarde pasé a verlo, y su mujer y sus hijas se deshicieron en elogios y agradecimientos, que acepté encantado. Al día siguiente, algunos síntomas de la acromegalia —como la sensación de tener los dedos hinchados— empezaron a mejorar, y el jueves por la mañana pasé de nuevo a visitarlo, antes de que lo enviaran a casa.

Cuando me acerqué a su cama y le hablé, me miró con cara inexpresiva y no dijo nada. Advertí entonces que el brazo derecho reposaba inánime a su lado. Una enfermera se acercó corriendo a la cama.

—Doctor, estábamos buscándolo —dijo—. Creemos que ha tenido un infarto cerebral hace sólo unos minutos.

Mi paciente y yo nos miramos con estupor. Yo apenas podía creer lo que estaba pasando, ni él entenderlo. Sentí que me recorría una amarga oleada de miedo y decepción. Tratando de sobreponerme, hice cuanto pude por asegurarle —aunque sin duda no podía comprender mis palabras— que todo saldría bien. Sin embargo, el escáner cerebral que realizamos aquella misma mañana confirmó un infarto masivo en el hemisferio cerebral izquierdo. Tenía que haberlo causado la operación, aunque se hacía imposible saber cómo. Para entonces, padecía afasia: la pérdida total de la facultad de utilizar el lenguaje. No parecía muy afligido por ello, aunque probablemente no era muy consciente del problema porque vivía en alguna clase de mundo sin lenguaje, como un animal incapaz de hablar.

De pronto, afloraron a mi memoria recuerdos de otros pacientes a quienes había dejado en tan grotesco estado en el pasado: un hombre con un aneurisma cerebral, una de las primeras operaciones de esa clase que llevé a cabo como especialista titular; la cirugía a la que sometí a otro con una malformación arteriovenosa del cerebro...

A diferencia del hombre con acromegalia, cuyo infarto había tenido lugar tres días después de la intervención, con esos dos pacientes la operación había ido mal y habían sufrido sendos accidentes cerebrovasculares en el mismo quirófano. Ambos me habían mirado después con la misma ira silenciosa y el mismo temor, una expresión del más absoluto espanto, que sólo puede ofrecer alguien que de pronto es incapaz de hablar y de comprender el lenguaje. La expresión de los condenados en algunas representaciones medievales del infierno. Con el segundo paciente, recuerdo el intenso alivio que sentí cuando llegué al trabajo a la mañana siguiente y me encontré con que había sufrido un paro cardíaco, como si la traumática dimensión de lo ocurrido hubiese sido excesiva para su corazón. El equipo de reanimación estaba en plena faena con él, pero era obvio que no estaban consiguiendo nada, de modo que les dije que pararan y lo dejaran en paz. No sé qué le ocurrió al otro hombre, más allá de que sobrevivió.

Al menos el italiano parecía simplemente desconcertado, y me miraba sólo con expresión distraída y vacía. Aquel mismo día, mantuve largas y emotivas conversaciones con la familia. Conversaciones que supusieron verdaderos torrentes de lágrimas y muchos abrazos.

Se hace difícil explicar, no digamos ya entender, cómo ha de ser no poder utilizar el lenguaje, no ser capaz de entender lo que te dicen ni de dar forma a tus pensamientos con palabras. Tras un accidente vascular importante, la gente puede morir a causa de una inflamación del cerebro, pero aquel paciente permaneció sin cambios durante cuarenta y ocho horas, y sólo entonces le aseguré a la familia que no moriría, aunque también les dije que no sabía si recuperaría el habla, aunque dudaba que lo hiciera. A pesar de todo, dos días más tarde, a la una de la madrugada, empeoró.

Mi joven e inexperimentado residente me llamó a casa.

—¡Le ha dado un síncope y tiene las dos pupilas como las ruedas de un camión! —me soltó completamente alarmado.

—Si son las dos pupilas, es que se ha enclavado. Va a morir. No puede hacerse nada —le contesté con aparente frialdad.

Decir que el paciente «se ha enclavado» significa que su cerebro se ve estrujado como un tubo de pasta de dientes y protruye a través del agujero en la base del cráneo, cuando la presión intracraneal se vuelve muy alta. Es un proceso mortal.

Me fui a la cama, tras haberle dicho a mi residente que no iría. Pero no conseguí conciliar el sueño, de modo que acabé cogiendo el coche y me dirigí al hospital. Las calles estaban desiertas, excepto por un zorro solitario que cruzó tranquilamente la calle al trote justo delante del hospital, bajo la lluvia estival. En los pasillos vacíos resonaba el llanto de la familia, incluido el de la nieta de tres años. Así que los reuní a todos, me senté en una silla de cara a ellos y les expliqué lo ocurrido. Cuando añadí que lo sentía muchísimo, la mujer del paciente se hincó de rodillas ante mí, juntó las palmas y me rogó que salvara a su marido. La cosa siguió así durante una media hora, que a mí me pareció mucho más. Por fin llegaron a aceptar la inevitabilidad de su muerte, e incluso, quizá, que aquello era mejor para él que vivir sin ser capaz de utilizar el lenguaje.

Recordé otra ocasión en la que un paciente mío había muerto de un infarto cerebral después de la cirugía. La familia se había quedado sentada delante de mí, clavándome miradas furibundas y sin decir palabra, mientras les daba explicaciones y me disculpaba. Quedó claro que me odiaban y que creían que yo había matado a su padre.

Aquella familia italiana, sin embargo, era extraordinariamente amable y considerada. Las hijas dijeron que no me culpaban de lo ocurrido, y que su padre había tenido una gran confianza en mí. Por fin nos despedimos, y una de las hijas me acercó a la nietecita de tres años, que había dejado de llorar. La niña alzó la vista hacia mí con sus grandes ojos oscuros y el rastro de las lágrimas en las mejillas.

—Dale un beso de buenas noches al doctor, María, y dile gracias.

María soltó una risa alegre cuando nuestras mejillas se rozaron.

—Buenas noches y dulces sueños, María —dije obedientemente.

Mi residente había presenciado la escena. Al salir al pasillo, me agradeció que lo hubiese librado de la dolorosa tarea de hablar con la familia.

—Un trabajo terrible, este de la neurocirugía. No te dediques a él —contesté antes de dirigirme a la puerta principal.

Cuando me acercaba a la salida, encontré a la mujer del paciente junto al teléfono público del pasillo.

—Acuérdese de mi marido, piense en él de vez en cuando, por favor —me dijo, tendiéndome una mano con gesto de desesperación—. Recuérdelo en sus oraciones.

—Siempre recuerdo a los pacientes que mueren después de una operación —respondí.

Mientras me alejaba, añadí para mis adentros: «Ojalá pudiera evitarlo.»

Me producía cierto alivio que hubiese muerto. De haber sobrevivido, habría quedado terriblemente discapacitado. La causa de la muerte había sido la operación, pero no como resultado de ningún error obvio por mi parte. No sé por qué se produjo el accidente vascular, ni qué podría haber hecho yo para impedirlo. Así que, por una vez, me sentía inocente, al menos en teoría. Pero cuando llegué a casa me quedé sentado en el coche durante mucho rato, con la lluvia cayendo en la oscuridad, hasta que por fin conseguí arrastrarme hasta la cama.

17

Empiema

m. *Med*. Afección caracterizada por una acumulación de pus en una cavidad del cuerpo.

Era una programación bien simple: una craneotomía por un tumor, y después un par de operaciones medulares de rutina. El primer paciente era un hombre joven con un glioma en el hemisferio derecho del cerebro que no podía extirparse por completo. Lo había operado por primera vez cinco años antes. Había pasado perfectamente bien ese tiempo, pero las pruebas radiológicas de seguimiento revelaban que el tumor volvía a crecer, y que era necesaria una nueva intervención. Con un poco de suerte, sobreviviría unos años más. Era soltero y tenía un negocio propio de informática. Siempre nos habíamos entendido bastante bien cuando lo veía en la consulta para pacientes externos, y se había tomado la noticia de que necesitaba operarse otra vez con una serenidad considerable.

—Confiemos en que otro paso por el quirófano signifique unos años de más —le dije—. Pero no puedo prometerlo... Podría ser mucho menos. Y la intervención tiene sus riesgos.

—Por supuesto que no puede prometerlo, doctor Marsh —contestó.

Llevé a cabo la operación con anestesia local, para poder ir comprobando —preguntándoselo a él, sencillamente— que no estuviera provocando una parálisis en el lado izquierdo de su cuerpo. Cuando les digo a los pacientes que considero más adecuado operar bajo anestesia local, y que por tanto permanecerán despiertos durante la intervención, suelen mirarme horrorizados. Lo cierto es que el cerebro en sí no puede sentir dolor, puesto que se trata de un fenómeno que se produce precisamente en su interior. Para sentir que le estoy tocando el cerebro, a un paciente le haría falta un segundo cerebro en algún sitio que pudiera registrar la sensación. Como las únicas partes de la cabeza que sienten dolor son la piel, los músculos y los tejidos que están fuera del encéfalo, es posible llevar a cabo una neurocirugía bajo anestesia local y con el paciente plenamente despierto.

Además, el cerebro no viene con líneas de puntos e indicaciones de «Corte aquí» o «No corte ahí», y los tumores cerebrales suelen tener más o menos el mismo aspecto que el encéfalo en sí, de modo que es fácil causar daños. En este caso, el tumor estaba cerca de la zona de movimiento del hemisferio derecho, que controla el costado izquierdo del cuerpo, y la única forma segura que tenía de saber si provocaba alguna lesión era teniendo al paciente despierto mientras lo intervenía. Llevar a cabo una cirugía en el cerebro bajo anestesia local es mucho más sencillo de lo que puede parecer, siempre que el paciente sepa qué esperar y confíe en el equipo quirúrgico, en particular en el anestesista, que velará por él durante el desarrollo de la operación.

Aquel hombre se comportó especialmente bien: mientras yo trabajaba, él charlaba con mi anestesista, Judith. Se conocían de la primera operación, y era como escuchar a dos viejos amigos que hablaran de sus vacaciones, sus familias y sus recetas —el paciente era muy buen cocinero—. Entretanto, cada pocos minutos, Judith le pedía que moviera el brazo y la pierna izquierdos, y se iba asegurando de que aún pudiera hacerlo mientras yo hurgaba en su cerebro con el aspirador quirúrgico y las pinzas de coagular.

Así que fue una intervención sencilla y sin incidentes, y tras haber supervisado a mi residente durante las dos operaciones medulares, me acerqué a la UCI y comprobé que mi paciente, que estaba charlando con la enfermera que cuidaba de él, estuviera bien. Luego salí del hospital para dirigirme al centro de Londres, donde debía asistir a una reunión.

Subí la bicicleta plegable al tren para ir hasta Waterloo. Hacía un día particularmente frío, y la lluvia gélida daba a la ciudad un aspecto inhóspito y gris. Cuando llegué a la estación, pedaleé hasta el bufete colectivo de abogados junto a Fleet Street, donde debía celebrarse el encuentro. Íbamos a hablar sobre una operación que había llevado a cabo tres años antes. La paciente había desarrollado después una grave infección por estreptococo —conocida como «empiema subdural»—, que al principio yo no había advertido. Jamás me había encontrado con una infección postoperatoria de ese tipo, ni conocía a otros neurocirujanos que lo hubiesen hecho. La intervención había ido tan bien que me fue imposible pensar que todo pudiera complicarse, y pasé por alto los primeros indicios del problema, que más tarde me parecerían lamentablemente obvios. La paciente había sobrevivido, pero a causa de mi retraso en el diagnóstico de la infección, había quedado paralizada casi por completo, y así seguiría el resto de su vida. La perspectiva de aquel encuentro me tenía obsesionado desde hacía varias semanas.

Me presenté a la recepcionista en el magnífico e imponente vestíbulo de mármol, y me hicieron pasar a una sala de espera. No tardó en aparecer un colega neurocirujano al que conocía bien y que haría de consultor de mi «defensa médica» sobre el caso.

Le conté cómo había llegado a cometer un error tan desastroso.

El marido de la paciente me había llamado al móvil una mañana de domingo, cuando yo estaba en el hospital ocupándome de una emergencia. La verdad es que no asimilé lo que me decía, y cometí un error de diagnóstico al tomar la infección por una inflamación inofensiva. Nunca debí haber dado un diagnóstico como aquél basándome sólo en una llamada telefónica, pero estaba muy ocupado y trastornado, y no me había encontrado con una complicación grave en ese tipo de intervenciones en mis veinte años de carrera.

—Le podría haber ocurrido a cualquiera —contestó mi colega, tratando de animarme.

Se nos unieron entonces dos abogados de la Asociación de Defensa Médica, un hombre y una mujer. Eran muy educados, pero no sonreían. Me parecieron tensos y demacrados, aunque quizá sólo fue cosa de mi imaginación, azuzada por mi espantoso sentimiento de culpabilidad. Tenía la impresión de estar asistiendo a mi propio funeral.

Nos condujeron a una oficina situada en el sótano, donde nos esperaba un ilustre procurador de los tribunales mucho más joven que yo. En la pared, un gran letrero ensalzaba las virtudes de su bufete en una elegante caligrafía romana en mayúsculas. No recuerdo de qué presumían exactamente... Me sentía demasiado desdichado para fijarme en nada.

Sirvieron café, y la abogada de la asociación puso un fichero de documentos tras otro sobre la mesa.

—Es terrible que una simple llamada telefónica pueda causar tantos problemas —comenté con tristeza mientras la miraba, y me dedicó una breve sonrisa.

—Tengo que empezar por explicar —dijo el procurador con mucha delicadeza— el punto de partida. Creo que va a ser un caso difícil de defender...

—Estoy totalmente de acuerdo —interrumpí.

La reunión sólo duró un par de horas. Quedó penosamente claro que, como yo había sabido desde el principio, no había defensa posible en aquel caso.

Una vez concluida la reunión, el procurador le dijo a mi colega que ya podía marcharse.

—Señor Marsh, quizá podría quedarse usted un momento —añadió.

Recuerdo que una vez tuve que esperar, angustiadísimo, ante la puerta del despacho del director del colegio —de eso hace cincuenta años—, a que el amable anciano me castigara por alguna fechoría. Sabía que el procurador iba a ser profesional y práctico, pero aun así me invadió una oleada de temor y vergüenza.

Cuando mi colega salió del despacho, el procurador se volvió hacia mí.

—Me temo que, en realidad, no tenemos argumentos para una defensa en este caso, en mi opinión —dijo con una sonrisa compungida.

—Ya lo sé —contesté—. Desde el principio he creído que era un error indefendible.

—Me temo que la cuestión podría alargarse una buena temporada... —añadió la abogada, con un tono como el que debo de usar yo, sospecho, cuando les doy malas noticias a mis pacientes.

—Oh, no pasa nada —respondí, tratando de parecer alguien valiente y que se tomaba las cosas con filosofía—. Digamos que me he resignado. La neurocirugía es así. Sólo lamento haber dejado incapacitada a esa pobre mujer y haberles costado a ustedes millones de libras.

—Para eso estamos aquí —respondió la abogada.

Los tres me miraron con expresión amable y levemente inquisitiva. Quizá esperaban que me echara a llorar. Me produjo una sensación extraña ser por una vez objeto de lástima.

—Bueno, les dejaré para que hablen sobre las espanto-sas consecuencias financieras —concluí.

Cogí mi cartera y la bicicleta plegable.

—Lo acompañaré a la puerta —dijo el procurador.

Una vez allí, insistió en hacer gala de la cortesía profe-sional de escoltarme por el pasillo hasta el ascensor. No me pareció que lo mereciera.

Nos dimos un apretón de manos, y él volvió a su des-pacho a discutir la «cuantía», como llaman formalmente en el mundillo al coste de una compensación, con los dos abogados.

Encontré a mi colega esperándome en el vestíbulo.

—Lo que más me duele es la vergüenza profesional —le dije. Desplegué la bicicleta, para limitarme a empujar-la mientras echábamos a andar por Fleet Street—. Es una cuestión de vanidad, supongo. Como neurocirujano, uno tiene que llegar a aceptar que comete errores y destroza las vidas de la gente. Pero sigues sintiéndote fatal ante algo así y ante todo el coste que supone.

El pronóstico del tiempo había prometido una mañana sin lluvia, y ninguno de los dos vestía adecuadamente. Nues-tros trajes profesionales de raya diplomática estaban casi empapados para cuando cruzamos el puente de Waterloo. Las gotas que caían en mi rostro me helaban las mejillas.

—Ya sé que uno tiene que aceptar estas cosas —prose-guí sin convicción—. Pero nadie, aparte de un neurociruja-no, comprende qué se siente al acercarte a regañadientes a la sala de pacientes para ver, un día tras otro, a veces durante meses seguidos, a alguien cuya vida has destrozado, y para enfrentarte a una familia junto a su lecho que ha perdido toda la confianza en ti.

—Hay cirujanos que ni siquiera son capaces de hacer esas rondas por las salas.

—Les dije que me demandaran. Les dije que había cometido un terrible error. No es exactamente lo que debe hacerse en estos casos, ¿no? Así que, por absurdo que pueda parecer, seguí manteniendo buenas relaciones con la familia. Al menos eso creo, aunque no pueden tener muy buena opinión de mí, ¿no te parece?

—En la neurocirugía, uno no puede pasar mucho tiempo sintiéndose satisfecho de sí mismo —opinó mi colega—. Siempre hay otro desastre esperando a la vuelta de la esquina.

Entramos en la estación de Waterloo, que estaba llena de gente que se dirigía al sur a pasar el fin de semana. Nos dimos un apretón de manos y seguimos nuestros respectivos caminos.

No me había atrevido a preguntar a cuánto ascendería la compensación por aquel caso. El importe definitivo, según sabría dos años más tarde, fue de seis millones de libras.

Aquella misma noche volví al hospital y me dirigí a la UCI para ver al joven del tumor recurrente al que había operado por la mañana. Tenía la sensación de que hacía toda una vida de eso. La intervención había ido bien, pero ambos sabíamos que no lo había curado y que el tumor volvería a crecer tarde o temprano. Estaba incorporado en la cama, con un vendaje torcido en la cabeza.

—Está bien —me dijo la enfermera alzando la vista del atril a los pies de la cama, donde tomaba nota de los signos vitales.

—Una vez más, señor Marsh —dijo mi paciente dirigiéndome una mirada penetrante—, mi vida ha estado en sus manos. De verdad que nunca podré agradecérselo lo suficiente.

Quiso decir más, pero me llevé un dedo a los labios.

—Chist —le dije, y me di la vuelta para salir de la UCI—. Hasta mañana.

18

Carcinoma

m. *Med*. Cáncer, especialmente el que se origina en el tejido epitelial.

Aquel sábado fui a ver a mi madre al hospital. La sala de oncología donde la habían ingresado estaba en la décima planta, y junto a su cama había una enorme ventana panorámica. A través de ella se veían el Parlamento y el puente de Westminster al otro lado del río, desde arriba pero también desde muy cerca. Hacía un día excepcionalmente despejado de primavera. Muy abajo, el Támesis reflejaba la luz del sol como si fuera de acero pulido. Brillaba de tal forma que hacía que me dolieran los ojos. En la otra ribera, la claridad absoluta de la ciudad resultaba casi opresiva: una vista implacable de edificios inhumanos, tanto de escala como de tamaño; una vista inapropiada, me dije, para alguien que se estaba muriendo.

Mi madre comentó que los miembros del personal eran muy agradables, pero que los veía agotados y tremendamente desorganizados en comparación con la otra vez que había estado ingresada allí, muchos años antes. Me señaló la cama: al parecer, llevaban un par de días sin cambiarle las sábanas. Detestaba quejarse, pero confesó que la habían hecho pasar hambre dos días seguidos mientras esperaba a que le hicieran una ecografía, una prueba que yo sabía del todo innecesaria, puesto que empezaba a padecer ictericia y era obvio que tenía metástasis en el hígado del carcinoma de mama del que la habían tratado veinte años antes. Me dijo que encontraba cierto consuelo cuando utilizaba la silla con orinal mientras contemplaba a los dirigentes de la nación al otro lado del río. Había crecido en la Alemania nazi —de la que huyó en 1939—, y, aunque era una ciudadana perfectamente respetuosa de la ley, siempre había hecho gala de su escepticismo ante la autoridad.

Como ella misma decía, se estaba consumiendo. Tenía los pómulos cada vez más prominentes y, ahora que era prácticamente piel y huesos, me reconocía en su figura con mayor claridad que nunca. La gente siempre ha dicho que, de los cuatro hermanos, soy el que más se parece a ella. Sólo podía esperar que le quedaran unos cuantos meses buenos por delante. Hablamos sobre qué debería hacer durante el tiempo de que dispusiera, pero no llegamos a ninguna conclusión. Mi madre era una de las personas más valientes que he conocido nunca, y se tomaba la vida con mucha filosofía, pero ninguno de los dos fue capaz de llamar a la muerte por su nombre.

Estaba de guardia aquel fin de semana, y había un residente nuevo y sin experiencia que no paraba de llamarme para comentarme cualquier dificultad que se le presentara. Lo cierto es que eran problemas difíciles de solventar, pero no se trataba de contratiempos clínicos, sino de dificultades causadas por la falta crónica de camas.

El lunes siguiente, hubo varias reclamaciones de pacientes ante mis supuestos intentos de darlos de alta demasiado deprisa. Uno de ellos era un viejo charlatán que no tenía ganas de irse a casa con una sonda urinaria tras una sencilla operación de columna. Le dije que le haría un favor a otro paciente si se marchaba a casa ese día, puesto que no había camas disponibles para quienes tenían cirugías programadas al día siguiente. Tres días más tarde, aún seguía en su habitación, y la jefa de enfermeras me criticó por haberle hablado como lo hice, aunque a mí me parecía que había sido escrupulosamente educado. Había tenido que cancelar la intervención de una mujer con una grave y dolorosa neuralgia del trigémino porque aquel paciente se negaba a irse. No obstante, la jefa de planta me dijo que tenía que pedirle perdón por haber intentado que abandonara el hospital antes de lo que él quería. Así que fui a ofrecerle mis disculpas —a regañadientes, por supuesto—, y él las aceptó encantado.

—Sí, lo comprendo, doctor. Yo antes trabajaba en el sector de mobiliario de cocina, y a veces no conseguíamos acabar un encargo a tiempo. Tampoco me gusta decepcionar a la gente.

Musité algo sobre que la neurocirugía y la instalación de armarios de cocina no acababan de ser del todo equiparables, y salí de su habitación, que tenía balcón y daba a los jardines llenos de árboles del hospital, con una vista lejana de Epsom en el horizonte. En aquel entonces, todavía trabajaba en el antiguo edificio del hospital, que se cerraría tres años después. Quizá si se hubiera tratado de una habitación de seis camas más típica del Servicio Nacional de Salud, y no de una individual y con vistas al jardín con los narcisos que yo mismo había plantado años atrás, habría querido irse antes.

Dos días después, estaba en un congreso médico en Glasgow cuando a mi madre le dieron el diagnóstico definitivo de cáncer terminal y la enviaron a morir a casa. La quimioterapia quedaba fuera de toda cuestión en una persona de su edad y con la enfermedad tan avanzada, y tampoco ella la quería, algo que a mi padre le costó mucho aceptar. Cuando volví de Glasgow y fui a casa de mis padres, los encontré sentados en la cocina. La ictericia debida a la insuficiencia hepática se había acusado, y el rostro amarillento de mi madre hacía que pareciera más agotada y frágil, aunque en los demás aspectos era la de siempre.

—No quiero abandonaros a todos —dijo con tristeza—. Pero no creo que la muerte sea el final, ya lo sabéis.

Mi padre, que tenía ochenta y seis años y ya empezaba a padecer la demencia senil que lo mataría ocho años más tarde, la miraba con expresión un poco perdida y ausente, como si no fuera capaz de asimilar del todo lo que estaba pasando: que su hijo de cincuenta años llorara por la que era su esposa desde hacía más de sesenta, y que ella fuera a morir al cabo de poco.

Su estado empeoró muy deprisa a lo largo de los días siguientes y falleció antes de que hubiesen transcurrido dos semanas; una corta enfermedad, como rezan los obituarios, pero que me pareció larga mientras duró. Permaneció completamente lúcida hasta el final, sin dejar de ser ella misma, haciendo gala de su modesto y algo irónico sentido del humor hasta el último momento.

Cada día que pasaba estaba más débil, y no tardamos en instalarla durante el día en el salón del piano, en el piso de abajo. Cuando caía la noche, la subía en brazos por la escalera hasta la planta superior, pues ya no pesaba prácticamente nada. Sin embargo, incluso eso suponía demasiado esfuerzo para ella, de modo que, tras hablarlo conmigo y con una de mis hermanas, que es enfermera, mi madre decidió permanecer en el dormitorio que había compartido con nuestro padre durante los últimos cuarenta años. Decidió que sería allí donde moriría. Era una habitación muy bonita, de estilo georgiano y proporciones perfectas, con las paredes revestidas de madera hasta media altura y pintadas de un verde suave, y una chimenea con una repisa sobre la que se exponía su colección de pajaritos y huevos de cerámica. Los altos ventanales acristalados tenían vistas sobre las copas de los árboles de los jardines comunales de Clapham, especialmente hermosos en aquella época del año. A la izquierda, se veía la iglesia a la que ella asistía todos los domingos y en la que se celebraría su funeral.

Mi hermana y yo acudíamos mañana y tarde para cuidar de ella. Al principio, yo la ayudaba a llegar hasta el cuarto de baño, donde mi hermana la lavaba, pero al cabo de muy poco ya no pudo recorrer ni siquiera aquella corta distancia, de modo que la cogía en brazos para dejarla en la silla con orinal que habíamos tomado prestada de la residencia para enfermos desahuciados del barrio.

Mientras la limpiaba, era maravilloso observar cómo mi hermana le explicaba con cariño y delicadeza los cuidados de enfermería más simples y necesarios. Al fin y al cabo, ambos hemos visto morir a mucha gente, y yo había trabajado también años atrás como enfermero geriátrico. Creo que a los dos nos parecía una tarea sencilla y natural, pese a la intensidad de nuestras emociones. No estábamos angustiados, pues los tres sabíamos que iba a morir, pero supongo que lo que sentíamos era sencillamente un amor intenso, un amor sin segundas intenciones, sin la vanidad y el interés de los que tan a menudo es expresión ese sentimiento.

—Es extraordinario sentirse rodeada de tanto cariño —declaró dos días antes de morir—. Doy gracias por la suerte que tengo.

Y tenía razón, por supuesto. Dudo que ninguno de nosotros llegue a disfrutar —si es que esa palabra puede usarse en estos casos— de una muerte tan perfecta cuando nos llegue la hora. Una muerte bastante rápida en tu propia casa, tras una vida larga, atendida por tus propios hijos, rodeada por la familia y sin el más mínimo dolor. Unos días antes de que muriera, casi por casualidad, toda la familia —hijos, nietos y hasta dos bisnietos, así como dos de sus más antiguas amigas—, nos encontramos reunidos en la casa familiar. Representamos sin saberlo lo que acabó convirtiéndose en un velatorio improvisado antes de su muerte, para el regocijo de mi madre. Mientras yacía moribunda en el piso de arriba, nos sentamos a la mesa del comedor a rememorar su vida y a brindar por su recuerdo, pese a que no había fallecido aún, y comimos la cena que había preparado mi prometida, Kate.

Sólo hacía unos meses que había conocido a Kate, para gran alegría de mi madre tras el traumático final de mi primer matrimonio. Kate se había sorprendido un poco al encontrarse cocinando para diecisiete en lugar de para cinco personas, como le había pedido yo con cierta vacilación unas horas antes.

Cada día me parecía que sería el último, pero todas las mañanas, cuando llegaba a verla, mi madre me decía:

—Sigo aquí.

En cierta ocasión, cuando le di un beso de buenas noches y le dije que la vería por la mañana, me contestó con una sonrisa:

—Viva o muerta.

Mi familia estaba representando una escena antiquísima que supongo que rara vez se ve actualmente en el mundo moderno, pues ahora la gente muere en hospitales o residencias impersonales, al cuidado de afectuosos profesionales cuya expresión de afecto —como la mía en el trabajo— se esfumará de su rostro en cuanto se dé la vuelta, como la sonrisa de un recepcionista de hotel.

Morir rara vez resulta fácil, por mucho que deseemos creerlo así. Nuestros cuerpos no nos dejan soltar las amarras de la vida sin oponer resistencia. La cosa no se limita a pronunciar unas palabras significativas ante tu llorosa familia y luego exhalar tu último suspiro. Si no te mueres de forma violenta, ahogándote y tosiendo, o en coma, entonces no queda más remedio que ir consumiéndose: la carne se va reduciendo hasta dejarte en los huesos, la piel y los ojos se vuelven de un amarillo intenso si falla el hígado; la voz se debilita... Hasta que, cuando se acerca el fin, apenas te quedan fuerzas para abrir los ojos y yaces inánime en el lecho de muerte, con la respiración por todo indicio de movimiento. Poco a poco te vuelves irreconocible, y todos los detalles que volvían tus facciones tan característicamente tuyas se van diluyendo en la nada. El contorno del rostro se desdibuja hasta fundirse en el trazo anónimo de la calavera que hay debajo. Ahora uno guarda un gran parecido con cualquier anciano, con su cara demacrada y deshidratada, todos idénticos con sus batas de hospital. Los mismos ancianos a cuya cabecera me hacían acudir de madrugada cuando trabajaba de residente, recorriendo pasillos largos y desiertos, para certificar su muerte. Cuando se acerca el final, tu rostro se convierte en el de una persona cualquiera, en un rostro que todos conocemos, aunque sea gracias al arte funerario de las iglesias cristianas.

Cuando murió, mi madre ya no era reconocible. La vi por última vez la mañana del día de su muerte, antes de salir hacia el trabajo. Había pasado la noche en su casa, durmiendo en el estudio de mi padre, cerca del dormitorio de ambos. Oía su respiración entrecortada a través de las puertas abiertas entre ambas habitaciones. Cuando acudí a verla a las cuatro de la madrugada y le pregunté si quería un poco de agua y más morfina, negó con la cabeza, pese a que, de no haber sido por la respiración dificultosa y espaciada, ya parecía que estuviera muerta. Antes de irme, le dije a la máscara mortuoria que era ahora:

—Aún sigues aquí.

Asintió despacio con la cabeza, de modo casi imperceptible. No consigo recordar la última imagen suya que tuve antes de que me fuera a trabajar por la mañana, pero no me importa. Me había despedido ya muchas veces de ella.

Mi hermana me llamó poco después de mediodía, cuando estaba en alguna aburrida reunión médica, para decirme que había muerto hacía unos minutos. Según me contó, su respiración se había vuelto cada vez más superficial, hasta que por fin la familia, que se había congregado en torno a su lecho, comprendió con una leve sorpresa que había fallecido.

No sentí la necesidad de presentarle mis respetos definitivos a su cuerpo: por lo que a mí concernía, se había convertido en una cáscara sin sentido. Digo «cuerpo», pero podría estar hablando igualmente de su cerebro. Sentado junto a su lecho, había pensado en eso muy a menudo: en cómo los millones y millones de células nerviosas, y las conexiones casi infinitas que hay entre ellas y que formaban su cerebro, su ser, estaban luchando y debilitándose. La recordé en aquella última mañana, justo antes de irme a trabajar, con la cara demacrada y consumida, incapaz de moverse ni hablar, sin poder siquiera abrir los ojos, y sin embargo, cuando le pregunté si quería agua fue capaz de negar con la cabeza. Ella seguía allí, dentro de aquel cuerpo moribundo, devastado e invadido por células cancerígenas, aunque para entonces rechazara incluso el agua y ansiara claramente no prolongar más su agonía. Y ahora todas esas células cerebrales han muerto, y mi madre, que en cierto sentido consistía en la compleja interacción electroquímica de todos esos millones de neuronas, ya no existe. En neurociencia, a eso se le llama «el problema de la integración»: el hecho extraordinario, que nadie es capaz ni de empezar a explicar, de que de la mera materia bruta pueda surgir la conciencia y la sensación. Mientras mi madre yacía allí, moribunda, yo tenía la intensa sensación de que una persona más profunda y «real» seguía allí, tras aquella máscara mortuoria en que se había convertido su rostro.

¿Qué contribuye a una buena muerte? La ausencia de dolor, por supuesto, pero el acto de morir tiene muchas dimensiones, y el dolor no es más que una de ellas. Como la mayoría de médicos, supongo, he visto la muerte en todas sus múltiples formas, y sé que mi madre tuvo suerte, de hecho, de morir como lo hizo. Si pienso alguna vez en mi propia muerte —algo que, como la mayoría de gente, trato de evitar—, confío en tener un final rápido, un ataque al corazón o un infarto cerebral, preferiblemente cuando esté durmiendo. Pero comprendo que quizá no sea tan afortunado. Es muy posible que tenga que pasar por una etapa durante la que siga vivo, aunque ya no tenga un futuro en el que confiar y sólo disponga de un pasado que recordar. Mi madre tuvo suerte de creer en alguna clase de vida más allá de la muerte, pero yo no comparto esas creencias. El único consuelo que tendré, si no consigo que mi extinción sea instantánea, será mi propio juicio final sobre mi vida cuando rememore el pasado. Y debo confiar en vivir ahora de tal manera que, al igual que mi madre, sea capaz de morir sin tener que arrepentirme de nada. Cuando mi madre yacía en su lecho de muerte, consciente sólo a ratos y recurriendo a veces a su lengua materna alemana, decía:

—Ha sido una vida maravillosa. Hemos dicho todo lo que había que decir.

19

Mutismo acinético

m. *Med*. Síndrome caracterizado por la incapacidad
de hablar, la imposibilidad de ejecutar movimientos voluntarios y la pérdida aparente del sentimiento
emotivo.

La neurociencia nos dice que es altamente improbable que
tengamos alma, pues cuanto pensamos y sentimos no es ni
más ni menos que el parloteo electroquímico de nuestras
neuronas. Nuestro sentido de la identidad, nuestros sentimientos y pensamientos, el amor que mostramos a los
demás, nuestras esperanzas y ambiciones, nuestros odios y
temores, todo eso muere cuando el cerebro muere. Mucha
gente se niega a admitir este punto de vista, pues no sólo
nos priva de una vida más allá de la muerte, sino que parece
reducir el pensamiento a mera electroquímica, convirtiendo nuestros cuerpos en simples autómatas, en máquinas de
carne y hueso. Esa gente se equivoca de medio a medio,
pues lo que hace en realidad es elevar la materia a cimas in-
finitamente misteriosas que no comprendemos. En nuestro
cerebro hay unos cien mil millones de neuronas. ¿Guarda cada una en su interior un fragmento de conciencia?
¿Cuántas neuronas nos hacen falta para estar conscientes o
sentir dolor? ¿O acaso la conciencia y el pensamiento resi-

den en los impulsos electroquímicos que aglutinan a esos miles de millones de células? ¿Tiene conciencia un caracol? ¿Siente dolor cuando lo aplastas con la suela del zapato? Nadie lo sabe.

Un eminente y excéntrico neurólogo que me había enviado a muchos pacientes a lo largo de los años me pidió que examinara a una mujer a la que yo había operado un año antes y que se hallaba en un estado vegetativo persistente. La había intervenido de urgencia de una rotura de malformación arteriovenosa a causa de una hemorragia que suponía un riesgo mortal. Había sido una operación difícil y, aunque le salvó la vida, no pude remediar las lesiones que la hemorragia había causado en el cerebro. Antes de la operación estaba en coma, y así siguió varias semanas después. Al cabo de un tiempo, la habían trasladado de nuevo al hospital de su zona, donde había pasado a atenderla el neurólogo en cuestión, quien quería que yo la visitara ahora en la residencia para enfermos crónicos en la que había acabado. Antes de que la trasladaran allí, le había implantado una válvula de drenaje para la hidrocefalia que había desarrollado como secuela de la hemorragia original.

Aunque la intervención para poner aquella válvula había sido relativamente sencilla —ese tipo de operaciones suelo delegarlas en mis residentes—, la recordaba bien porque la había llevado a cabo en su hospital, y no en mi propio centro de neurocirugía. Apenas opero en otro lugar que no sea mi quirófano, excepto cuando trabajo en el extranjero. Había acudido al hospital de barrio del que dependía la paciente con una bandeja de instrumental y uno de mis residentes. Recuerdo que había tenido la vanidosa impresión de que la visita de un jefe de servicio de Neurocirugía tendría su importancia y despertaría cierto interés, puesto que allí no solían llevarse a cabo operaciones cerebrales, pero, aparte de la desesperada familia, nadie en el hospital pareció fijarse mucho en mi llegada.

El neurólogo del centro, que no estaba allí en el momento de mi visita, le había dicho a la familia que la intervención podía sacar a la paciente de su persistente estado vegetativo. Yo era menos optimista, y así se lo hice saber, pero no perdíamos nada con intentarlo. Así pues, tras haber hablado con los familiares, bajé a la zona de quirófanos, donde, según me dijeron, el personal estaba listo para que empezara a operar.

Los enfermeros y anestesistas me recibieron con la más absoluta indiferencia, lo cual me dejó un tanto desconcertado. Tuve que esperar dos horas a que bajaran a la paciente y, cuando por fin la llevaron al quirófano, el personal empezó a trabajar en medio de un silencio hosco y perezoso. El contraste con el talante jovial y lleno de energía de mi equipo de neurocirugía era increíble. Fuera como fuese, no tenía forma de saber si pensaban que les hacía perder el tiempo operando a un vegetal humano o si era su forma habitual de comportarse. Así que llevé a cabo la operación, informé debidamente a la familia cuando hube acabado, y cogí el coche para volver a Londres.

A medida que pasaron los meses, tras aquella segunda intervención, quedó claro que la válvula no había supuesto ningún cambio en el estado de la paciente, y el neurólogo quiso que la examinara y comprobara si el drenaje funcionaba bien o se había obstruido. Me pareció un poco cruel e innecesario hacer recorrer a la paciente el largo camino en ambulancia sólo para dar mi opinión, de modo que —a pesar de mi escepticismo, puesto que sabía que nada podía hacer para ayudarla— accedí a visitarla en la residencia para enfermos crónicos donde ahora cuidaban de ella.

Los pacientes en estado vegetativo persistente —o EVP, para abreviar— parecen despiertos porque mantienen los ojos abiertos, pero no dan muestras de captar lo que ocurre a su alrededor ni de responder a ningún estímulo. Podría decirse que están conscientes, pero que el suyo es un nivel de conciencia sin contenido. Se han convertido en una cáscara vacía, no hay nadie en casa. Sin embargo, investigaciones recientes con escáneres cerebrales funcionales revelan que no siempre es ése el caso. Parece que en el cerebro de algunos de esos pacientes, pese al mutismo y a la falta de respuesta, se desarrolla cierta actividad, y que son conscientes en alguna medida del mundo que los rodea. No obstante, no está muy claro qué significa eso. ¿Están sumidos en alguna clase de estado perpetuo de ensoñación? ¿Están en el paraíso o en el infierno? ¿O poseen un mero fragmento de conciencia que ellos mismos apenas saben que tienen?

En los últimos años ha habido varios casos sonados en los tribunales, en los que se planteaba si debía retirarse o no el tratamiento que mantiene vivas a esas personas —puesto que no pueden comer ni beber por sí solas—, y si había que dejarlas morir o no. En algunos, los jueces decidieron que era razonable interrumpirlo y dejar que los pacientes en estado vegetativo fallecieran. No es algo que ocurra deprisa, pues la ley, tan solemne y absurda, insiste en que mueran lentamente de hambre y deshidratación, un proceso que les llevará varios días.

Acabé en la consulta de pacientes externos a las ocho y conduje hacia las afueras de Londres bajo el crepúsculo de primeros de otoño. Era bastante tarde para cuando llegué a la casa del neurólogo, que me acompañó en su propio coche a la residencia, a varios kilómetros de allí. Era una agradable casa de campo, rodeada por árboles altos y centenarios. Ya había caído la noche, y, cuando aparcamos el coche y echamos a andar cruzando una pista de tenis abandonada y cubierta de hojarasca, vi las cálidas luces de la residencia entre las oscuras ramas de los árboles. La llevaban monjas católicas y se consagraba al cuidado de gente con lesiones cerebrales graves. En el interior, todo estaba limpio y ordenado, y el personal era muy cariñoso y amable. El contraste con el hospital donde había llevado a cabo la operación de implantación de la válvula un año antes no podría haber sido mayor. Por supuesto, las devotas católicas del personal no aceptaban la grave lección de la neurociencia, la de que todo cuanto somos depende de la integridad física de nuestros cerebros. Y así, su antiquísima creencia en un alma humana inmaterial significaba que podían crear un hogar caritativo y bondadoso para esos pacientes en estado vegetativo y sus familias.

La hermana me condujo por una escalinata magnífica para ver a mi paciente. Traté de imaginar quién habría vivido originalmente en aquella casa: un capitalista eduardiano quizá, o algún aristócrata de pacotilla con un pequeño ejército de criados. Me pregunté qué habría pensado del uso que se le daba ahora a su imponente casa. En la primera planta había un amplio pasillo alfombrado y, al recorrerlo, pasamos ante muchos pacientes que había en las habitaciones de ambos lados. Las puertas estaban todas abiertas, y a través de ellas veía las formas inmóviles en las camas. Junto a cada puerta había una placa esmaltada con el nombre del paciente; puesto que pasan allí tantos años, hasta que mueren, tienen placas como es debido, en lugar de las etiquetas de papel que uno ve en los hospitales corrientes. Para mi consternación, reconocí al menos cinco nombres de antiguos pacientes míos.

Uno de los especialistas en neurocirugía con quienes me formé, un hombre al que venero, me contó una historia una vez sobre aquel famoso cirujano —incluso ostentaba el título de «sir»— con quien él, a su vez, había trabajado de aprendiz.

—Solía extraer los neuromas auditivos con un periostótomo, un instrumento que se usa para abrir el cráneo. Una operación en la que la mayoría de cirujanos invertirían muchas horas, a él le llevaba tan sólo treinta o cuarenta minutos. Como era inevitable, la cosa acababa a veces en un verdadero desastre. Me acuerdo de una paciente que tenía un neuroma auditivo bien grande... Pues le enganchó la arteria vertebral con el periostótomo y provocó una hemorragia torrencial. Por supuesto, la mujer terminó palmándola. Tuve que suturar yo la herida, y ahí acabó la cosa. Aun así, yo tenía que llamarlo todas las tardes a las siete en punto para hacerle saber qué tal estaban todos los pacientes, con lo que aquel día le leí la lista de los hospitalizados y mencioné al final a la mujer del neuroma auditivo. Se llamaba señora B, aún recuerdo su nombre. «Pues la señora B se nos está yendo», dije, o algo por el estilo. Y él preguntó: «¿La señora B? ¿Ésa quién es?» Ya se había olvidado de ella.

»Ojalá tuviera yo una memoria así —dijo mi jefe con cierta tristeza, y luego añadió—: los grandes cirujanos tienden a tener una pésima memoria.

Confío en ser un buen cirujano, pero desde luego no soy un «gran» cirujano. No son los éxitos lo que recuerdo, o eso me gusta creer, sino los fracasos. Pero allí, en aquella residencia, había varios pacientes a los que ya había olvidado. A algunos de ellos sencillamente no había sido capaz de ayudarlos, pero había un hombre al que —como dicen mis residentes de esa forma suya tan ingenua y sin el más mínimo tacto— yo había dejado hecho un cromo.

Muchos años antes, y llevado por mi entusiasmo juvenil, había tomado la desacertada decisión de operarlo de un tumor grande. La intervención había durado dieciocho horas, y, a las dos de la madrugada, inadvertidamente, le desgarré la arteria basilar —es el vaso que lleva la sangre al tronco del encéfalo—, y el hombre nunca despertó. Ahora contemplaba su cuerpo grisáceo hecho un ovillo en la cama. Jamás lo habría reconocido, de no ser por la placa esmaltada con su nombre junto a la puerta.

La paciente a la que había acudido a ver yacía muda e inmóvil, con los miembros rígidos y los ojos abiertos en un rostro inexpresivo. Había sido periodista para un diario de la zona, una mujer llena de vitalidad y energía, pero entonces había sufrido la hemorragia que causó las lesiones que mi operación no pudo remediar. En las paredes de la habitación había fotografías de la mujer feliz y sonriente que había sido antes de tan terrible suceso. De vez en cuando, emitía unos sonidos que parecían los susurrantes maullidos de un gato. Sólo me llevó unos minutos examinar la válvula: introduje una aguja en ella a través de la piel del cuero cabelludo y comprobé que funcionaba. No podía hacer nada por ayudarla.

Por lo visto, se comunicaba en código Morse a través de un aparatito que accionaba ella misma, pues al parecer podía mover un dedo. Una enfermera, sentada a su lado, escuchaba pacientemente los pitidos, muy concentrada y frunciendo un poco el entrecejo. Los interpretó para mí. La paciente me preguntaba por la válvula, según explicó, y luego me dio las gracias y las buenas noches.

Su madre estaba allí y salió de la habitación conmigo para abordarme en el amplio pasillo con cierta desesperación. Hablamos un rato. Me contó que su hija había estado enviando cartas, transcritas del código Morse por una de aquellas enfermeras. Me expresó sus dudas con respecto a que su hija hubiese dicho en realidad las cosas que las enfermeras habían reproducido. No había forma de saberlo, por supuesto. La madre de esa mujer estaba viviendo una auténtica pesadilla, un laberinto de incertidumbre y amor sin esperanzas, con su hija viva y muerta a la vez. Tras aquel rostro rígido e inexpresivo, ¿estaba realmente consciente su hija? ¿Era capaz de captar, de algún modo, lo que sucedía fuera de su cuerpo paralizado? ¿Se inventaban esas cartas las enfermeras, ya fuera voluntariamente o no? ¿Las engañaba su fe? ¿Llegaremos a saberlo alguna vez?

20

Hibris

f. 1. Orgullo o atrevimiento arrogantes. 2. En la tragedia griega, soberbia desmedida y actitud desafiante
ante los dioses, que conduce a la némesis.

Por la mañana pasé por el Marks & Spencer de Wimbledon
porque quería comprar una caja llena de fruta y bombones
para el personal de quirófano. Había repasado mi colección
de discos compactos y escogido los suficientes para todo el
día y gran parte de la noche por lo menos, pues la operación
iba a ser larga. Sólo llevaba cuatro años como especialista,
pero ya tenía la consulta muy llena, más que la de cualquier
otro neurocirujano que conociera.

El paciente que iba a operar era un maestro de escuela
de cincuenta y tantos, alto y con gafas, que caminaba con
bastón y estaba un poco encorvado. Lo había visitado un
neurólogo de su zona, que quiso hacerle una angiografía cerebral, y al ver los resultados lo había enviado a verme. Eran
los tiempos del antiguo hospital y lo visité en mi despacho,
con su hilera de ventanas que daban a un bosquecillo de
abedules. Había zorros y alguno se quedaba mirándome al
pasar, con expresión pensativa. Hice sentar al paciente en
la silla junto a mi escritorio, con su esposa y su hijo al lado,
y me llevé las imágenes radiológicas, que él había traído

consigo, al negatoscopio que tenía en la pared. Aún faltaba mucho para la llegada de los ordenadores.

Ya sabía qué iban a revelar las imágenes, pero aun así me sorprendió el tamaño del tumor que tenía en la base del cráneo. Todo el tronco del encéfalo y los pares craneales —los nervios responsables de la audición, el movimiento, la información sensitiva de la cara, el acto de tragar y el de hablar— quedaban comprimidos por aquella masa siniestra y abultada. Era un meningioma petroclival excepcionalmente grande. Sólo había visto tumores de ese tamaño en los libros de texto. En años posteriores, me encontraría con muchos como aquél en Ucrania, cuando acudieran a mi consulta provisional pacientes de todas partes del país con tumoraciones terribles, para pedir mi opinión. En aquel caso concreto, no supe si sentir entusiasmo o alarma.

Volví al escritorio y me senté junto al hombre.

—¿Qué le han dicho? —quise saber.

—El neurólogo dijo que era benigno —contestó—. Y que, si había que sacarlo o no, dependía de usted.

—Bueno, desde luego es benigno, pero también muy grande. Aunque crecen muy despacio, de modo que sabemos que lleva ahí muchos años. ¿Qué lo llevó a hacerse la angiografía, para empezar?

Me contó cómo había advertido en los últimos años que se sentía cada vez más inseguro al caminar, y que también empezaba a perder la audición en el oído izquierdo.

—Pero ¿qué pasará si lo dejan ahí? —quiso saber el hijo.

Respondí con cautela, diciéndoles que el tumor seguiría creciendo lentamente y que él iría deteriorándose poco a poco.

—Ya he decidido pedir la jubilación anticipada por motivos médicos —dijo el paciente.

Expliqué que la cirugía no dejaba de tener sus riesgos.

—¿Qué clase de riesgos? —preguntó el hijo.

Les dije que eran muy graves. El tumor comprometía tantas estructuras cerebrales que los peligros de la cirugía iban desde sordera o parálisis facial, hasta la muerte o un derrame cerebral masivo. Describí en qué consistiría la operación.

Los tres se quedaron en silencio. Finalmente, el hijo habló de nuevo:

—He estado en contacto con el catedrático B en Estados Unidos. Opina que hay que operarlo y dijo que podría hacerlo él.

No supe muy bien qué decir. Sólo estaba en los inicios de mi carrera como especialista y sabía que había cirujanos con más experiencia que yo. En aquellos años, sentía un respeto reverencial por las grandes figuras de la neurocirugía, a quienes solía ver pronunciando conferencias de apertura en los congresos, que ilustraban con casos como el del hombre que tenía delante; los admiraba por los asombrosos resultados que obtenían, muy por encima de los que había logrado yo hasta la fecha.

—Pero costaría más de cien mil dólares —intervino la mujer del paciente—. Y no podemos permitírnoslo.

El hijo pareció un poco avergonzado.

—Nos dijeron que el catedrático M es el mejor neurocirujano del país —dijo—. Y vamos a ir a verlo para pedirle una segunda opinión.

Me sentí humillado, pero sabía que cualquier intervención quirúrgica que se llevara a cabo sería extraordinariamente complicada.

—Me parece una buena idea —contesté—. Estaré muy interesado en saber qué piensa él.

Salieron de la habitación, y continué con mis visitas de pacientes externos.

• • •

—Tengo al catedrático M al teléfono, pregunta por ti —dijo Gail dos semanas después, asomándose a la puerta de mi despacho.

Levanté el auricular y oí la retumbante y autoritaria voz del catedrático al otro lado de la línea. Lo había conocido brevemente cuando hacía las prácticas, y desde luego era un cirujano magnífico a quien todos los residentes esperaban poder emular. La desconfianza en sí mismo no parecía haber sido nunca una de sus flaquezas. Yo había oído decir que no tardaría en retirarse.

—¡Ah, Henry! —exclamó—. Es por ese tipo del petroclival. Hace falta sacarlo, eso está claro. Ha empezado a tener dificultades para tragar, así que es sólo cuestión de tiempo que sufra una neumonía aspirativa, y eso acabaría con él. Pero creo que es una operación para un hombre joven. Les he dicho que deberías hacerla tú.

—Pues muchas gracias, profesor —contesté, un poco sorprendido, pero encantado de que me hubiera concedido lo que me parecía una dispensa papal.

Con lo que dispuse lo necesario para la operación, pues sabía que sería muy larga. De aquello hace muchos años, era una época en la que los hospitales eran distintos a los de ahora, y sólo tuve que pedir al personal de quirófano y a los anestesistas que se quedaran más tiempo del habitual. No había directores cuyo permiso hubiera que solicitar. La intervención dio comienzo con un ánimo casi festivo. Aquello era neurocirugía a lo grande, un «gran éxito», como lo expresó el residente estadounidense que me ayudaba.

Mientras abríamos la cabeza del paciente, hablábamos sobre las grandes figuras de la neurocirugía en Estados Unidos.

—El catedrático B es un cirujano fantástico, un técnico impresionante —dijo mi ayudante—, pero ¿sabes cómo lo apodaban sus residentes antes de que ocupara el puesto que tiene ahora? Lo llamaban «el Carnicero», porque dejó a muchos pacientes hechos un cromo a medida que perfeccionaba su técnica en los casos más difíciles. Y aún sigue dejando en su estela complicaciones terribles. Aunque no parece que le preocupe demasiado.

Una de las dolorosas verdades de la neurocirugía es que uno sólo llega a ser bueno en los casos realmente difíciles gracias a muchísimas horas de práctica, pero eso significa cometer montones de errores al principio y dejar atrás a un buen número de pacientes discapacitados. Sospecho que hay que ser un poco psicópata para seguir adelante, o por lo menos llevar puesta una buena coraza. Si uno es un médico bonachón, lo más probable es que abandone y deje que la naturaleza siga su curso, y que se limite a los casos más sencillos. Mi antiguo jefe —el que operó a mi hijo—, que era un verdadero bonachón, solía decir: «Si el paciente va a salir perjudicado, prefiero dejar que sea Dios quien cause el daño, no yo.»

—En Estados Unidos —continuó el residente— somos un poco más dinámicos, pero tenemos un sistema sanitario comercial y nadie puede permitirse admitir que comete errores.

Durante las primeras horas, la operación fue de maravilla. Avanzamos poco a poco con la resección del tumor y, a medianoche, tras quince horas de quirófano, nos pareció que habíamos conseguido extirpar la mayor parte sin haber dañado los nervios craneales. Empecé a sentir que engrosaba las filas de los neurocirujanos buenos de verdad. Cada dos horas hacía una pausa y me unía a los enfermeros en la sala de personal para beber algo, picar de la caja que había comprado y fumarme un pitillo (dejé el tabaco unos años más tarde). El ambiente era de absoluta camaradería. Mientras operábamos, la música que yo había llevado sonaba sin parar: aquella mañana había escogido temas de todos los estilos, desde Bach a Abba, pasando por música tradicional africana. En el antiguo hospital, siempre ponía música cuando operaba, y, aunque mis colegas a veces encontraban un poco raras mis preferencias, parecían gustarles, en especial la que llamábamos «música de cierre», que casi siempre se centraba en Chuck Berry, en B.B. King o en otras melodías de rock o blues moviditos, mientras suturábamos la cabeza de un paciente.

Debería haber parado en ese punto y haber dejado la parte más enraizada del tumor donde estaba, pero quería ser capaz de decir que lo había extirpado por completo. Las imágenes radiológicas postoperatorias que exhibían las grandes figuras internacionales en sus conferencias de apertura nunca mostraban residuos tumorales, de manera que debía seguir adelante, aunque hacerlo entrañara ciertos riesgos.

Cuando empezaba a extraer el último fragmento del tumor, arranqué una pequeña rama pontina de la arteria basilar, un vaso sanguíneo tan delgado como un alfiler grueso. Empezó a brotar un chorro fino de sangre arterial, roja y brillante. Supe al instante que aquello era una catástrofe. La pérdida de sangre era trivial, y bastante fácil de contener, pero el daño al tronco del encéfalo sería terrible, pues la arteria basilar es la que lo irriga y mantiene vivo, y es el tronco en sí el que mantiene activo al resto del cerebro. El paciente nunca volvería a despertar, y ése fue el motivo de que, siete años más tarde, me lo encontrara hecho un triste ovillo en una cama de la residencia para enfermos crónicos.

No describiré la tristeza y el dolor que me produjo ver su forma inconsciente en la UCI durante muchas semanas tras la operación. Si he de ser franco, ya no me acuerdo de los detalles, pues otras tragedias más recientes han corrido un velo sobre ese incidente, pero sí recuerdo muchas conversaciones angustiadas con la familia, en las que todos expresábamos la vana esperanza de que el paciente despertase algún día.

Se trata de una experiencia que sólo viven los neurocirujanos y con la que todos ellos acaban familiarizándose.

En general, en otras especialidades quirúrgicas los pacientes mueren o bien se recuperan, y casi nunca permanecen en la sala del hospital durante meses. No es algo sobre lo que solamos hablar, ni a lo que dediquemos más que un suspiro o un gesto de afirmación con la cabeza al enterarnos de un caso de esa clase, pero por lo menos uno sabe que alguien comprende lo que siente. Algunos parecen capaces de ignorar esas cosas, pero son una minoría. Quizá son ellos quienes acaban convirtiéndose en figuras de la neurocirugía.

Finalmente, todavía en coma pero sin precisar ya ventilación asistida, el pobre hombre fue enviado de vuelta a su hospital, y en algún momento lo trasladaron definitivamente de allí a aquella residencia para enfermos crónicos que yo visitaría más tarde, para ver a la mujer con mutismo acinético.

Después de aquello, y durante varios años, siempre que veía tumores similares —sólo sucedió en unas pocas ocasiones—, los consideraba inoperables y dejaba que los desafortunados pacientes acudieran a otro sitio o se sometieran a radioterapia, que no es muy eficaz para tumoraciones tan grandes. Aquellos fueron también los años durante los cuales mi matrimonio se fue a pique y el antiguo hospital cerró. No estoy seguro de haber sido consciente de ello en aquel momento, pero fue la época en la que me volví un poco más triste, aunque me gustaría pensar que también mucho más sabio.

Sea como fuere, fui recuperando poco a poco la valentía, y utilicé lo que había aprendido de las trágicas consecuencias de mi *hibris* para lograr mejores resultados con esa clase de tumores. En ocasiones, si lo consideraba necesario, incluso operaba por etapas a lo largo de varias semanas, o llevaba a cabo la intervención con un colega, haciendo turnos de una hora cada uno, como si fuéramos los conductores de un convoy militar que no pudiera detenerse. No trataba de extirpar el tumor en su totalidad si hacerlo parecía especialmente difícil, y rara vez permitía que una operación se alargara más de siete u ocho horas.

Sin embargo, el «problema» sigue siendo que esos tumores son muy poco frecuentes. En el Reino Unido, con la cultura que tenemos de creer en las virtudes del amateurismo, y donde la mayoría de neurocirujanos son reacios a dejar los casos difíciles en manos de colegas con mayor experiencia, ninguno de nosotros por sí mismo llegará nunca a tener tanta práctica como algunos de nuestros colegas estadounidenses. Allí hay muchos más pacientes, y más gente por tanto con esa clase de tumores. Los pacientes, sin embargo, son menos deferentes y confiados que en Reino Unido, son clientes, más que solicitantes, de modo que es más probable que se aseguren de que los trate un cirujano con experiencia.

Tras veinticinco años de carrera, me gustaría creer que me he convertido en un neurocirujano relativamente experto, pero ha sido un camino muy largo, lento y sembrado de situaciones imprevistas, aunque ninguna tan espantosa como la de aquella primera intervención.

Hace unos años, operé a la hermana de un famoso músico de rock de un tumor similar y, tras unas primeras semanas difíciles, tuvo una recuperación perfecta. Su hermano me ofreció una cuantiosa suma de dinero de la organización benéfica que dirige, y desde entonces me ha ayudado a financiar mi trabajo en Ucrania y en otros lugares, de manera que quizá pueda decir que de aquella operación tan desdichada de hace tantos años salió algo bueno.

Aquel día aprendí también otras dos lecciones. La primera fue no llevar a cabo una operación que un cirujano con más experiencia que yo no quiera hacer; la segunda, tomarme las conferencias magistrales de los congresos con cierto escepticismo. Y ya no soporto oír música mientras opero.

21

Fotopsia

f. *Med*. Sensación de ver destellos de luz provocada por la estimulación mecánica de la retina.

Las enfermedades sólo las padecen los pacientes. Ésa es una lección importante que uno aprende muy pronto cuando estudia Medicina. De pronto, te encuentras expuesto a un mundo nuevo y aterrador de sufrimiento y muerte, y te das cuenta de que las enfermedades terribles a menudo empiezan con síntomas triviales: un rastro de sangre en el cepillo de dientes puede significar leucemia; un pequeño bulto en el cuello puede deberse a un cáncer, y un lunar que no habías advertido antes podría tratarse de un melanoma maligno.

Casi todos los estudiantes de Medicina pasan por un breve período en el que desarrollan toda clase de enfermedades imaginarias —yo mismo tuve leucemia durante al menos cuatro días—, hasta que aprenden, por pura cuestión de supervivencia, que las enfermedades las padecen los pacientes, no los médicos. Tan necesario distanciamiento se vuelve aún mayor cuando uno empieza a trabajar como residente y tiene que hacerles cosas aterradoras y desagradables a los enfermos. Empieza por actos simples, como extraer sangre y poner vías, y progresa con el tiempo —al menos si te formas como cirujano— hacia procedimientos cada vez más radicales, que entrañan abrir y rebanar los cuerpos de la gente. Sería imposible hacer ese trabajo si uno mismo sintiera el temor y el sufrimiento de los pacientes. Además, la mayor responsabilidad a medida que uno escala peldaños hacia la cumbre de la profesión incrementa la angustia ante la posibilidad de cometer un error que haga sufrir a los enfermos, de modo que los pacientes pasan a inspirarte temor, además de compasión. Qué fácil resulta compadecerse de otras personas, si no eres responsable de lo que les ocurre.

Así pues, cuando los propios médicos caen enfermos tienden a hacer caso omiso de los síntomas iniciales, y les cuesta lo suyo salir de la relación médico-paciente para convertirse ellos mismos en lo segundo. Se dice que, con frecuencia, somos muy lentos a la hora de diagnosticar nuestras propias dolencias. Yo no hice mucho caso de los destellos luminosos en mi ojo. Habían empezado cuando regresé al trabajo en septiembre, tras unas vacaciones de verano tardías. Me di cuenta de que, cada vez que recorría los pasillos del hospital, tan iluminados como una fábrica, en mi ojo izquierdo aparecía momentáneamente un curioso destello. No era fácil de identificar y, además, al cabo de unos quince días había desaparecido. Sin embargo, unas semanas más tarde advertí lo que semejaba un arco luminoso en el mismo ojo, justo en el extremo de mi campo de visión, que iba y venía sin motivo aparente. Eso me preocupó un poco, pero como era un síntoma casi subliminal, no le di mucha importancia, aunque no pude evitar pensar en los pacientes con tumores cerebrales que, en ocasiones, revelan su presencia mediante síntomas visuales tan sutiles como los míos. Lo atribuí a la ansiedad por una reunión a la que me habían convocado con el director general, probablemente para regañarme por haber causado problemas una vez más.

Una noche, mientras conducía de vuelta a casa, hubo una repentina lluvia de destellos en mi ojo izquierdo, veloces como estrellas fugaces. Cuando llegué, descubrí que el ojo en cuestión parecía haberse llenado de un nebuloso remolino negro de tinta china. La cosa era alarmante, pero completamente indolora. No había prestado mucha atención a la oftalmología cuando estudiaba, y no tenía ni idea de qué podía estar ocurriéndome, pero unos minutos en internet me revelaron que había sufrido un desprendimiento de vítreo. Se trata de un líquido gelatinoso y transparente que llena el ojo detrás del cristalino, y que se había separado del globo ocular en sí. Averigüé que, como soy muy miope, corría el riesgo de que el desprendimiento de vítreo evolucionara a uno de retina, cuyo resultado podía ser la pérdida de visión en ese ojo.

Una ventaja fundamental de ser médico es que puedes obtener ayuda sanitaria inmediata de tus amigos, ahorrándote el suplicio por el que pasan nuestros pacientes: hacer cola en un departamento de Urgencias, en el consultorio del médico de cabecera o, peor incluso, tratar de dar caza a un médico de familia fuera de sus horas de consulta. Llamé a un colega oftalmólogo y quedamos en que me vería a primera hora de la mañana siguiente, un domingo. Así pues, me dirigí entonces al hospital en que ambos trabajábamos, en coche, a través de las calles desiertas y con la visión de mi ojo izquierdo emborronada de forma intermitente por la nube flotante de sangre negra. Me examinó y me dijo que tenía un principio de desprendimiento de retina. En aquellos tiempos, aún tenía una consulta privada con muchos pacientes, de modo que podía permitirme pagar una mutua, así que me concertaron una cita al día siguiente con un especialista en cirugía vitreorretiniana en una clínica privada del centro de Londres.

Para entonces, sabía que el desprendimiento de retina puede ocurrir de repente, y que ésta puede simplemente separarse del globo ocular como papel pintado de una pared húmeda. Aquella noche la pasé tendido en mi dormitorio, a oscuras, con Kate, mi mujer, tan angustiada como yo. Abría y cerraba el ojo para comprobar si veía, preguntándome si me quedaría ciego, y observaba fascinado la danza que llevaba a cabo la nube de sangre contra el cielo nocturno, al otro lado de las ventanas. Daba vueltas y se retorcía despacio, con elegancia, de una forma que recordaba un poco al salvapantallas de un ordenador. Por sorprendente que fuera, acabé conciliando el sueño, y por la mañana veía lo bastante bien como para ir a trabajar; la cita con el especialista en cirugía vitreorretiniana era por la tarde.

Los cirujanos pueden caer enfermos, como todo el mundo, pero puede ser difícil juzgar si estás suficientemente bien como para operar. No puedes dejar de llevar a cabo una intervención sólo porque te sientas un poco pachucho, aunque está claro que a nadie le haría gracia que lo operase un cirujano enfermo. Sé desde hace mucho que soy capaz de hacer mi trabajo a la perfección aunque esté cansado, pues cuando opero entro en un estado de vigilia intensa. Aun así, la investigación sobre la falta de sueño nos ha mostrado que la gente que no duerme lo suficiente comete errores cuando realiza tareas aburridas o monótonas. Ese día llevé a cabo una operación —por irónico que parezca, con anestesia local y en la zona visual del cerebro de un hombre— y olvidé mi propia ansiedad hasta que, cuando empezaba a cerrar el cráneo de nuevo, recordé que yo mismo me convertiría en paciente al cabo de pocas horas.

Sintiendo un repentino temor, salí a toda prisa del hospital y pedí un taxi privado para que me llevara a la clínica de Harley Street, en el centro de Londres.

El cirujano retinólogo era un poco más joven que yo, pero me reconocí en su talante quirúrgico, afable y formal, con esa solidaridad cautelosa de la que acabamos haciendo gala todos los médicos, deseosos de ayudar, pero preocupados porque los pacientes vayan a exigirnos cosas difíciles emocionalmente hablando. Sabía que le desagradaría tener que tratar a un cirujano como él; cuando pides a los colegas que lo hagan, supone tanto un cumplido como una maldición para ellos. A todos los cirujanos les produce ansiedad tratar a los colegas. No es un sentimiento racional, ya que, en comparación con otros pacientes, es mucho menos probable que se quejen si las cosas salen mal. Sabemos demasiado bien que los médicos son seres humanos que cometen errores y no pueden tener un control absoluto de la situación. La ansiedad del cirujano que trata a otro surge del hecho de que se transgredan las normas del distanciamiento y se sienta muy expuesto. Sabe que su paciente es consciente de que puede cometer errores.

Me examinó la retina. La luz era muy brillante y me estremecí un poco.

—Empieza a acumularse líquido bajo la retina —dijo—. Lo operaré mañana por la mañana.

Veinte minutos más tarde, salí del edificio en estado de pánico total. En lugar de coger el metro o un taxi, recorrí a pie los casi diez kilómetros de vuelta hasta mi casa. Por el camino, repasé todas las cosas terribles que podían ocurrirme, desde tener que abandonar mi carrera —de hecho, conocía a dos cirujanos que habían tenido que hacerlo por un desprendimiento de retina—, hasta quedarme ciego, lo cual era posible, puesto que acababan de decirme que ciertos cambios en mi otro ojo parecían predecir también un futuro desprendimiento. Lo cierto es que no recuerdo bien qué curso siguieron mis pensamientos, pero cuando llegué a casa, para mi sorpresa, había llegado a una extraña reconciliación con el problema. Aceptaría lo que ocurriera, pero confiaba en que las cosas salieran lo mejor posible. Se me olvidó que había apagado el teléfono móvil en la clínica, y me sentí avergonzado al encontrarme esperándome en casa a una Kate completamente desesperada, que temía lo peor al no haber podido contactar conmigo.

A la mañana siguiente, en el hospital, me esperaba una recepcionista muy elegante. El papeleo se despachó con rapidez, y luego me guiaron hasta mi habitación. Los camilleros y auxiliares de enfermería llevaban chalecos negros como si fueran botones, los pasillos y las habitaciones estaban enmoquetados y sumidos en un discreto silencio, y la iluminación era suave. El contraste con el hospital público donde trabajo no podría haber sido mayor. El cirujano volvió a examinarme el ojo izquierdo y me dijo que precisaba una operación conocida como «vitrectomía con burbuja de gas», en la que se insertan una serie de agujas largas en el globo ocular, se aspira el vítreo y se recompone la retina con una criosonda. El globo ocular se llena entonces con un gas de óxido nitroso, para que la retina permanezca en su sitio durante las semanas siguientes.

—Puede someterse a la operación con anestesia local o general —me dijo el cirujano con cierta vacilación.

Quedó bastante claro que la idea de intervenirme con anestesia local no lo hacía muy feliz, y a mí tampoco, aunque me sentí un cobarde al pensar en cómo presionaba a mis pacientes para que muchas de las cirugías cerebrales que realizaba se llevaran a cabo así.

—Anestesia general, por favor —contesté, para su evidente alivio.

Su anestesista, que debía de haber tenido la oreja pegada a la puerta, entró de un brinco en la habitación cual muñeco empujado por un resorte, y me echó un rápido vistazo para comprobar mi estado de salud. Media hora más tarde, ataviado con una de esas batas absurdas —que por alguna extraña razón se abrochan por detrás en lugar de por delante y suelen dejar las nalgas expuestas—, y con unas bragas de papel, unas medias antiembólicas blancas y unas zapatillas muy gastadas, fui escoltado hasta el quirófano por una enfermera. Cuando pasé a la sala de anestesia, casi me eché a reír. Debo de haber entrado en un quirófano miles de veces —el importante cirujano, al mando de su pequeño reino—, y ahí estaba ahora, de paciente, con bata y bragas de papel.

Siempre había temido convertirme en un paciente y, sin embargo, cuando por fin me ocurrió, a los cincuenta y seis años, me pareció facilísimo. Y lo fue, simplemente, porque me di cuenta de la suerte que tenía en comparación con mis propios pacientes. ¿Qué podía ser peor que tener un tumor cerebral? ¿Qué derecho tenía a quejarme cuando otros debían sufrir mucho más que yo? Quizá era así también porque estaba utilizando mi seguro médico privado, y me libraba por tanto de la pérdida de privacidad y dignidad a la que se ven sometidos casi todos los pacientes del Sistema de Salud Pública. Disponía de una habitación individual, enmoquetada y con mi propio lavabo, detalles muy importantes para los pacientes, pero no para los administradores y arquitectos del sistema. Aunque me temo que debo decir que esas cosas tampoco preocupan mucho a la mayoría de los médicos, hasta que se convierten en pacientes y comprenden que, en los hospitales públicos, rara vez reina la paz y el silencio, y que difícilmente se consigue descansar o dormir bien.

Me anestesiaron y desperté al cabo de unas horas —ya en mi habitación—, con un vendaje en el ojo y sin sentir el más mínimo dolor. Me pasé la noche oscilando entre el sueño y la vigilia, observando un fascinante espectáculo de luces en mi cegado ojo izquierdo que la morfina volvía aún mejor. Me daba la sensación de volar en plena noche sobre un desierto oscuro como boca de lobo, con brillantes hogueras ardiendo en la distancia. Me recordó los incendios que había visto cuando trabajaba de maestro en África

Occidental, tantos años atrás: largos muros de llamas que ardían en el horizonte bajo las estrellas y asolaban la sabana, arrastrados por el *harmattan* que soplaba del Sahara.

Mi cirujano pasó a verme a primera hora de la mañana siguiente, de camino a su hospital público. Me condujo hasta la unidad de tratamiento, y me quitó el vendaje del ojo izquierdo. Lo único que vi fue un borrón nebuloso y oscuro, más o menos como si estuviera bajo el agua.

—Inclínese y acérquese el reloj al ojo —me indicó—. ¿Ve algo?

La esfera de mi reloj, enormemente ampliada, como la luna surgiendo del mar por la noche, apareció ante mi vista.

—Sí —respondí.

—Estupendo —dijo él de buen humor—. Todavía es capaz de ver.

Lo cierto fue que, durante las semanas que siguieron, estuve prácticamente ciego del ojo izquierdo. La burbuja de gas era al principio como el horizonte de un gran planeta que apenas me permitía vislumbrar el mundo exterior. Pero se fue encogiendo de manera gradual, y mi visión volvió poco a poco; el interior de mi ojo parecía una de esas lámparas de lava, con la burbuja dando brincos siempre que movía la cabeza. Pasé un mes sin poder operar, pero al cabo de una semana empecé a visitar en la clínica de pacientes externos, si bien con cierta renuencia. Me resultaba bastante agotador. Llevaba un parche negro en el ojo, y tenía un estupendo aspecto de pirata, pero me daba un poco de vergüenza que mis pacientes vieran que mi salud no era perfecta. Cuando fui a ver al cirujano ocular unos días después de la operación, se fijó en mi parche y me miró extrañado.

—Qué peliculero —dijo, pero excepto por ese comentario se declaró contento con el estado de mi ojo.

En cuestión de semanas, me había recuperado del todo, aunque una de las consecuencias de la vitrectomía es que el cristalino sufre daños progresivos y hace falta reemplazarlo. Se trata de una operación sencilla, la misma que suele realizarse para tratar las cataratas, y me sometí a cirugía tres meses después. Tras esa segunda operación de menor importancia, estuve de guardia localizable para urgencias el fin de semana.

De no haber llovido la tarde del domingo, quizá no me habría caído por las escaleras ni me habría roto la pierna. Es posible que mi visión aún no fuera perfecta. Tras una noche de sábado ajetreada, la mañana del domingo fue tranquila. Había tenido que acudir a operar a medianoche, porque el residente de guardia era nuevo y necesitaba ayuda con una intervención relativamente simple de un hombre de mediana edad que había sufrido un infarto cerebeloso. La cirugía transcurrió sin incidentes y, a pesar de que estaba un poco cansado, me pasé la mañana del domingo trabajando en mi pequeño jardín trasero, bastante abandonado y lleno de maleza.

Cargué el coche de bolsas de plástico llenas de desperdicios del jardín, y fui hasta el punto de reciclaje de Wandsworth, donde me uní a la cola de pulidos vehículos familiares y utilitarios para tomar parte en aquel ritual de las mañanas de los domingos. Había mucho ajetreo de gente que arrojaba trastos —la futura arqueología de nuestra civilización— en los contenedores: butacas y sofás rotos, lavadoras, equipos de sonido, cajas de cartón, camas y colchones, los cortacéspedes del año anterior, sillitas de paseo, ordenadores, televisores, lamparitas, revistas, fragmentos de placas de yeso y escombros diversos. En esos lugares reina cierto ambiente furtivo, como si la gente se sintiera culpable: la mayoría evita mirarse a los ojos, como los hombres en los lavabos públicos, y se apresura a regresar a la privacidad y el lujo de sus relucientes vehículos para salir pitando de allí. Por mi parte, siempre que acudo al punto de reciclaje me marcho con una gran sensación de alivio, y en aquella ocasión decidí recompensarme con una visita al centro de jardinería en el camino de regreso a casa. Cuando caminaba alegremente entre las hileras de plantas y arbustos, en busca de algo que comprar, empezó a llover. Habían aparecido de pronto unas nubes cargadas de agua que parecían grumos de tinta desparramándose en el cielo azul, y empezó a caer un aguacero que hizo refugiarse dentro de la tienda a los clientes y dejó el vivero repentinamente desierto. De pronto, me encontré solo entre las hileras de plantas y arbustos verdes. Mi móvil sonó. Era Rob, el residente de guardia, que me llamaba desde el hospital.

—Siento mucho molestarte —empezó a decir, echando mano de la habitual letanía educada que mis residentes recitan siempre que me llaman—, pero ¿podríamos hablar de un caso, por favor?

—Sí, sí, claro —contesté, mientras corría a refugiarme en un almacén lleno de macetas de terracota.

—Tengo a un hombre de treinta y cuatro años que ha caído de un puente...

—¿Ha saltado?

—Sí. Por lo visto llevaba una temporada deprimido.

Pregunté si había caído de cabeza o de pie. Si dan contra el suelo primero con los pies, se fracturan las piernas y la columna, y acaban inválidos o parapléjicos, pero si caen de cabeza, lo habitual es que se maten.

—Ha aterrizado de pie, pero también se ha dado un golpe en la cabeza —fue su respuesta—. Es un caso de politraumatismo... Tiene fracturas de pelvis y de tibia y peroné bilaterales, y un traumatismo craneal de pronóstico grave.

—¿Qué aparece en el escáner?

—Una gran contusión hemorrágica en el lóbulo temporal izquierdo, y no hay rastro de la cisterna basal. Tiene la pupila izquierda enorme, desde hace ya cinco horas.

—¿Y la respuesta motora?

—Inexistente, según los de la ambulancia.

—Vale, ¿qué quieres hacer?

Rob titubeó, no parecía tener muchas ganas de comprometerse.

—Bueno, supongo que podríamos monitorizar la presión intracraneal...

—¿Qué pronóstico te parece que tiene?

—No demasiado bueno.

Le dije a Rob que tal vez lo mejor sería dejarlo morir. Probablemente acabaría muriendo hiciéramos lo que hiciésemos, y, aunque sobreviviera, quedaría terriblemente discapacitado. Le pregunté si había visto a la familia.

—No, pero están de camino.

—Vale, pues explícaselo bien.

Mientras hablábamos había parado de llover y el sol asomaba entre las nubes. La luz incidía en las plantas que había a mi alrededor, haciéndolas refulgir con destellos luminosos. Los clientes emergieron del refugio de la tienda, y el centro se convirtió una vez más en una escena pastoral, con alegres jardineros domésticos que recorrían los pasillos entre plantas y árboles, y se detenían a examinarlos preguntándose qué comprar. Yo adquirí una planta de *viburnum paniculata*, con flores como estrellas blancas, y me la llevé a casa instalada en el asiento a mi lado, encantado con mi simpático pasajero.

Podría haber operado a aquel pobre suicida y probablemente haberle salvado la vida, pero ¿a qué precio? Eso al menos es lo que me decía cuando empezaba a cavar un agujero en el jardín trasero para mi recién adquirido viburno. Acabé por sentirme obligado a acudir al hospital para ver por mí mismo el escáner y echarle un vistazo al paciente. Pese a que me esforcé en convencerme, me costaba pronunciar una sentencia de muerte —ni siquiera la de un suicida— basándome tan sólo en lo que me habían contado.

Mis zapatos habían quedado empapados con el aguacero y, antes de salir en dirección al hospital, me puse otros a los que les había cambiado las suelas hacía poco.

Me encontré con Rob en la sala de radiología y me mostró un escáner cerebral en las pantallas del ordenador.

—Bueno —dije cuando hube visto la tomografía—, está hecho un cromo.

Fue un alivio que en la tomografía la cosa estuviera aún peor que en la descripción que Rob me había hecho por teléfono. El hemisferio izquierdo de aquel hombre estaba aplastado y no tenía arreglo. El cerebro en sí aparecía oscurecido por el edema y moteado de blanco, el color de la sangre en una tomografía computarizada. Y estaba tan inflamado que no había esperanzas de que el paciente sobreviviera, ni siquiera discapacitado. Cualquier intervención quirúrgica sería inútil.

—Como carrera, la Medicina tiene dos grandes ventajas —le dije a Rob—. La primera es que consigues reunir una colección inagotable de anécdotas, unas divertidas y otras terribles.

Le hablé de una suicida a la que había tratado años atrás, una joven de veintitantos años, muy guapa, que se tiró al metro.

—Tuvieron que amputarle una pierna entera, a la altura de la pelvis... Supongo que el vagón le pasó directamente sobre la pierna y la cadera. También sufrió una compleja fractura craneal con hundimiento, y ése fue el motivo de que nos la mandaran desde su hospital una vez que se había llevado a cabo la amputación. Le pusimos la cabeza a punto, y fue despertando poco a poco en los días siguientes. Recuerdo haberle dicho que había perdido una pierna, y me contestó: «Madre mía, no suena muy bien, ¿verdad?». Al principio se mostraba bastante alegre; estaba claro que no recordaba haberse sentido tan desdichada como para arrojarse al metro. Pero a medida que se recuperaba del traumatismo en la cabeza, a medida que mejoraba, por así decirlo, se puso peor, porque los recuerdos empezaron a volver, y todos vimos cómo empezaba a deprimirse y a desesperarse más y más con cada día que pasaba. Cuando por fin aparecieron sus padres, quedó claro por qué había intentado suicidarse. Fue un espectáculo muy triste.

—¿Y qué fue de ella? —quiso saber Rob.

—Ni idea. La enviamos de vuelta a su hospital, y no volví a tener noticias.

—¿Cuál es la segunda ventaja de hacer carrera en la medicina? —preguntó Rob con educación.

—Ah, sólo que, si caes enfermo, sabes cómo conseguir la mejor atención. —Indiqué con un gesto el escáner en el monitor ante nosotros—. Iré a hablar con sus padres.

Salí de la unidad de Radiología y recorrí el pasillo anodino y excesivamente iluminado hasta la UCI. El hospital seguía siendo demasiado nuevo. Uno tenía la sensación de estar en una prisión de alta seguridad: las puertas sólo se abrían pasando una tarjeta y, si transcurría más de un minuto sin que se cerraran, sonaba una alarma ensordecedora. Por suerte, a estas alturas casi todas las alarmas han dejado de funcionar o han sido objeto de sabotaje, pero durante nuestros primeros meses en el edificio no paraban de saltar, lo que podría considerarse un fenómeno bastante curioso en un hospital lleno de gente enferma que necesita tranquilidad. Entré en la UCI. En una hilera perfectamente alineada junto a las paredes, se veían las formas de los pacientes inconscientes, conectados a equipos de ventilación asistida y rodeados de máquinas, con una enfermera al pie de cada cama.

Cuando pregunté por el paciente que acababa de ingresar en el mostrador de enfermería que había en el centro de la sala, me señalaron una cama, y me dirigí hacia ella. Me quedé desconcertado al percatarme de que el pobre suicida era enormemente gordo. Por alguna razón, no esperaba que un hombre que pretendiera quitarse la vida fuera obeso, y menos aún que estuviera tan gordo que desde los pies de la cama no pudiera siquiera verle la cabeza. Sólo veía la gran montaña pálida de su panza desnuda, cubierta en parte por una sábana limpia, y más allá los monitores, máquinas diversas y bombas de infusión en la cabecera, con sus luces parpadeantes de LED y sus lecturas digitales. En una silla, junto a la cama, había un hombre anciano sentado que se levantó cuando me vio. Me presenté y nos dimos un apretón de manos.

—¿Es usted su padre? —quise saber.

—Sí —contestó en voz baja.

—Lo lamento muchísimo, pero no podemos hacer nada por ayudarlo.

Le expliqué que su hijo moriría antes de que pasaran veinticuatro horas. El anciano se limitó a asentir con la cabeza. Su rostro no revelaba gran cosa; no supe decir si estaba demasiado atónito o si no le importaba en absoluto. Nunca llegué a ver la cara de su hijo ni a saber qué tragedia humana había detrás de aquella mole patética y moribunda que yacía en la cama de hospital, junto a los otros pacientes.

Me fui a casa y subí la escalera hacia la buhardilla que había construido el año anterior, donde encontré a Kate tendida en el sofá, recuperándose de un brote especialmente agudo de su enfermedad de Crohn. Había hecho la escalera de roble con mis propias manos, y lijado y pulido los peldaños hasta dejarlos brillantes. Hablamos sobre la necesidad de ponerle una barandilla, porque Kate había resbalado en uno de los peldaños y se había dado un buen golpe un par de noches antes. Ambos nos hemos mostrado siempre un poco desdeñosos con la cultura de seguridad e higiene que impera cada vez más en nuestro mundo reacio al riesgo, pero decidimos que una barandilla era probablemente una buena idea. Luego emprendí el descenso por la escalera de roble con la intención de acabar de plantar el viburno en el jardín trasero, maravillándome con cada una de las huellas y contrahuellas que había pulido con tanto mimo, cuando, de pronto, las suelas nuevas de mis zapatos resbalaron en la brillante madera de roble, perdí el equilibrio, caí un par de peldaños más allá, y oí el explosivo chasquido de la pierna al romperse y del pie que se dislocaba mientras rodaba escaleras abajo.

Aunque romperse la pierna hace muchísimo daño, es un dolor sorprendentemente fácil de tolerar; al fin y al cabo, es bien sabido que los soldados en la batalla rara vez sufren mucho si los hieren de gravedad, pues el dolor viene después. Uno está muy ocupado pensando en salvar la vida como para reparar demasiado en el dolor.

—¡Mierda! ¡Me he roto la pierna! —exclamé.

Kate creyó al principio que bromeaba, hasta que me encontró al pie de la escalera con el pie izquierdo torcido en un ángulo inverosímil. Traté de encajarlo en su sitio con las manos, pero el dolor casi hizo que me desmayara, así que Kate llamó a los vecinos, y con su ayuda me metieron en el asiento trasero de su coche y me llevaron al servicio de Urgencias de mi propio hospital. Sacaron de algún sitio una silla de ruedas y no tardé en encontrarme en una corta cola ante el mostrador de recepción, donde dos mujeres de aspecto feroz atendían a los pacientes tras lo que parecía un cristal antibalas. Esperé con paciencia, haciendo rechinar los dientes y con la pierna rota sobresaliendo ante mí. Tras un breve lapso de tiempo, me encontré ante una de las recepcionistas.

—¿Nombre? —preguntó.

—Henry Marsh.

—¿Fecha de nacimiento?

—Cinco del tres del cincuenta. De hecho, soy el jefe del servicio de Neurocirugía de este hospital.

—¿Religión? —dijo ella por toda respuesta y sin parpadear siquiera.

—Ninguna —contesté un poco alicaído, aunque pensé que al menos mi hospital era igualitario de verdad.

El interrogatorio continuó un poco más, y luego me rescató una enfermera jefe de Urgencias, quien determinó de inmediato que tenía el pie dislocado y hacía falta reducirlo. Agradecí muchísimo que se hiciera muy deprisa, y además sin dolor, gracias a la morfina, al midazolam y al Entonox administrados por vía intravenosa. Mi último recuerdo, antes de que aquellos fármacos me dejaran completamente ajeno a todo lo que me rodeaba, son mis intentos de impedir que la entusiasta enfermera jefe cortara con unas tijeras enormes mis pantalones de pana verde recién estrenados.

Cuando empecé a volver en mí en medio del feliz aturdimiento provocado por los fármacos, y a pensar en cómo habría sido en el pasado que te redujeran una fractura como la mía sin anestesia, me encontré a mi colega de traumatología plantado a los pies de mi camilla. Lo había llamado por el móvil desde el asiento trasero del coche de mis vecinos, de camino a Urgencias.

—Es una fractura con dislocación —anunció—. La han reducido bien, pero hará falta intervenir quirúrgicamente... Debemos colocarte una fijación interna. Podría hacerlo mañana, en la clínica privada.

—Tengo una mutua —respondí—. Sí, hagámoslo así.

—Tendremos que pedir una ambulancia privada —intervino la enfermera jefe.

—No se preocupe —dijo mi colega—. Yo mismo puedo llevarlo.

Así pues, me sacaron de Urgencias en silla de ruedas, con la pierna izquierda sobre una larga férula de escayola, y me ayudaron a entrar en el Mercedes deportivo de color rojo del traumatólogo, por lo que mi traslado a la clínica privada, a cinco kilómetros de distancia, tuvo cierto estilo. Una vez allí, al día siguiente fijaron la fractura como era debido. Mi colega insistió en que permaneciera cinco días ingresado, porque según él, como médico que era, no haría caso de su consejo de hacer reposo los primeros días tras la cirugía. De modo que me pasé gran parte de la semana siguiente en la cama, con la pierna suspendida en alto y dedicándome a observar un precioso roble a través de la ventana de mi habitación, a leer a P. G. Wodehouse y a reflexionar sobre que muchas de las supuestas «reformas determinadas por el mercado» que el gobierno introducía en el Sistema de Salud Pública parecían alejarlo cada vez más de lo que dictaba el mercado real del sector privado, en el que volvía a encontrarme de nuevo como paciente. De vez en cuando, oía a mis colegas en su ronda de visitas a las habitaciones que había junto a la mía, y su tono era encantador y educado cuando animaban a los enfermos.

La mañana en que me daban el alta, bajé a la zona de pacientes externos para esperar a que me cambiaran el yeso. Me dediqué a observar a la multitud que iba y venía. Mis colegas, con elegantes trajes oscuros, salían de vez en cuando de sus consultas para hacer pasar a la siguiente persona. Algunos me conocían y parecían muy sorprendidos de verme disfrazado de paciente, con la bata y la pierna escayolada. Casi todos se detenían, se compadecían de mí y se reían conmigo de mi mala suerte. Uno de ellos, un médico especialmente presuntuoso, se paró un momento y me miró con cara de asombro.

—Fractura con dislocación del tobillo izquierdo —expliqué.

—¡Madre mía! —soltó con tono repipi, como si desaprobara mi vulgaridad por permitir que se me rompiera la pierna y convertirme por tanto en un simple paciente, y se volvió rápidamente a su consulta.

Me llamaron para que pasara a la sala de yesos, donde mi colega de traumatología me quitó la escayola y examinó con atención las dos incisiones, una a cada lado del tobillo. Se declaró satisfecho, y sólo entonces, cogiéndome la pierna con ambas manos, volvió a vendar las heridas y me puso una férula nueva bajo la pierna y el pie, que luego sujetó con un vendaje de crepé. Pensé con cierta envidia en el tremendo abismo que separa esa clase de medicina de la que practico yo como neurocirujano.

—Yo rara vez llego a tocar a mis pacientes, ¿sabes? —le dije—. Excepto cuando los opero, claro. Todo consiste en la historia clínica, en el escáner cerebral y en las largas y deprimentes conversaciones que mantengo con ellos. No se parece en nada a esto, que es bastante agradable.

—Sí, en la neurocirugía todo es pura tragedia.

—Pero, en cambio, nuestros éxitos ocasionales son aún más... —empecé a decir, pero él interrumpió mis reflexiones filosóficas.

—Durante las próximas semanas tienes que mantener este pie en alto el noventa y cinco por ciento del tiempo, porque va a hincharse muchísimo.

Me despedí de él, cogí las muletas y salí dando brincos de la habitación.

Al cabo de unas semanas, sufrí una hemorragia del vítreo y un desgarro de retina en el otro ojo, pero fue más fácil de solucionar que lo del ojo izquierdo. En cuestión de días, pude regresar al trabajo. Si me comparaba con mis pacientes, había tenido suerte, pero también sentía hacia mis colegas esa profunda gratitud ligeramente irracional que todos los pacientes sienten hacia sus médicos... cuando todo sale bien.

22

Astrocitoma

m. *Med.* Tumor cerebral que se genera a partir de células no nerviosas. Presenta todos los grados posibles
de malignidad.

Tras el éxito de la operación del paciente con neuralgia del
trigémino, Igor tenía mucho interés en que, la próxima vez
que yo fuera a Ucrania, atendiese a una serie de personas
con tumores cerebrales que suponían un desafío particular,
y a las que, según me aseguró, sus colegas especialistas no
podían tratar con garantías en Ucrania. Yo no compartía su
entusiasmo, y así se lo hice saber, pero cuando llegué en mi
siguiente visita había una larga cola de pacientes con tumores cerebrales horribles esperando para verme en el lúgubre
pasillo que había ante su oficina.

En las visitas a pacientes externos que había llevado
a cabo a lo largo de los años en la consulta de Igor, siempre me encontraba con escenas verdaderamente curiosas
y bastante diferentes de cualquier cosa que hubiera visto
nunca. La fama de Igor aumentaba día a día, y los pacientes llegaban de toda Ucrania para consultarle. No había
un sistema de citas, con lo que éstos se presentaban en
cualquier momento y parecían aceptar que aquello pudiera
implicar esperar todo el día para que los vieran. En una de

mis visitas —por alguna extraña razón los pacientes sabían que yo estaba allí—, la cola era tan larga que ocupaba todo el pasillo que llevaba a su consulta y desaparecía de la vista tras una esquina lejana.

Empezábamos a las ocho de la mañana y continuábamos sin descanso hasta que caía la noche. Con frecuencia había varios pacientes a la vez en el pequeño despacho —por supuesto, acompañados de sus familiares—, algunos vestidos, otros desnudos... También podía haber periodistas y equipos de televisión que realizaban entrevistas a todos los que se pusieran por delante, en especial cuando la situación política de Igor estaba resultando un tanto problemática. En aquel despacho había tres teléfonos, y casi siempre se estaban utilizando. Rara vez había menos de siete u ocho personas al mismo tiempo.

A mí todo ese caos me parecía agotador e irritante, y al principio culpaba a Igor de ello. Le decía que debería establecer un sistema de citas, pero él aseguraba que en Ucrania nadie lo cumpliría y que más valía permitir que la gente se presentara cuando quisiera.

Los modales de mi colega con los pacientes eran algo bruscos, aunque a veces parecía capaz de sentir compasión. Dado que yo no hablo ruso ni ucraniano, sólo podía imaginar lo que se estaba diciendo antes de que Igor lo tradujera, y descubrí que con frecuencia me equivocaba de medio a medio. Los pacientes traían sus propios escáneres cerebrales, hechos con anterioridad, y sin preámbulo alguno se me preguntaba si la cirugía era posible o no. En la medicina inglesa te inculcan desde el principio que debes tomar tus propias decisiones después de haber leído la historia clínica y de haber examinado al paciente, y que sólo al final debería fijarse uno en «pruebas de diagnóstico» como radiografías y escáneres de cerebro. Allí, todo el proceso funcionaba al revés, y se condensaba en unos pocos minutos o incluso en segundos. Me sentía como Nerón en los juegos romanos, levantando o bajando el pulgar. Aún complicaba más las cosas que los escáneres fueran por lo general de muy mala calidad. Costaba ver con claridad qué pasaba exactamente en el cerebro en cuestión, y aquello me hacía sentir incluso más intranquilo cuando me veía obligado a tomar tantas decisiones precipitadas a vida o muerte.

En esa visita en particular, durante el verano de 1998, quedó muy claro que los numerosos enemigos de Igor en el *establishment* médico habían presionado al director del hospital, el mismo que había dado la bienvenida al embajador británico el año anterior. La mañana de la primera consulta de pacientes externos, me enteré de que el director me había «prohibido» el acceso a los quirófanos, y también de que no me recibiría. Lo cierto es que me sentí bastante aliviado. Los casos que había visto eran desalentadores y la sola idea de operar a esa gente en aquellos quirófanos tan primitivos me daba vértigo.

Sin embargo, el hecho de que me hubiesen prohibido la entrada a los mismos fue noticia de primera plana, y, al día siguiente, en la consulta de pacientes externos había más periodistas y equipos de televisión de los habituales. A media mañana, mientras intentaba decidir si el tumor cerebral de alguien era operable o no, al tiempo que me entrevistaban para la televisión ucraniana, apareció el jefe del departamento de Cirugía y ordenó a los periodistas y equipos de filmación que salieran del hospital. Llevaba un gorro de chef especialmente alto y completaba el conjunto con unas gafas enormes. Su aspecto era tan absurdo que no me inmuté. Costaba tomárselo en serio. Salí del hospital con los periodistas y continuamos con la entrevista fuera, con el imponente edificio de fondo.

También estaban entrevistando a una paciente que yo acababa de visitar y a la que —no sin cierto recelo— había accedido a operar. Le preguntaron qué opinaba de que no me permitieran tratarla. Ludmilla había viajado desde el sur del país para ver a un famoso catedrático de Neurocirugía en Kiev. Durante los últimos meses, había perdido gradualmente la estabilidad al andar, y un escáner cerebral había mostrado un tumor grande y muy difícil de extirpar en la base del cerebro: un ependimoma en el cuarto ventrículo, benigno pero a menudo mortal. No cabía ni plantearse que la sometieran a cirugía en su propia ciudad. Llegó puntual a su cita, pero el catedrático aún no había llegado. Sus residentes estudiaron su escáner cerebral.

—Si quiere vivir, váyase antes de que vuelva el profesor —le había dicho uno de ellos—. Vaya a ver a Kurilets. Tiene contactos con Occidente y quizá pueda ayudarla. Si permite que el profesor la opere, morirá.

La paciente no se lo pensó dos veces y se apresuró a marcharse. Unos días más tarde, la visité en la consulta de Igor.

Aquella noche, ambos aparecimos en televisión, en las noticias nacionales de las nueve.

—¿Qué quiere? —le preguntaba el periodista a Ludmilla.

—Quiero vivir —respondía ella en voz baja.

El intenso deseo de ayudar, la programación de operaciones difíciles y peligrosas, correr riesgos cuidadosamente calculados, salvar vidas... Todo eso resulta irresistible, más aún si lo haces enfrentándote a un catedrático engreído. Cuando me encontré con Ludmilla al día siguiente, no me quedó otro remedio que decirle que, si era ése su deseo, me ocuparía de que pudiera viajar a Londres para operarla allí. No me sorprendió que aceptara.

Fue al día siguiente cuando vi a Tanya por primera vez. Igor quería que saliéramos hacia el hospital a las seis y media de la mañana, pero me quedé dormido, y, en cuanto conseguimos emprender la marcha, comprendí por qué mi colega había insistido en salir tan pronto: la hora punta en Kiev supuso que un trayecto de treinta minutos nos llevara una hora y media. Nos unimos a una cola interminable de coches y camiones mugrientos, anodinas formas grises sumidas en la niebla que avanzaban lentamente por las amplísimas calles hacia el centro de Kiev, con los pilotos de freno rojos convirtiendo los gases de los tubos de escape en pequeñas nubes rosadas. Las calles estaban flanqueadas por enormes anuncios de tabaco y teléfonos móviles, apenas visibles entre la niebla. Muchos conductores se saltaban la cola subiendo sus vehículos a las aceras para zigzaguear entre las farolas. Los voluminosos todoterrenos abandonaban del todo la calzada y cruzaban a toda velocidad las embarradas parcelas de césped, si eso les permitía avanzar.

Tanya estaba casi al final de la cola de pacientes con tumores inoperables. Por aquel entonces, tenía once años. Entró en el despacho de Igor con paso vacilante, apoyada en su madre, asiendo una radiografía rayada que mostraba un bulto enorme en la base del cerebro. Aquel tumor debía de llevar años creciendo allí. Era el más grande de esa clase que yo había visto nunca. Su madre, Katya, la había traído desde la distante Horodok, una remota población cercana a la frontera con Rumanía. Era una niña dulce, con unas piernas largas y torpes como las patas de un potrillo, un corte de pelo a lo paje y una sonrisa tímida y torcida debido a la parálisis parcial que el tumor provocaba en los músculos de su rostro. Se había considerado inoperable tanto en Moscú como en Kiev, y era obvio que tarde o temprano el tumor acabaría matándola.

Tan irresistible resulta intentar salvar una vida como difícil decirle a alguien que no puedo hacerlo, en especial si el paciente es un niño enfermo con padres desesperados. Y el problema se convierte en un dilema todavía mayor si no tengo una certeza absoluta. Poca gente ajena a la medicina comprende que la mayor tortura para los médicos es la incertidumbre, más que el hecho de tratar a menudo con gente que sufre o que va a morir. Es bastante fácil dejar que la enfermedad siga su curso y alguien muera si uno sabe sin la menor duda que no puede hacer nada por evitarlo; si eres un médico decente, serás comprensivo y delicado, pero la situación está clara. La vida es así, y todos tenemos que morir tarde o temprano. Pero si uno no está seguro de si puede ayudar o no, o de si debería ayudar o no, las cosas se vuelven cruelmente difíciles.

El tumor de Tanya era desde luego el más grande que había visto. Estaba casi seguro de que era benigno y, por lo menos en teoría, de que podía extraerse, pero nunca había intentado operar un tumor tan grande en un niño de su edad, ni sabía de nadie que lo hubiese hecho. Cuando las cosas salen mal, los médicos a menudo se consuelan unos a otros diciéndose que es fácil saberlo todo a posteriori. Debería haber dejado a Tanya en Ucrania. Debería haberle dicho a su madre que volviera a Horodok, pero lo que hice fue llevármela a Londres conmigo.

Aquel mismo año, lo organicé todo para que Tanya y Ludmilla viajaran a Inglaterra, y dispuse que una furgoneta fuera a buscarlas a Heathrow y las llevara —a ellas y a los parientes que las acompañaban— hasta la puerta de mi hospital. ¡Qué orgulloso e importante me sentí cuando me reuní con ellas en la entrada! Llevé a cabo las dos operaciones con Richard Hatfield, un colega y amigo íntimo que a menudo me había acompañado a Ucrania.

La operación de Ludmilla duró ocho horas y fue un gran éxito. La primera intervención de Tanya duró diez horas, y luego realicé una segunda operación que se alargó doce. Ambas cirugías se complicaron a causa de una terrible pérdida de sangre. En la primera, perdió el equivalente a cuatro veces la totalidad de su volumen sanguíneo, pero salió ilesa, aunque con la mitad del tumor todavía en su sitio. La segunda operación para extraer el resto del tumor no tuvo éxito. Sufrió un grave derrame cerebral. Tuvo que pasar en el hospital seis meses, antes de que estuviera más o menos lo bastante bien como para volver a su hogar, en Ucrania. Las llevé en coche a ella y a su madre a Gatwick, con la ayuda de Gail y de su marido. Nos quedamos junto a las puertas de embarque. Katya, la madre de Tanya, y yo no parábamos de mirarnos a los ojos, ella con desesperación, yo con tristeza. Nos abrazamos, ambos llorando. Cuando empezaba a empujar la silla de ruedas de Tanya para cruzar la puerta de embarque, volvió corriendo y me abrazó de nuevo. Y se marcharon así, con Katya llevando a su hija silenciosa y desfigurada en su silla de ruedas, y con Dmitri, el médico ucraniano que las había acompañado, junto a ellas. Es probable que aquella mujer entendiera mejor que yo lo que les deparaba el futuro.

Tanya murió dieciocho meses después de regresar a casa. Con sólo doce años. En lugar de una sola y brillante operación, acabó teniendo que pasar por muchas, y se produjeron serias complicaciones; en el término «complicaciones» los médicos engloban todos los eufemismos posibles para cosas que salen mal. En lugar de unas semanas, acabó pasando seis meses en mi hospital, seis meses horribles. Aunque al final se marchó a casa, lo hizo más discapacitada de lo que lo estaba al llegar a Londres. Ignoro cuándo murió con exactitud, y sólo me enteré por casualidad por medio de Igor. Le había telefoneado desde Londres para hablar sobre otro caso de tumor cerebral y le pregunté de pasada por Tanya, con cierta inquietud.

—Bueno, Tanya murió —respondió él.

No pareció que le importara mucho. Pensé en todo lo que habían tenido que pasar Tanya y su madre, en lo que habíamos pasado todos en nuestros desastrosos esfuerzos por salvar la vida de aquella niña. Aquella respuesta me irritó, pero no podía olvidar que el inglés de Igor era limitado y bastante pedestre, y que quizá se perdió algo en la traducción.

La vi por última vez poco antes de su muerte, tras su regreso de Inglaterra, en uno de mis regulares viajes a Kiev. Katya, su madre, la había llevado a verme desde su casa, en la distante Horodok. Sólo podía caminar si alguien la sostenía, pero volvía a lucir aquel atisbo de sonrisa torcida. Durante los primeros meses tras las operaciones, su cara había quedado paralizada por completo. Al principio, aquello no sólo le había impedido hablar, sino que su rostro se había convertido en una especie de máscara y parecía incapaz de experimentar sentimiento alguno: incluso las emociones más intensas permanecían ocultas, a menos que rodase una lágrima por su inexpresiva mejilla, lo que ocurría en ocasiones. Es triste que resulte tan fácil sentir rechazo ante la gente con la cara dañada o desfigurada, olvidar que los sentimientos bajo aquellas máscaras no son menos intensos que los propios. Ni siquiera entonces, un año después de la cirugía, era capaz de hablar o de tragar, aunque ahora ya podía respirar sin la ayuda de la traqueotomía en la garganta. Katya se había quedado con ella en Londres durante aquellos seis meses interminables, y, cuando las despedí en el aeropuerto de Gatwick, había jurado que me haría un regalo cuando volviésemos a encontrarnos. Y esa vez apareció no sólo con Tanya, sino también con una gran maleta que contenía la totalidad del cerdo de la familia, al que habían sacrificado en mi honor y convertido en docenas de largas salchichas.

Unos meses más tarde, Tanya había muerto. Es probable que la causa fuera la obstrucción de una válvula. Tras la desastrosa segunda intervención, había tenido que insertar una válvula de drenaje en su cerebro, y era posible que se hubiese taponado y provocado un incremento de la presión intracraneal, que acabó resultando mortal. Viviendo como vivía tan lejos de cualquier servicio médico moderno, habría sido imposible remediar una cosa así. Nunca sabré con certeza lo que ocurrió en realidad. Tampoco tengo modo de saber si hice bien en arrancarla de su hogar en aquella Ucrania empobrecida y rural para tenerla lejos tantos meses, ni si debía haberla operado del modo en que lo hice. Los primeros años tras la muerte de Tanya, Katya me mandaba una felicitación navideña, pero, como venía desde la remota Horodok, con frecuencia no me llegaba hasta finales de enero. La ponía sobre el escritorio de mi despacho sin ventanas en el gigantesco hospital donde trabajo, que más bien parece una fábrica. La dejaba allí durante unas semanas, a modo de triste recordatorio de Tanya, de la ambición de un cirujano y de mi fracaso.

Varios años después de la muerte de Tanya, cuando se llevaba a cabo un documental sobre mi trabajo en Ucrania, sugerí que incluyera una visita a Katya. El equipo de rodaje y yo recorrimos los cuatrocientos kilómetros de trayecto de Kiev a Horodok en un microbús. Estábamos a finales de invierno, y gran parte de la filmación se había llevado a cabo con mucha nieve y temperaturas de diecisiete grados bajo cero, pero según avanzábamos hacia el oeste había cada vez menos nieve y, aunque todos los ríos y lagos que pasábamos estaban aún helados —y a menudo salpicados de hombres que pescaban a través de agujeros hechos en el hielo—, la primavera se palpaba en el aire. Tenía muchas ganas de volver a ver a Katya. Durante los seis meses que ella y su hija habían pasado en Londres me había encariñado con ambas, pese a que no compartíamos ningún idioma. También sentía una gran inquietud, porque no lograba evitar sentirme culpable por la muerte de Tanya.

Horodok, igual que gran parte de la Ucrania occidental, estaba empobrecida y despoblada. Desde la caída de la Unión Soviética, la economía se había desplomado y la mayoría de los jóvenes se habían marchado. Quedaban las fábricas teñidas de óxido, abandonadas y en ruinas que pueden verse en toda Ucrania, y había basura y maquinaria desechada desparramadas por todas partes. Katya vivía en una casita de ladrillo junto a un patio lleno de barro, y cuando llegamos pareció muy contenta de verme, pese a que se la veía tan inquieta y nerviosa como yo. Cruzamos el barro y los charcos hasta la casita, donde había todo un festín preparado para nosotros. Nos sentamos a la mesa junto con su familia, mientras el equipo de rodaje grababa. Estaba tan emocionado por volver a ver a Katya que apenas podía hablar y casi no pude ni comer, para su gran desazón. Me las arreglé para hacer un brindis a trompicones, pues seguíamos la tradición ucraniana de proponerlos por turnos —por supuesto con vodka— y acompañarlos de breves discursos.

Al día siguiente, fuimos a visitar la tumba de Tanya. El cementerio quedaba a varios kilómetros de la casa familiar y se alzaba solitario junto a un bosquecillo. La carretera para llegar hasta él discurría tortuosa entre árboles desnudos e invernales, cruzaba pueblos maltrechos y venidos a menos, cado uno con su propia laguna con la superficie cubierta de hielo azul grisáceo y ocas y patos en las orillas. Los cementerios ortodoxos son lugares maravillosos. Las tumbas están decoradas con montones de flores artificiales de brillantes colores, y todas las lápidas tienen fotografías tras un cristal o retratos del fallecido grabados en piedra. Todo estaba muy cuidado y contrastaba muchísimo con las casas desvencijadas, las moradas de los vivos, que habíamos visto en nuestro camino hacia el cementerio.

La tumba de Tanya tenía una lápida de casi dos metros en la que aparecía tallado su rostro, algo que podría parecer un poco extraño a ojos occidentales, pero que resultaba hermoso. Lucía el sol, las flores artificiales resplandecían y se mecían a merced de una suave brisa y, desde la distancia, llegaban los sonidos de las gallinas en la aldea cercana. Casi toda la nieve se había fundido, sólo quedaban finos trazos blancos en los surcos del campo arado que habíamos cruzado para llegar al cementerio. Por todas partes se oía el canto de los pájaros. Mientras los miembros de rodaje preparaban su equipo, deambulé por el cementerio observando las lápidas y sus retratos. La mayor parte de la gente enterrada allí habría vivido unos tiempos terribles: la Guerra Civil de la década de los veinte, la hambruna de los años treinta —aunque había sido aún peor en el centro de Ucrania—, el despotismo de Stalin y los horrores indescriptibles de la Segunda Guerra Mundial. Al menos una cuarta parte de la población de Ucrania había muerto de manera violenta en el siglo XX. Tuve deseos de preguntarles a esos rostros muertos qué habían hecho durante aquellos años y a qué compromisos habían tenido que llegar para sobrevivir, pero me dio la sensación de que me miraban como diciéndome: «Estamos muertos. Tú sigues vivo. ¿Qué estás haciendo tú con el tiempo que te queda?»

El documental sobre Igor y yo tuvo mucho éxito. Hasta la fecha, se ha proyectado en el mundo entero y ha ganado muchos premios. Al final, aparezco yo de pie ante la tumba de Tanya. Se me ve triste, pero no sólo lo estoy por su muerte, sino porque junto a su tumba, inadvertida a ojos de los espectadores, se hallaba también la de su padre. Se había marchado a Polonia unos meses antes para ganar algo de dinero como jornalero, porque Katya y él eran terriblemente pobres. Se las había apañado para reunir varios miles de dólares, y estaba a punto de viajar a casa por Navidad cuando lo encontraron muerto. El dinero había desaparecido. Yo había querido ver a Katya no sólo por lo de Tanya, sino también por la muerte de su marido. La vida en Ucrania no es fácil.

23

Tirosina quinasa

f. *Med.* Enzima que actúa de interruptor en muchas funciones celulares. Los fármacos que reducen su actividad, conocidos como inhibidores de la tirosina quinasa o ITQ, se utilizan en el tratamiento de muchos cánceres.

—¿Todos presentes? —quiso saber el presidente.

Un rápido recuento de cabezas confirmó que así era, de modo que dio comienzo la reunión.

Tras bromear durante unos instantes, el presidente fue al grano.

—Para la tecnología que vamos a examinar hoy, tenemos con nosotros a representantes de los pacientes del grupo de apoyo —empezó.

Miró hacia los tres ancianos de cabello cano sentados a un lado del cuadrado formado por varias mesas, dejando un hueco en medio, ante las que se sentaba el Comité de Valoración Tecnológica. A continuación, con una sonrisa alentadora, añadió:

—¡Bienvenidos!

Señaló entonces a dos hombres de aspecto serio sentados junto a los representantes de los pacientes.

—Tenemos también a nuestros expertos clínicos —prosiguió—, y a representantes de la empresa cuyo fármaco estamos considerando —añadió con un tono un poco más formal.

En ese punto miró a los dos hombres, de aspecto anodino con sus trajes oscuros, que tenían grandes archivadores en el suelo, ante ellos. Se habían sentado un poco más atrás, lejos de las mesas.

—El doctor Marsh es el jefe clínico, y nos hablará sobre las pruebas existentes de la efectividad del fármaco, pero he pensado que podríamos empezar por las declaraciones de los representantes de los pacientes.

El primero de los tres ancianos, que parecía un poco nervioso, se aclaró la garganta y, con expresión triste y resignada, comenzó con su exposición.

—Me diagnosticaron un cáncer hace dos años, y en este momento estoy en fase de remisión. Según me han dicho, es seguro que volverá a crecer tarde o temprano, y el único tratamiento posible cuando eso suceda será este nuevo fármaco que ustedes estudian hoy...

Mientras hablaba, el comité escuchaba en absoluto silencio. Se hacía difícil no admirar la valentía de aquel hombre al dirigirse de esa manera a una sala llena de extraños. Procedió a explicar entonces que había creado un grupo de apoyo a pacientes con esa enfermedad particular.

—Al principio, éramos treinta y seis, pero ahora sólo quedamos diecinueve. Querría pedirles que, cuando consideren el posible uso de este fármaco —añadió con leve tono de desesperación y a modo de colofón—, recordaran que la vida es muy valiosa, que cada día cuenta...

El siguiente anciano habló sobre la muerte de su esposa a causa del cáncer, y nos relató el sufrimiento y la desdicha de sus últimos meses. El tercero abrió el maletín que tenía delante y sacó un fajo de papeles. Se lo veía muy decidido.

—En mi opinión —empezó a decir—, yo sólo estoy aquí gracias a este fármaco. Me diagnosticaron el cáncer por primera vez hace doce años y, como todos ustedes saben, la mayoría de gente muere en el término de cinco. Los médicos de nuestro país no tenían nada que ofrecerme, de modo que me informé sobre mi enfermedad y me fui a Estados Unidos, donde me presenté voluntario para participar en varios ensayos clínicos. El último estudio en el que participé experimentaba con el fármaco que examinan ustedes hoy; empecé con él hace ocho años. El Sistema de Salud Pública no quiso dármelo. Me ha costado hasta la fecha trescientas mil libras de mi propio bolsillo... —Paseando la vista para mirarnos a todos, añadió—: Caballeros, confío en que no vayan a considerarme una desviación estadística.

Tras una breve pausa, el presidente se volvió hacia mí.

—Si hace el favor, doctor Marsh, háblenos sobre la eficacia clínica del fármaco en cuestión.

Empujó entonces hacia mí el ordenador portátil que tenía ante él.

Yo había ofrecido mis servicios al INEC, el Instituto Nacional para la Excelencia Clínica, dos años antes. Había visto en una revista médica que estaban buscando un cirujano especialista para uno de los comités de valoración tecnológica del INEC. Me pareció que el término «tecnológica» supondría cosas interesantes, como microscopios e instrumentos quirúrgicos, pero, para mi consternación, resultó que se refería a fármacos. El único examen que suspendí en mi prolongada carrera académica era de farmacología. La prensa popular acusa con frecuencia al INEC de ser una organización de burócratas insensibles; en Estados Unidos, los políticos de derechas se refieren a él como un «tribunal de la muerte». Se trata de acusaciones completamente injustas y, ahora que me he familiarizado con el proceso que utiliza el comité para valorar los nuevos fármacos y tomar la decisión de si el Sistema de Salud Pública debe incluirlos o no en su lista de medicamentos, cada vez me siento más fascinado. Una vez al mes, cojo el tren a Manchester, donde se celebra una reunión que dura una jornada entera en las oficinas centrales del INEC. Los miembros se turnan para presentar las pruebas sobre los fármacos que se someten a consideración. Aquella vez, me tocaba hacerlo a mí.

Mientras hablaba, se iban proyectando las diapositivas de mi presentación, una por una, en tres de las cuatro paredes de la sala. Eran bastante aburridas: simples letras azules sobre un fondo blanco, con datos y cifras y los nombres largos e impronunciables de unos fármacos de quimioterapia, que apenas era capaz de leer sin equivocarme. Había preparado las diapositivas un tanto precipitadamente durante los días anteriores, con la ayuda del personal del INEC. Las reuniones están abiertas al público, y no pueden aparecer las bromas y las imágenes sacadas de Google con las que suelo decorar mis conferencias médicas. Mi presentación duró unos diez minutos.

—La conclusión —dije para acabar— es que este ITQ es eficaz para este cáncer en particular, pues reduce de forma significativa el tamaño del bazo del paciente, aunque al parecer éste es sólo un efecto de importancia relativamente parcial. Los ensayos no demuestran si los pacientes vivieron más o tuvieron una mayor calidad de vida. Muchos de ellos ya no estaban para las pruebas de seguimiento, y los datos sobre la calidad de vida se han perdido en su mayor parte.

A continuación hubo un descanso de diez minutos para el café. Me encontré casualmente junto al presidente. Le dije que dos semanas antes había estado en Ucrania y que me habían contado que allí los ensayos clínicos eran una pequeña mina de oro. Muchos hospitales los llevan a cabo para las grandes farmacéuticas, y me explicaron que podía hacerse participar al mismo paciente en varios ensayos, puesto que a los médicos les pagan por cada enfermo que propongan. Si eso era cierto, añadí, los resultados no eran por tanto significativos. El presidente prefirió no hacer comentarios.

La siguiente presentación corrió a cargo de un especialista en estadística sanitaria, y trató sobre la relación coste-efectividad del fármaco; en otras palabras, sobre la cuestión de si los beneficios para los pacientes que estaban muriéndose de cáncer compensaban los costes del medicamento. Tenía la vacilante forma de expresarse de un académico, y la lengua no paró de trabársele mientras pasaba sus complejas diapositivas. La presentación, que consistía en una serie de gráficos y tablas llenas de siglas, utilizaba los distintos modelos que los economistas de sanidad han desarrollado en los últimos años para analizar estas cuestiones. No tardé en perderme, y lancé furtivas miradas a mi alrededor, tratando de adivinar si los demás miembros del comité entendían aquella presentación mejor que yo. Todos observaban las pantallas de proyección con rostros inexpresivos que no delataban nada.

En esta clase de valoración económica, la esperanza de vida que los participantes en el estudio pueden obtener o no de un fármaco se ajusta para contemplar lo que se ha denominado «calidad de vida» de los pacientes. La mayoría de los que padecen un cáncer terminal de pulmón, por ejemplo, tendrán mala salud: les faltará el aliento, toserán sangre, tendrán dolor y miedo a la muerte. Sin embargo, si llegaran a vivir un año más —lo cual no es muy probable con ese cáncer en concreto una vez que se ha extendido— y lo hicieran sin sufrir esas secuelas, su tasa de supervivencia sería de un año. En cambio, si lo hicieran sufriendo algunas de las secuelas de su enfermedad, la tasa se vería reducida proporcionalmente. A esa tasa se la llama «años de vida ajustados por calidad», y se calcula utilizando esos «indicadores». En teoría, todo ello entraña preguntar a los pacientes cómo perciben su calidad de vida, pero ha resultado muy complicado en la práctica, puesto que se trata de una valoración subjetiva que a menudo supone que los pacientes se vean enfrentados con cuestiones relativas a su inminente muerte. No es de extrañar que tanto médicos como pacientes eludan hacer algo semejante. En lugar de eso, se pide a personas sanas que imaginen que están muriéndose, que tosen sangre o sienten dolor, y luego se les pregunta hasta qué punto creen que eso reduciría su calidad de vida. Sus respuestas se utilizan para calcular la calidad de los años de supervivencia que se obtendrá al utilizar el nuevo fármaco. Hay varias maneras de hacerlo: una de ellas se basa en una técnica de la teoría de juegos, que se conoce como «lotería estándar». La inventó el gran matemático Von Neumann, quien —creo que vale la pena señalarlo— recomendó también, basándose en la teoría de juegos, un ataque nuclear preventivo a la Unión Soviética en los tiempos de la Guerra Fría. Habrá quienes saquen la conclusión de que la «lotería estándar» no es precisamente la mejor base para la toma de decisiones humanas.

El grado de incertidumbre que rodea todos estos cálculos también debe contemplarse, lo cual vuelve las cosas todavía más complicadas. Al final de todo el proceso, se genera un dato definitivo, la «ratio de coste-efectividad incremental», que es el coste de un año de supervivencia, ajustada a la calidad de vida que logra el nuevo tratamiento si se compara con la mejor alternativa vigente. Si el coste es mayor de treinta mil libras, el INEC no aprobará que el Sistema de Salud Pública haga uso del fármaco, aunque a veces se hacen excepciones con pacientes terminales que padecen cánceres raros. Y siempre que el INEC rehúsa aprobar la utilización de un fármaco se alzan las inevitables protestas de los grupos de pacientes y las empresas farmacéuticas. Los pacientes que se están muriendo a causa de distintas enfermedades de lo más perturbadoras aparecen en los informativos de televisión culpando al Sistema de Salud Pública y al INEC de abandonarlos a su suerte. Al INEC en concreto se lo acusará de ser un «tribunal de la muerte».

El especialista en estadística sanitaria, con más pinta de currante inofensivo que de siniestro juez de la muerte, avanzaba penosamente a través de sus complejas diapositivas. Su discurso no parecía consistir más que en siglas, y yo tenía que preguntar una y otra vez al simpático analista sentado a mi lado qué significaban. En cuanto terminó, el presidente del comité pidió su opinión a los expertos invitados, y acto seguido los miembros del comité procedieron a interrogarlos.

—¿Cómo podemos juzgar el valor del fármaco si los ensayos clínicos no nos muestran en realidad cómo les sentaba a los pacientes, sino sólo cuánto tiempo vivían? —pregunté.

Me contestó un catedrático de Oncología barbudo y muy serio, que asistía a la reunión en calidad de testigo experto.

—Si le echa un vistazo a la propuesta del fabricante —dijo en voz tan baja que apenas conseguía oírlo—, verá que los datos relativos a la calidad de vida no se recopilaron porque los médicos que llevaban a cabo el ensayo clínico consideraron que sería perjudicial para el bienestar de los pacientes. Se trata de un problema clásico de los ensayos de quimioterapia oncológica... Cuesta mucho conseguir que los pacientes moribundos completen los cuestionarios. En su lugar, hay que utilizar indicadores estadísticos. Sea como sea, éste es uno de los pocos agentes quimioterápicos que tenemos para este cáncer, y con muy pocos efectos secundarios.

Pasó a hablar de manera emotiva sobre las dificultades de tratar a pacientes terminales y sobre el hecho de que hubiera tan pocos tratamientos eficaces.

—Nos gustaría mucho tener la posibilidad de utilizar este fármaco —concluyó.

—¿A cualquier precio? —intervino el presidente, propinando el *coup de grâce*.

El experto no encontró respuesta para tan terrible pregunta, y, cuando el debate se dio por cerrado, se hizo salir de la habitación a representantes de pacientes, expertos y observadores ajenos. Sólo entonces dio comienzo la segunda parte de la reunión a puerta cerrada, durante la cual se toma la decisión de permitir o no que el Sistema de Salud Pública haga uso del fármaco.

«Sin duda la verdadera utilidad del fármaco es dar esperanza a los pacientes que se están muriendo, ¿no? —tuve ganas de decirles a los tercos economistas y médicos de la salud pública que me rodeaban, pero no me atreví—. La esperanza de que puedan acabar siendo desviaciones estadísticas y vivir más que el promedio. ¿Cómo se mide el indicador de la esperanza?»

Podría haber dado un discurso apasionado sobre el tema. He pasado mucho tiempo hablando con gente cuya vida llegaba a su fin, y he concluido que las personas sanas —entre las que me incluyo yo mismo— no comprenden hasta qué punto cambia todo una vez que te han diagnosticado una enfermedad mortal. Cómo se aferra uno a la esperanza, por vana y pequeña que sea, y cuán reacios se muestran casi todos los médicos a privar a los pacientes de ese frágil rayo de luz en medio de tanta oscuridad. De hecho, mucha gente desarrolla lo que los psiquiatras llaman «disociación», y un médico puede encontrarse con que está hablándoles a dos personas: una que sabe que se muere y otra que confía sin embargo en que sobrevivirá. Había advertido ese mismo fenómeno con mi madre durante sus últimos días de vida. Cuando te encuentras ante personas que se están muriendo, ya no tratas con los consumidores racionales cuya existencia presuponen quienes crean los modelos económicos, si es que han existido alguna vez.

La esperanza no tiene precio, y las empresas farmacéuticas, que están dirigidas por hombres de negocios y no por altruistas, lo tienen muy en cuenta al poner precio a sus productos.

El admirable propósito de la valoración «tecnológica» del INEC —que constituye sólo una parte del trabajo del instituto— es el de intentar proporcionar una fuerza compensatoria ante la política de precios de las farmacéuticas. La metodología utilizada para el fármaco en cuestión era poco realista, rayaba en lo absurdo, y me pregunté cuántas personas de las que estaban allí sentadas comprendían las dificultades y los engaños que entrañaba tratar a pacientes que se están muriendo, entre quienes el verdadero valor de un fármaco como ése es la esperanza, y no la probabilidad estadística de vivir, posiblemente con mucho dolor, durante un promedio de cinco meses más.

Me guardé esas dudas para mí, pues creo firmemente que es necesario oponer resistencia a las políticas de precios de las grandes farmacéuticas y que los costes de la sanidad, como los gases del efecto invernadero, deben restringirse. Aquel debate tan abstracto proseguía:

—¡Pero la AM ni siquiera tiene que ver con el APE! —estaba diciendo el joven economista del sector sanitario con profunda indignación—. Y si quieren saber mi opinión, deberíamos olvidarnos de esta solicitud porque...

—No se estará refiriendo al Antígeno Prostático Específico, ¿no? —pregunté a mi vecino, incapaz de resistirme a una broma tonta.

—No —contestó—. Se refiere al Análisis de Probabilidad Estadística.

—Bueno, los APE me suponen ciertos problemas —intervino el presidente—, pero las suposiciones respecto al declive del cuestionario de valoración sanitaria son importantes, y la mínima ratio de CEI es de ciento cincuenta mil libras, de modo que, aunque el programa EFV sea aplicable en este caso, no veo manera de que pueda aprobarse este fármaco. A un coste de cuarenta mil libras al año por paciente tratado, nunca ha habido posibilidades de que pasara el análisis de coste-efectividad.

Al menos esa última sigla sí la conocía: el programa Etapa Final de la Vida, o EFV, era un compromiso al que el INEC se había visto obligado a llegar recientemente para permitir el uso de fármacos caros en pequeños grupos de pacientes terminales con cánceres raros.

El debate proseguía de manera interminable. La mitad de mis colegas del comité hablaban y discutían con apasionamiento y convicción en el arcano lenguaje del análisis del coste-efectividad, mientras que la otra mitad se limitaban a asentir con aire de entendidos.

¿De verdad comprendían todo aquello? Mi ignorancia al respecto me parecía de lo más vergonzosa.

Finalmente, el presidente recorrió con la mirada a los miembros del comité.

—Creo que la propuesta consensuada sería un «No» en este caso, ¿no les parece? —dijo.

Eso significa que la recomendación del comité pasa entonces a la fase de consulta, y todas las partes interesadas —grupos de pacientes, fabricantes, médicos clínicos, etcétera— pueden aportar argumentos y comentarios antes de que se llegue a una conclusión definitiva. El INEC hace lo imposible por ser transparente y por incluir a todos los «interesados», tanto en sus deliberaciones como en su representación en los medios de comunicación. Además, cabe la posibilidad de que el laboratorio que fabrica el fármaco decida finalmente reducir el precio del producto.

Aquella tarde cogí el tren de vuelta a Londres y llegué a Euston a las siete. Recorrí andando los tres kilómetros hasta Waterloo sumido en la penumbra de enero y, junto con cientos de personas que regresaban de sus jornadas en el extrarradio, crucé el puente sobre el río, negro como el alquitrán. En ambos márgenes, la ciudad se veía maravillosa con los millones de luces eléctricas que brillaban en la noche y hacían resplandecer los tejados cubiertos de nieve. Me sentaba bien haber escapado, aunque sólo fuera por unas horas, del mundo de enfermedad y muerte en el que paso gran parte de mi vida.

24

Oligodendroglioma

m. *Med*. Tumor del sistema nervioso central.

Era domingo por la tarde, y había tres pacientes con tumores cerebrales en la programación para el día siguiente: una mujer de mi edad con un meningioma de crecimiento lento; un médico joven con un oligodendroglioma que ya le había operado unos años antes y que ahora había vuelto a crecer —y que ambos sabíamos que al final resultaría mortal—, y un paciente ingresado de urgencias al que todavía no había visto. Cogí la bicicleta y me dirigí a la entrada del sótano del hospital, junto a los contenedores de basura, donde suelen ir los enfermeros a fumarse un pitillo. La puerta nunca parece cerrar bien, de modo que puedo entrar en el edificio y subir mi bicicleta por el montacargas hasta la parte trasera de los quirófanos, donde la dejo para ir a hacer mi ronda. Primero fui a la planta de mujeres, con la intención de visitar a la paciente del meningioma. En el pasillo, me encontré con la enfermera jefe, amiga mía desde hace años. Llevaba el abrigo puesto —sin duda debía de haber terminado su turno—, pero parecía al borde de las lágrimas.

Le tendí la mano.

—Ay, es desesperante, Henry —me dijo—. Esta semana estamos muy cortos de personal y lo único que podemos conseguir para las noches son enfermeras de agencia, que la verdad, no sirven para nada. Y en las noticias salen todas esas historias de malas prácticas en enfermería... pero ¿qué podemos hacer?

Después de consolarla y despedirme de ella, miré hacia la pizarra blanca de la pared, junto al mostrador de enfermería, donde figuran las listas de todos los pacientes de la planta. Se los traslada de aquí para allá con tanta frecuencia, debido a la falta de camas, que la pizarra rara vez está actualizada, de modo que encontrarlos resulta a menudo muy difícil. No vi el nombre de mi paciente en la lista. Un grupo de enfermeras reía y hablaba a gritos junto al mostrador y, por lo que pude oír, el tema de conversación nada tenía que ver con los pacientes.

—¿Dónde está la señora Cowdrey, la paciente para mi programación de mañana? —quise saber.

Una de aquellas enfermeras de agencia me miró unos instantes y acto seguido sacó una hoja de papel impresa de su bolsillo con una lista de todos los pacientes. La miró con vacilación, se encogió de hombros y masculló algo.

—¿Quién está al mando? —pregunté.

—Chris.

—¿Dónde está?

—Haciendo un descanso.

—¿Tiene idea de dónde podría estar la señora Cowdrey?

—No —dijo, y volvió a encogerse de hombros.

De modo que me alejé pasillo abajo hacia la planta de hombres, que contaba con varias habitaciones laterales en las que, en ocasiones, también acomodaban a algunas mujeres.

Me encontré con un enfermero al que, para mi alivio, reconocí de inmediato. Era uno de los muchos filipinos del departamento que merecen todos los elogios por el cariño y la dedicación que prodigan a los enfermos.

—Ah, Gilbert —exclamé, encantado de encontrarme a alguien conocido—. ¿Tienes a mi mujer del meningioma programada para mañana?

—No, lo siento, doctor Marsh. Sólo a los dos hombres. ¿Y si prueba en la sala Kent?

Así que me dirigí escalera arriba hacia la planta donde estaba la sala Kent, que era la de neurología. Por razones que sólo ellos conocen, la dirección del hospital ha reorganizado recientemente la distribución de nuestras camas y transformado la mitad de la planta femenina de neurocirugía en pabellón para pacientes de neurología víctimas de derrames cerebrales, lo que supone recolocar a nuestros pacientes desplazados en la sala de neurología del piso superior. Así que subí penosamente la escalera hacia la sala en cuestión. La puerta estaba cerrada, y advertí que me había dejado la tarjeta magnética en casa, de modo que llamé al timbre que había a un lado. Tuve que esperar varios minutos, hasta que por fin la cerradura emitió un zumbido y pude abrir la puerta con un empujón. Recorrí el pasillo de paredes amarillas con las habitaciones de pacientes a un lado, cada una con sus seis camas muy juntas, como compartimentos en un establo.

—¿Tiene a alguno de los pacientes que he de operar mañana? —pregunté esperanzado a un enfermero alto sentado al mostrador.

Me miró con recelo.

—Soy el doctor Marsh, el jefe del servicio de Neurocirugía —añadí con irritación, al ver que no me reconocían en mi propio hospital.

—La encargada hoy es Bernadette, está duchando a una paciente —respondió como si todo aquello le aburriera.

Así que esperé hasta que Bernadette, que llevaba unas botas blancas de goma y un delantal de plástico, salió de las duchas conduciendo a una anciana encorvada que caminaba con un andador.

—Ah, doctor Marsh —dijo con una sonrisa—. ¿Está buscando a sus pacientes, como siempre? Esta noche no tenemos a ninguno.

—Me estoy volviendo loco con todo esto —repuse yo—. No sé ni por qué me molesto. Llevo veinte minutos buscando a una paciente y aún no he conseguido encontrarla. Quizá ni siquiera llegaba esta noche, al fin y al cabo.

Bernadette me ofreció una sonrisa compasiva.

Encontré al segundo paciente, el médico joven, sentado ante una mesa de la terraza a la que daban las salas quirúrgicas de hombres y mujeres. Estaba trabajando con su portátil.

Los planos originales para esta ala del hospital, construido diez años atrás, eran para un edificio mayor del que acabó levantándose. Se edificó según el programa de financiación privada en el sector público del que era partidario el gobierno del momento e, igual que en la mayoría de esa clase de programas, el proyecto del edificio era anodino y poco original. Tampoco salió barato, ya que esos programas habían resultado un método muy costoso de construir edificios públicos de segunda fila. Algunos consideran que esa clase de iniciativas privadas en el sector público constituían todo un crimen económico, aunque nadie se hacía responsable de ello. Ahora ha quedado claro que aquellos programas formaban parte de la misma cultura de endeudamiento frenético que nos endilgó cosas como las Obligaciones Garantizadas de Deuda y las Permutas de Incumplimiento Crediticio, y todas las demás siglas indescifrables de entidades deshonestas y sus derivados financieros que nos han llevado —aunque no a los banqueros, por supuesto— al borde de la ruina.

Se habían suprimido varias partes del proyecto, y como resultado de ello ahora teníamos unas insólitas y enormes terrazas en el exterior de las salas de pacientes. La dirección del hospital, sin embargo, no lo consideró una oportunidad para mejorar la experiencia hospitalaria de las personas que estaban ingresadas, sólo les pareció que entrañaban un riesgo de suicidio. Se prohibió que los pacientes y el personal salieran a las terrazas, y las puertas de vidrio que daban a ellas se mantuvieron cerradas con llave durante mucho tiempo. Lograr que se elevaran un poco las barandillas de vidrio de una serie de terrazas, para volverlas «a prueba de suicidio», me llevó muchos años de campaña y grandes sumas de dinero procedente de colectas benéficas, dinero que luego acabó en manos de la compañía privada que había construido el edificio, y del que era propietaria. Sólo después de eso conseguí que aquella área hasta entonces cerrada a cal y canto se convirtiera en una especie de azotea ajardinada. Ha resultado muy popular, tanto entre el personal como entre los pacientes, y durante los fines de semana de verano, si el tiempo acompaña, se contempla el alegre espectáculo de casi todas las camas de la sala vacías, con los pacientes y sus familias fuera en la terraza, rodeados de plantas verdes y arbolillos, y protegidos por las grandes sombrillas que hice instalar allí.

Este paciente en concreto era un cirujano oftalmólogo de cuarenta y pocos años. Hombre amable y simpático, como acostumbran a serlo los cirujanos oftalmólogos, que parecía más joven de lo que era y tenía tres hijos pequeños, como yo bien sabía. Trabajaba en el norte, pero había decidido tratarse lejos de su propio hospital. Cinco años atrás, había sufrido un ataque epiléptico, y un escáner reveló un tumor en el cerebro, en la parte de atrás, en el lado derecho. Lo había operado y conseguí extraer gran parte del tumor, pero los análisis revelaron que era de los que crecían de nuevo con el tiempo y se volvían malignos. Se había recuperado bien, aunque tardó algún tiempo en recobrar la confianza suficiente para volver a trabajar. Él sabía que el tumor reaparecería, pero ambos teníamos la esperanza de que tardara más de cinco años en hacerlo. Se sometió a radioterapia después de la primera operación y desde entonces había estado bien. Sin embargo, días atrás un reciente escáner rutinario de seguimiento reveló que el tumor estaba creciendo de nuevo y que además parecía maligno. Otra cirugía podía concederle algo de tiempo, pero no era probable que fueran más de cinco años.

Me senté junto a él. Alzó la vista de su portátil.

—Allá vamos, otra vez —dijo con una sonrisa triste.

—Bueno, es sólo una pequeña recidiva —respondí.

—Sé que es incurable —dijo con amargura—, pero sacarás todo lo que puedas, ¿verdad? —Y, señalándose la cabeza, añadió—: De esta cosa que está acabando conmigo lentamente.

—Sí, por supuesto —contesté, y le tendí el formulario de consentimiento informado para que lo firmara.

Como solían hacer todos los pacientes, apenas le echó un vistazo y garabateó su firma en el sitio que le indiqué. Había venido a verme a mi consulta para pacientes externos varias semanas antes y ya habíamos hablado de los detalles de la operación. Ambos sabíamos lo que le esperaba, y no hubo más que añadir. Los médicos se tratan unos a otros con una compasión un tanto adusta. Las normas generales de distanciamiento profesional y superioridad se habían transgredido, y la dolorosa verdad no podía disimularse. Cuando los médicos se convierten en pacientes, saben que los colegas que los tratan no son infalibles, y si la enfermedad es mortal no pueden hacerse ilusiones sobre lo que les espera. Son perfectamente conscientes de que las cosas malas suceden, y de que los milagros nunca se producen.

No puedo ni imaginar lo que yo pensaría o sentiría si supiera que un tumor maligno empezaba a hacerme trizas el cerebro.

—Eres el primero en mi programación de mañana —le dije, mientras apartaba la silla y me ponía en pie—. A las ocho y media en punto.

· · ·

Tres días antes, mis residentes habían ingresado a un alcohólico de unos cuarenta años al que sus vecinos habían encontrado en el suelo de su casa. Había sido víctima de un síncope y tenía la parte izquierda del cuerpo paralizada. Habíamos hablado de su caso en la reunión matinal, en los términos algo sarcásticos que a menudo utilizan los cirujanos cuando hablan de alcohólicos y drogadictos. Eso no significa necesariamente que no nos preocupen estos pacientes, pero como resulta tan fácil considerar que han provocado su propia desgracia, podemos evitar la carga que supone sentir compasión por ellos.

El escáner cerebral había mostrado un glioblastoma hemorrágico.

—Vamos a ver si mejora con corticoesteroides, y esperemos también a que aparezca algún familiar o amigo —concluí.

—Parece que su mujer lo echó de casa hace algún tiempo —explicó el residente que presentaba el caso—. Porque empinaba el codo.

—¿Era un maltratador? —preguntó alguien.

—No lo sé.

Lo encontré despatarrado en su cama. Su parálisis parecía haber mejorado un poco gracias a los corticoesteroides. Era algo más joven que yo, tenía sobrepeso y su cara estaba hinchada y enrojecida; además, su larga melena canosa se veía sucia y desgreñada. Tuve que hacer un esfuerzo para sentarme junto a él en la cama. No me apetecía nada la conversación que íbamos a mantener, y siempre es más sencillo quedarse de pie junto a la cama, cual figura imponente, y marcharse lo más pronto posible.

—Señor Mayhew —dije—, soy Henry Marsh, el jefe de servicio. ¿Qué le han dicho hasta ahora sobre por qué está aquí?

—Me han dicho cinco cosas diferentes —respondió un tanto desesperado—. No sé...

Arrastraba las palabras a causa de la parálisis y todo el lado izquierdo de su rostro era una mueca torcida.

—Bueno, ¿qué ha entendido?

—Que tengo un tumor en la cabeza.

—Me temo que eso es cierto.

—¿Es cáncer?

Éste es siempre un punto crítico en esta clase de conversaciones. Debo decidir si comprometerme y embarcarme en un largo y doloroso diálogo, o hablar con ambigüedades, eufemismos y un lenguaje técnico oscuro y marcharme rápido, sin dejar que el sufrimiento del paciente y su enfermedad me conmuevan y contaminen.

—Me temo que es probable que lo sea —respondí.

—¿Voy a morir? —exclamó entonces, cada vez más alarmado—. ¿Cuánto tiempo me queda?

Empezó a llorar.

—Quizá unos doce meses... —dije en un susurro.

Me arrepentí al instante de mis palabras, alarmado ante su falta de compostura. Me resultaba muy difícil consolar a un hombre como aquél, gordo, alcohólico y patético, que se enfrentaba de repente a una muerte inminente. Sabía que yo estaba siendo torpe e incompetente.

—¿¡Voy a morir dentro de doce meses!?

—Bueno, he dicho «quizá». Siempre hay alguna esperanza...

—Pero usted sabe lo que es, ¿no? Usted es el experto aquí, ¿no es eso? ¡Voy a morir!

—Vale, estoy seguro al noventa por ciento. Pero podemos... —continué, recurriendo al plural que tanto les gusta utilizar a policías, burócratas y médicos, y que nos absuelve de cualquier responsabilidad personal al liberarnos de la horrible carga de la primera persona del singular— ...quizá podríamos ayudarlo con una operación.

Él no dejaba de llorar.

—¿Tiene familia? —pregunté, aunque ya sabía la respuesta.

—Estoy solo —respondió entre lágrimas.

—¿Hijos?

—Sí.

—¿No cree que querrán venir a verlo? ¿Ni siquiera ahora que está enfermo? —insistí.

Una vez más, me arrepentí al instante de lo que acababa de decir.

—No.

Volvió a brotar de él un mar de lágrimas. Esperé a que parara, y permanecimos sentados en silencio durante unos largos segundos.

—¿De modo que está solo?

—Sí —respondió—. ¿Sabe qué? Yo antes trabajaba en un hospital. Voy a morir en uno, ¿no es eso? Con todas las meadas y la mierda... Yo sólo quiero fumarme un cigarrillo. Acaba de decirme que voy a morir. Quiero un pitillo.

Mientras decía eso, hizo un gesto desesperado con la mano sana, como si estuviera fumando y su vida dependiera de ello.

—Tendrá que pedírselo a las enfermeras, se supone que aquí no puede fumar nadie —contesté.

Pensé en todos los letreros de «Prohibido fumar» que había en el hospital, y en los grandes carteles rojos y negros que lo reciben a uno al llegar a la puerta principal y que parecen gritar: «¡Apágalo!»

—Iré a hablar con ellas.

Me fui en busca de alguna enfermera del equipo que pudiera comprenderlo.

—Acabo de decirle al pobre señor Mayhew que va a morir —le dije a una de ellas como disculpándome—. Se muere por un pitillo. ¿Puedes ayudarlo?

Asintió en silencio.

Al cabo de un rato, cuando salí de la sala y enfilé pasillo abajo, vi a dos enfermeras ayudándolo a levantarse para sentarlo en una silla de ruedas. Mientras lo sacaban de la cama, empezó a gritar.

—¡Acaba de decirme que voy a morir! Voy a morir... ¡No quiero morir!

Debe de existir un sitio secreto en el hospital al que pueden llevar a los pacientes paralizados y en silla de ruedas a fumar un pitillo. Me alegró saber que el sentido común y los buenos sentimientos seguían reinando entre las enfermeras.

Hace tres años, construí una buhardilla en mi casa. Instalé claraboyas inclinadas y unas puertas acristaladas que daban a un pequeño balcón cubierto, que había abierto aprovechando una parte del desván en la parte trasera de la casa y que rodeé con una pequeña balaustrada. Hay espacio para una sola silla y unas cuantas macetas, y me gusta sentarme allí en los atardeceres de verano cuando llego a casa del trabajo. De modo que me instalé allí al volver del hospital, con un gin tonic y la típica vista del sur de Londres con chimeneas, tejados de pizarra y unas cuantas copas de árboles que se extendían desde donde me encontraba. Bajo la luz que se desvanecía, veía pájaros que revoloteaban entre los árboles de los jardines traseros que tenía debajo, y las tres colmenas que tenía delante de mi pequeño cobertizo. Pensé en mis pacientes. Pensé en mi colega, el cirujano oftalmólogo, y acto seguido en el hombre al que acababa de comunicarle su sentencia de muerte. Pensé en cómo había entendido al instante que nunca volvería a casa, que su familia, con la que no mantenía ningún contacto, nunca lo visitaría, que moriría al cuidado de unos desconocidos en algún sitio impersonal y ajeno. Pensé en cómo me alejé de él en cuanto pude... Pero ¿qué otra cosa podría haber hecho? Mientras se ponía el sol, oí cantar a pleno pulmón a un mirlo que se había posado en el tejado de la casa de al lado.

Las tres operaciones que llevé a cabo al día siguiente fueron sencillas y no presentaron complicaciones. Resultó que, al fin y al cabo, la mujer con meningioma sí había estado el domingo por la noche en una de las otras salas.

Unos días más tarde, después de que hubiese operado al alcohólico señor Mayhew, y cuando ya lo habían trasladado de mi sala a otra planta, lo vi a lo lejos al entrar en el hospital. Una enfermera empujaba su silla de ruedas hacia la cafetería. Me hizo un gesto con el brazo sano, y no supe decir si era de saludo o de despedida. No volví a verlo nunca.

25

Anestesia dolorosa

f. *Med.* Dolor espontáneo e intenso en un área anestesiada.

Durante el verano en el que me caí por la escalera y me
rompí la pierna hubo una ola de calor, que llegó a su fin con
una breve tormenta a primera hora de una mañana. Yo estaba en la cama, escuchando alegremente el retumbar de los
truenos en la ciudad aún silenciosa. Me habían quitado el
yeso el día anterior, para reemplazarlo por una gran bota
hinchable de plástico y velcro que parecía digna de un soldado imperial de *La guerra de las galaxias*. Era un armatos-
te, pero por lo menos podía caminar con ella y quitármela
por las noches. Se me hacía extraño volver a «reunirme» con
mi pierna tras una ausencia de seis semanas, embutida como
había estado en su cáscara de fibra de vidrio. La acaricié y
la froté mientras yacía en la cama oyendo cómo arreciaba la
lluvia, e intenté de trabar de nuevo amistad con ella. Estaba rígida, morada e hinchada; apenas la reconocía y parecía
curiosamente ajena a mí. La investigación neurocientífica
reciente ha demostrado que, apenas unos días después de
que se haya perdido o inmovilizado un miembro, el cerebro
empieza a renovar sus conexiones, y otras áreas del mismo
pasan a controlar la zona que ocupaba la extremidad en

cuestión, ahora superflua e inútil. La sensación de distanciamiento que tenía de mi propia pierna se debía probablemente a dicho fenómeno, conocido como «neuroplasticidad», por el que el cerebro se encuentra en un proceso de cambio constante.

Al cabo de un mes de baja, pude ir otra vez en bicicleta al trabajo, luciendo con orgullo mi bota de soldado imperial ante el tráfico que me adelantaba. Aquel primer día en el hospital era un jueves, mi día de pacientes externos, de modo que, después de la reunión de la mañana, estaría en la consulta.

Una vez más, los internos en prácticas que asistieron a la reunión eran todos nuevos y no reconocí a ninguno. Uno de ellos presentó el primer caso.

—Anoche sólo hubo un ingreso —comentó mirando la pantalla de imágenes radiológicas que tenía delante, y añadió—: Y no es muy interesante.

Estaba despatarrado en la silla, dándonos la espalda, y trataba de aparentar aplomo, pero sólo parecía un adolescente torpe.

—¡Jamás digas eso! —exclamé—. ¿Tú quién eres, por cierto? Y ¿qué quieres ser de mayor?

Esta última era la clásica pregunta que les hacía a todos los médicos nuevos.

—Cirujano ortopeda —contestó.

—Siéntate bien y míranos a la cara cuando hables —solté.

Añadí que el progreso de su carrera en la medicina iba a depender en gran medida de la imagen que ofreciera y de lo bien que presentara los casos en reuniones como la nuestra.

Me volví hacia los residentes y les pregunté si estaban de acuerdo. Todos rieron educadamente para demostrar que sí lo estaban. Sólo entonces le dije al médico en prácticas al que acababa de regañar que nos hablara sobre el paciente que había ingresado durante la noche.

Se volvió hacia nosotros, un poco avergonzado.

—Se trata de una mujer de setenta y dos años que sufrió un síncope estando en su casa.

Mientras hablaba, iba toqueteando el teclado que tenía delante, y en la pared empezó a proyectarse un escáner cerebral.

—¡Espera! —exclamé—. Conozcamos unos cuantos datos más antes de ver el escáner. ¿Sabemos algo de su historia clínica anterior? ¿Estaba en forma? ¿Se valía por sí misma a su edad? ¿Qué quieres decir con que sufrió un síncope?

—Por lo visto vivía sola, se autoabastecía y tenía capacidad automotora.

—¿Se autoalimentaba también? —dije con ironía—. ¿Y se autolimpiaba, como un horno moderno? ¿Se lavaba el trasero ella sola? Venga ya, habla en nuestra lengua, no como un gerente. ¿Tratas de decirnos que puede cuidar de sí misma y caminar sin ayuda?

—Sí —contestó el joven.

—Vale, y ¿qué pasó?

—Su hija la encontró en el suelo cuando fue a visitarla. No se sabe a ciencia cierta cuánto tiempo llevaba allí.

—Bueno, ¿y cuál es el diagnóstico diferencial cuando una persona mayor sufre un colapso?

El joven médico en prácticas recitó de un tirón una larga lista de causas y condiciones.

—¿Y en qué punto estaba en la Escala de Coma de Glasgow?

—En el cinco.

—¡No utilices cifras! No sirven para nada. ¿Qué era capaz de hacer, exactamente?

—No abría los ojos como reacción al dolor, no emitía sonidos ni flexionaba los músculos.

—Eso está mejor —dije con tono de aprobación—. Ahora sí que entiendo cómo estaba. ¿Tenía un déficit neurológico cuando la viste anoche al ingresar?

El joven pareció avergonzado.

—No lo comprobé.

—¿Cómo sabes entonces el grado de coma?

—Fue lo que dijeron los médicos del hospital de su zona... —Se interrumpió, abochornado.

—Deberías haberla examinado tú mismo. —Entonces, sintiendo la necesidad de ponerle una zanahoria al palo, añadí—: Pero estás aquí para aprender.

Me volví hacia los residentes especialistas, que estaban disfrutando con aquel ritual de enseñanza mediante el sistema de tomarle el pelo a un interno.

—¿Quién estaba de guardia anoche?

David, uno de los especialistas que casi había completado sus seis años de residencia, declaró que era él quien había estado de guardia para Urgencias.

—Tenía una hemiplejía derecha —añadió—. Y el cuello un poco rígido, además.

—¿Qué otros posibles indicios advertiríamos en un examen si hubiese tenido una hemorragia subaracnoidea?

—Pueden tener una hemorragia subhialoidea en los ojos.

—¿La tenía ella?

—No lo comprobé. El oftalmoscopio de la sala se perdió hace siglos...

El escáner cerebral de la mujer apareció ante nuestros ojos.

—¡Mierda! —solté al verlo—. Pero ¿por qué la aceptaste? Eso es una hemorragia masiva en el hemisferio dominante, tiene setenta y dos años, está en coma... No vamos a tratarla ni en broma, ¿no?

—Bueno, doctor Marsh —respondió David con un leve tono de disculpa—, según el hospital que la enviaba tiene sesenta y dos años. Había sido profesora de universidad. Una mujer muy lista, por lo que comentó la hija.

—Vaya, pues no va a volver a ser lista nunca más —intervino el colega sentado a mi lado.

—En cualquier caso —prosiguió David—, teníamos varias camas vacías, y los gestores de camas trataban de poner en ellas a pacientes que no eran de neuro...

Pregunté si había habido algún otro ingreso.

—Los oncólogos nos enviaron a una mujer con melanoma —contestó Tim, otro residente, mientras se dirigía a la primera fila para sustituir al interno en prácticas.

Proyectó otro escáner cerebral en la pared que había ante nosotros. Mostraba dos grandes tumores irregulares, claramente inoperables. Los tumores múltiples son casi siempre metástasis de cánceres primarios de otros órganos, como la mama, el pulmón o, como en aquel caso, la piel. Su presencia significa el principio del fin, aunque el tratamiento puede prolongar la vida alrededor de un año en algunos casos.

—El informe de remisión dice que la paciente bebe ciento cuarenta unidades de alcohol por semana —nos contó Tim.

Vi a una interna en prácticas de la primera fila hacer mentalmente rápidos cálculos aritméticos.

—¡Eso son dos botellas de vodka al día! —dijo con cierto asombro.

—Hace dieciocho meses le sacaron un tumor metastásico en otro hospital —dijo Tim—. Y luego hizo radioterapia. Los oncólogos querían una biopsia.

Le pregunté qué les había dicho.

—Pues que eran inoperables y que no hacía ninguna falta una biopsia. Es obvio que son metástasis del melanoma. Para eso ya más vale que hagan el diagnóstico post mórtem.

—Me encanta esa actitud tan positiva —comentó el colega sentado a mi lado—. Bueno, y ¿cuál sería el mensaje para los oncólogos?

—¡Que siga bebiendo! —exclamó alguien alegremente desde el fondo de la habitación.

No había más casos que debatir, de modo que salimos en fila de la sala de radiología para iniciar la jornada de trabajo.

Me detuve en mi despacho a coger la grabadora de dictado.

—¡No olvides quitarte la corbata! —gritó Gail desde su oficina.

El nuevo director general de la fundación hospitalaria, el séptimo desde que me había convertido en especialista, se tomaba especialmente en serio las veintidós páginas de normas de indumentaria de la institución, y a mis colegas y a mí nos habían amenazado hacía poco con tomar medidas disciplinarias contra nosotros por llevar corbata y reloj. No hay pruebas científicas de que los especialistas con corbata y reloj contribuyan a incrementar las infecciones hospitalarias, pero el director general se tomaba tan en serio el asunto que había empezado a disfrazarse de enfermero y a seguirnos en nuestras rondas por las salas, negándose a dirigirnos la palabra y garabateando montones de notas. Sin embargo, sí llevaba su distintivo de director general, supongo que para evitar que alguien lo obligara a vaciar una cuña.

—¡Y el reloj! —añadió Gail muerta de la risa cuando yo salía con decisión a ver a mis pacientes.

Los pacientes externos esperan en una sala grande y sin ventanas en la planta baja. Suele haber muchos, sentados en hileras en obediente silencio, porque en el nuevo departamento centralizado de Externos hay muchas consultas funcionando al mismo tiempo. El sitio tiene todo el encanto de una oficina del paro, aunque con el detalle añadido de un portarrevistas con folletos sobre cómo vivir con párkinson, prostatismo, síndrome del colon irritable, miastenia *gravis*, bolsas de colostomía y otras afecciones desagradables.

También hay dos grandes cuadros abstractos, uno en morado y otro en verde lima, que hizo colgar en las paredes la responsable de arte y decoración del hospital —una mujer entusiasta que siempre lleva pantalones de cuero negro—, con ocasión de la visita de un miembro de la familia real para la inauguración oficial del nuevo edificio, unos años atrás.

Los pacientes que esperaban me observaron cuando pasé ante ellos hacia mi consulta. Lo primero que vi al entrar en ella fue una torre de Babel de carpetas multicolores que contenían las historias clínicas de los pacientes, llenas a reventar de fajos de páginas con las esquinas dobladas, en las que los resultados relevantes más recientes rara vez se han archivado, y, si se ha hecho, ha sido de forma que suele costar muchísimo encontrarlos. Puedo enterarme —normalmente sin orden ni concierto— de las circunstancias del parto de mis pacientes, y quizá de sus afecciones ginecológicas, dermatológicas o cardiológicas, pero rara vez encuentro información sobre la fecha en que los operé o el análisis del tumor que les extraje. Con el tiempo, he aprendido que suele ser mucho más rápido preguntarles esas cosas a ellos mismos. La fundación tiene que dedicar cantidades cada vez mayores de personal y recursos a la búsqueda, localización y transporte de historias clínicas. La mayor parte de ellas, debo precisar, consisten en gráficas de enfermería en las que se registra la excreción de secreciones corporales del paciente durante ingresos previos, y que ya no tienen ningún interés o importancia. Todos los días deben de circular verdaderas toneladas de esas historias clínicas por los hospitales públicos, en un extraño frenesí archivador —que le hace pensar a uno en los escarabajos peloteros— dedicado casi exclusivamente a la historia de las excreciones de los pacientes.

Mi consulta para pacientes externos es una curiosa combinación entre lo trivial y lo mortalmente serio. Es ahí donde visito a mis pacientes semanas o meses después de haberlos operado, a los nuevos que me envían de otros sitios o a los que hago un seguimiento a largo plazo. Van vestidos con su propia ropa, por supuesto, y los recibo como a iguales. Todavía no se han convertido en pacientes hospitalizados, esos que tienen que someterse a unos rituales que los despersonalizan, consistentes en que los ingresen, los etiqueten como pájaros o criminales cautivos y los metan en la cama como si fueran críos, con esas batas de hospital.

Siempre me he negado a que haya más gente en la consulta: ni estudiantes, ni residentes, ni enfermeros; sólo los pacientes y sus familias. Muchos de ellos tienen tumores cerebrales de crecimiento lento, demasiado profundos para operarlos, pero que no se desarrollan lo bastante deprisa como para justificar tratamientos paliativos contra el cáncer, como la radioterapia o la quimioterapia. Vienen a verme una vez al año para que les haga un escáner de seguimiento y compruebe si su tumor ha sufrido cambios o no. Sé que estarán aguardando en el exterior de la consulta, en la oscura y deprimente sala de espera, muertos de angustia, a que les dé mi veredicto. Unas veces puedo tranquilizarlos diciéndoles que nada ha cambiado; otras, el escáner muestra que el tumor ha crecido. La muerte está acechándolos, y yo trato de esconder a esa figura oscura que se acerca lentamente hacia ellos, o al menos de disfrazarla. Tengo que elegir mis palabras con muchísima cautela.

Puesto que la neurocirugía se ocupa de lesiones y enfermedades de la columna vertebral, además de las del cerebro, una parte de cualquier consulta de la especialidad se dedica a hablar con pacientes que tienen problemas de espalda, pocos de los cuales precisan cirugía. Cuando se trata de un paciente con un tumor cerebral, procuraré explicarle con delicadeza que su vida quizá está llegando a su fin, o que requiere una operación aterradora en la cabeza, mientras que si se trata de un caso de columna lo que le diré, intentando parecer comprensivo y nada crítico, es que su dolor de espalda quizá no sea un problema tan terrible como cree, y que es posible que la vida merezca vivirse a pesar de él. Las conversaciones que mantengo en la consulta son unas veces alegres, otras absurdas, y, en ocasiones, desgarradoras. Lo que nunca son, desde luego, es aburridas.

Tras haber examinado con cierta desesperanza el montón de historias clínicas, me senté y encendí el ordenador. Volví al mostrador de recepción para echar un vistazo a la lista de pacientes del consultorio y averiguar cuáles habían llegado, pero lo único que vi fue unas hojas de papel en blanco. Le pregunté al recepcionista dónde estaba mi lista. Pareció un poco avergonzado cuando levantó una de las páginas en blanco y reveló otra hoja debajo con los pacientes que acudirían a verme ese día.

—La dirección corporativa de pacientes no hospitalizados ha dicho que debemos mantener siempre tapados sus nombres para garantizar la confidencialidad. Es uno de esos objetivos que se han fijado. Nos han dicho que lo hagamos.

Llamé al primer paciente por su nombre, en voz bien alta y pasando la vista por las personas reunidas que esperaban para verme. Un joven y una pareja mayor se levantaron a toda prisa de sus sillas, con la actitud un poco angustiada y deferente que mostramos todos cuando vamos a ver a un médico.

—Lo que acabo de hacer no ha sido muy confidencial que digamos, ¿no? —murmuré con ironía, dirigiéndome al desventurado recepcionista—. Quizá habría que identificar a los pacientes sólo con números, como en las clínicas que tratan enfermedades venéreas, ¿no crees?

Me di la vuelta y me alejé del mostrador.

—Soy Henry Marsh —le dije al joven que se me acercaba, dejando de ser una víctima impotente y enojada de los objetivos gubernamentales para convertirme en un amable y educado cirujano—. Por favor, síganme.

Fuimos hasta la consulta, con sus ancianos padres cerrando la marcha.

Era un policía que, unas semanas atrás, había sufrido de repente, de la forma más inesperada, un ataque epiléptico que había cambiado su vida para siempre. Lo llevaron al departamento de Urgencias de su hospital, donde un escáner cerebral reveló la existencia de un tumor. Se había recuperado de la crisis epiléptica, y, como se trataba de un tumor pequeño, lo mandaron a casa y se puso en marcha el proceso para derivarlo al centro de neurocirugía regional. El volante médico en cuestión tardó lo suyo en llegar a mis manos, de modo que había tenido que esperar dos semanas a que yo pudiera visitarlo por fin. Dos semanas esperando, de hecho, para que le dijeran si iba a morir o no, pues ninguno de los médicos de su centro habría tenido los conocimientos suficientes sobre tumores cerebrales para interpretar su escáner de forma fiable.

—Por favor, siéntense —dije solícito, indicando las tres sillas ante mi escritorio, con su torre de carpetas y su lento ordenador.

Repasé brevemente el episodio epiléptico con él y su familia. Como suele ocurrir con esas crisis, había sido más aterradora para su madre, que la había presenciado, que para él mismo.

—Creí que iba a morirse —contó la mujer—. Dejó de respirar y se le puso la cara azul, aunque ya había mejorado un poco para cuando llegó la ambulancia.

—Sólo recuerdo que me desperté en el hospital —dijo el joven policía—. Y luego me hicieron ese escáner. Llevo desde entonces temiéndome lo peor.

Su expresión desesperada traslucía la esperanza de que yo pudiera salvarlo y el temor de que no fuera así.

—Echémosle un vistazo al escáner —dije.

Lo había visto dos días antes, pero veo tantos cada día que, cuando visito a un paciente, he de tener su escáner delante para no cometer errores.

—Esto puede tardar un ratito —añadí—. Las imágenes están en la red informática de su hospital, que está conectada con nuestro sistema...

Mientras hablaba, pulsaba una tecla tras otra para dar con el icono de la red radiológica de su hospital. Lo encontré y se abrió una ventanita para introducir la contraseña. Ahora necesito tantas contraseñas para poder hacer mi trabajo diario que he perdido la cuenta. Me pasé cinco minutos intentando entrar en el sistema, pero no lo conseguí. Era dolorosamente consciente de la angustia del paciente y su familia, que no me quitaban ojo y esperaban para saber si iba a leerle o no su sentencia de muerte.

—En el pasado, todo esto era mucho más fácil... —dije a modo de disculpa, señalando el negatoscopio, ahora superfluo, que había frente a mi escritorio—. Sólo hacían falta treinta segundos para poner ahí una radiografía. He probado con todas las contraseñas que recuerdo, maldita sea...

Podría haber añadido que la semana anterior había tenido que mandar a casa a cuatro de los doce pacientes de la consulta sin haber podido ver sus escáneres, con lo que sus visitas no habían servido para nada y ellos habían acabado más angustiados y descontentos si cabe.

—En la policía pasa lo mismo —comentó el paciente—. Todo está informatizado y no paran de decirnos lo que debemos hacer, pero nada funciona tan bien como antes...

Llamé a Gail, que tampoco pudo resolver el problema. Me dio el número del departamento de Radiología, pero cuando llamé, me encontré con un contestador automático.

—Disculpen —dije—. Voy al piso de arriba a ver si consigo que una secretaria de Radiología me eche una mano.

Crucé a toda prisa la sala de espera del sótano, llena de pacientes, y subí corriendo dos tramos de escaleras hasta el departamento de Radiología; así se llega más deprisa que con los ascensores y te ahorras la voz que te dice con tono paternalista que te laves las manos.

—¿Dónde está Caroline? —exclamé al llegar ante el mostrador de recepción, un poco jadeante.

—Ah, pues andará por alguna parte —fue la respuesta.

Así que me dediqué a buscarla por el departamento y, cuando por fin la encontré, le expliqué el problema.

—¿Has probado con tu contraseña?

—¡Claro que he probado con mi contraseña!

—Bueno, pues prueba con la de Johnston. Suele funcionar. Es «A tomar por culo 45». Detesta los ordenadores.

—¿A qué viene el cuarenta y cinco?

—Es el número de meses que han pasado desde que adoptamos ese sistema informático hospitalario, y hay que cambiar la contraseña cada mes —explicó Caroline.

Así que eché a correr pasillo abajo, bajé de nuevo por la escalera y volví a cruzar ante todos los pacientes hasta la consulta.

—Por lo visto, la mejor contraseña es «A tomar por culo 45» —les dije al paciente y a sus padres, que aún esperaban para oír su posible sentencia de muerte y soltaron unas risitas nerviosas.

Tecleé obedientemente «A tomar por culo 45», pero, tras pensárselo un poco y decirme que estaba «comprobando mis datos de usuario», el ordenador me dijo que esa contraseña no era correcta. Probé a teclear «A tomar por culo 45» de muchas formas distintas: con mayúsculas, con minúsculas, con espacios, sin espacios. Introduje «A tomar por culo 44» y «A tomar por culo 46», pero todo fue en vano. Salí a la carrera hacia el piso de arriba por segunda vez, seguido por las miradas curiosas y angustiadas de los pacientes de la sala de espera. La consulta iba ahora con retraso, y el número de pacientes que esperaban aumentaba más y más.

Volví al departamento de Radiología y encontré a Caroline sentada ante su escritorio. Le dije que «A tomar por culo 45» no funcionaba.

—Vaya... —contestó con un suspiro—. Será mejor que baje contigo y eche un vistazo. A lo mejor te has equivocado y has puesto «A tomar por *el* culo».

Bajamos juntos y fuimos hasta la consulta.

—Ahora que lo pienso —dijo Caroline—, igual ya se ha cambiado a «A tomar por culo 47».

Tecleó esto último, y el ordenador, tras haber quedado satisfecho con la comprobación de mis datos de usuario —aunque eran en realidad los del señor Johnston—, descargó por fin el menú del departamento de Radiología del hospital del paciente.

—¡Lo siento! —exclamó Caroline con una carcajada cuando salía de la habitación.

—¡Debería habérseme ocurrido a mí! —respondí sintiéndome muy estúpido.

Descargué entonces las imágenes del cerebro de mi paciente. Sin duda me había llevado un buen rato tener el escáner en la pantalla de mi ordenador, pero no tardé mucho en interpretarlo. Mostraba una anomalía, una especie de pelotita blanca que comprimía el hemisferio izquierdo del cerebro.

—Bueno —dije por fin, consciente de la angustia que habría sufrido el paciente las dos semanas anteriores, y muy especialmente los últimos cincuenta minutos—, no parece que sea cáncer... creo que todo va a salir bien.

Al oírme decir eso, los tres se echaron un poco hacia atrás en sus asientos. La madre tendió una mano para asir la de su hijo, y se sonrieron mutuamente. Yo también sentía un alivio considerable. A menudo me veo obligado a hacer llorar a la gente que se sienta frente a mí en la consulta para pacientes externos.

Les dije que tenía casi la certeza de que era un tumor benigno y que haría falta operar para extraerlo. Luego añadí, con cierto tono de disculpa, que la intervención tenía sus riesgos, y graves. No quería alarmarlos y, procurando ser lo más delicado posible, les expliqué que el riesgo de dejarle el lado derecho del cuerpo paralizado, como si hubiera sufrido una embolia, y quizá sin la capacidad de hablar, «no pasaba del cinco por ciento». Sonaba muy distinto que si le hubiese dicho que el riesgo «era nada menos que del cinco por ciento», con el tono desalentador correspondiente.

—Todas las operaciones tienen sus riesgos —dijo su padre, como hacen casi todos en ese punto de la conversación.

Estuve de acuerdo, pero señalé que había riesgos más graves que otros, y que el problema de la cirugía del cerebro era que, aunque sólo salieran mal pequeños detalles, las consecuencias podían ser desastrosas. Cuando la operación va mal, el índice de desastre para el paciente es del cien por cien, pero para mí sigue siendo del cinco por ciento.

Asintieron en silencio. Pasé a contarles entonces que los riesgos de la operación eran mucho menores que los de no hacer nada y dejar que el tumor aumentara de tamaño, pues estaba demostrado que, con el tiempo, incluso los tumores benignos pueden resultar mortales si crecen lo suficiente, ya que el cráneo es una caja sellada y sólo hay un espacio limitado en la cabeza.

Hablamos un poco más sobre los aspectos prácticos de la operación, y luego los acompañé al despacho de Gail.

El siguiente paciente era una madre soltera con dolor de espalda, que se había sometido en el sector privado a dos operaciones absolutamente desaconsejables. Existe un término bien conocido, el de «síndrome de espalda fallida», para referirse a la gente con dolor de espalda que se ha sometido a cirugía vertebral que no ha funcionado (y que en muchos casos parece haber empeorado el dolor).

Se trataba de una mujer delgada, con la expresión angustiada de alguien que sufre un dolor constante y una profunda desesperación. En la consulta para pacientes externos, hace mucho que aprendí a no hacer distinciones —como siguen haciendo algunos médicos que se creen superiores— entre el dolor «real» y el «psicológico». Todos se producen en el cerebro y lo único que los distingue, aparte de su intensidad, es qué tratamiento puede conseguir los mejores resultados o, más especialmente, cuando se trata de mi consulta, si van a mejorar o no con la cirugía. Sospecho que a muchos pacientes míos les iría mejor con alguna clase de tratamiento psicológico, pero no es algo que yo esté en posición de ofrecer en una ajetreada consulta quirúrgica, aunque sí me encuentro a menudo teniendo que dedicar más tiempo a los pacientes con dolor de espalda que a los que tienen tumores cerebrales.

La mujer se echó a llorar mientras hablaba.

—Tengo más dolor que nunca, doctor —aseguró, y su anciana madre, sentada a su lado, asintió con gesto ansioso—. No puedo seguir así.

Le hice las preguntas habituales sobre el dolor, una lista de ellas que uno aprende pronto como estudiante de Medicina: cuándo había empezado, si se extendía a las piernas, qué tipo de dolor era, etcétera. Cuando uno tiene experiencia, a menudo puede predecir las respuestas con sólo mirar al paciente, y en cuanto vi el rostro lloroso y enojado de aquella mujer cuando me siguió cojeando con dramatismo por el pasillo hasta la consulta, supe que no iba a poder ayudarla. Observé el escáner de su columna, que revelaba espacio de sobra para los nervios, pero también las excavaciones y el burdo andamiaje metálico que le había insertado mi colega cirujano de otro hospital.

Le expliqué que, cuando una operación falla, pueden sacarse dos conclusiones diametralmente opuestas: la primera es que no se ha hecho bien y hace falta repetirla, y la segunda, que ya de entrada la cirugía no iba a ser la solución. Le dije que no me parecía que una intervención más fuera a ayudarla.

—Pero no puedo seguir así —respondió con indignación—. No puedo hacer la compra, no puedo cuidar de los niños.

Las lágrimas empezaron a surcar de nuevo sus mejillas.

—Eso lo tengo que hacer yo —intervino la madre.

Con pacientes así, cuando sé que me es imposible ayudarlos, lo único que puedo hacer es quedarme ahí sentado tratando de evitar que se me vayan los ojos hacia la ventana para ver, más allá del aparcamiento y la carretera que rodea el recinto hospitalario, el cementerio que hay al otro lado. Me limito a esperar a que viertan toda su desdicha ante mí y a que terminen. Entonces tengo que encontrar palabras que expresen compasión de algún modo para dar por terminada aquella conversación imposible, y sugerir al paciente que su médico de cabecera lo derive a la clínica del dolor, aunque con pocas esperanzas de que su trastorno tenga cura.

—En la situación en que se encuentra su espalda no hay nada peligroso —le dije.

Me guardé muy mucho de decirle que el escáner era normal, algo que pasa con frecuencia. Luego pronuncié un pequeño discurso sobre los beneficios del ejercicio y, en muchos casos, de la pérdida de peso, aunque este último consejo rara vez es bien recibido. No trato de juzgar a esas personas infelices, como sí hacía cuando era más joven; ahora sólo experimento cierta sensación de fracaso y a menudo también una absoluta desaprobación hacia los cirujanos que han operado a pacientes así, en especial cuando se ha hecho, como ocurre a menudo, por dinero y en el sector privado.

· · ·

La siguiente paciente era una mujer de cincuenta y tantos, a quien un colega retirado ya hacía mucho le había extirpado veinte años atrás un gran tumor cerebral benigno. Le habían salvado la vida, pero la habían dejado con un dolor facial crónico. Todas las formas posibles de tratamiento habían fallado. El dolor se había producido porque se había cercenado el nervio sensorial de un lado de la cara al realizar la resección del tumor, un problema a veces inevitable para el que los cirujanos utilizan el término «sacrificio». Eso deja al paciente con un grave entumecimiento en ese lado de la cara, un fenómeno desagradable, aunque la mayoría de gente llega a aceptarlo. No obstante, algunos pacientes no lo hacen, y el entumecimiento llega a ser tan doloroso que resulta insoportable. El término latino para eso, *anaesthesia dolorosa*, expresa la naturaleza paradójica del problema.

Aquella paciente también habló por los codos: describió los muchos tratamientos y fármacos fallidos con los que había experimentado a lo largo de los años, así como la inutilidad de los médicos.

—Tiene que cortarme ese nervio, doctor —dijo—. No puedo seguir así.

Traté de explicarle que el problema había surgido precisamente porque le habían cortado el nervio, y le hablé del dolor fantasma en un miembro, un dolor muy intenso que quienes han sufrido amputaciones experimentan en un brazo o una pierna que ya no existen en el mundo exterior, pero sí todavía como pauta de impulsos nerviosos en el cerebro. Traté de explicarle que el dolor estaba en su cerebro y no en su cara, pero no lo entendió en absoluto y, a juzgar por su expresión, probablemente pensó que yo le quitaba importancia a su dolor porque eran «imaginaciones» suyas. Salió de la consulta tan enfadada e insatisfecha como había entrado.

· · ·

Uno de los varios pacientes a quienes hacía visitas regulares de seguimiento era Philip, un hombre de cuarenta y tantos al que había operado doce años antes. Le había extraído la mayor parte del tumor, pero ahora estaba volviendo a crecer. Poco tiempo antes se había sometido a quimioterapia, que puede retrasar el índice de recurrencia, pero ambos sabíamos que el tumor acabaría matándolo. Habíamos hablado sobre el asunto en ocasiones anteriores, y no se ganaría gran cosa con una nueva intervención. Como yo llevaba muchos años tratándolo, habíamos llegado a conocernos bien.

—¿Cómo está tu mujer? —fue lo primero que me dijo cuando entró en la consulta.

Recordé que, cuando nos habíamos visto un año antes, la policía me había llamado en plena conversación para decirme que mi segunda esposa, Kate, a quien había conocido un año después de que se rompiera mi primer matrimonio, acababa de ingresar en mi propio hospital tras una crisis epiléptica. «No hay de qué preocuparse», había añadido el policía tratando de ser amable.

Concluí a toda prisa la consulta con Philip y salí pitando hacia el departamento de Urgencias de mi hospital, donde me encontré con una Kate casi irreconocible, con la cara cubierta de sangre seca. Había tenido la crisis epiléptica en el centro comercial de Wimbledon, y se había mordido el labio inferior hasta atravesarlo con los dientes. Por suerte, no había sufrido lesiones graves, y un colega de cirugía plástica le cosió la herida. Luego le concerté una visita con un neurólogo del hospital.

Fue una época complicada. Muchos tumores cerebrales delatan su presencia mediante crisis epilépticas, como yo sabía demasiado bien, y por la experiencia vivida con mi hijo también era consciente de que el hecho de ser médico no nos volvía inmunes —ni a mí ni a las personas que quería—

a las enfermedades que padecían mis pacientes. No compartí esos pensamientos con Kate y le dije que el escáner era una mera formalidad, confiando así en ahorrarle un poco de ansiedad. Kate es antropóloga y escritora de éxito, sin formación médica, pero yo había subestimado su capacidad de observación. Más adelante, me contó que había llegado a tener los conocimientos de neurocirugía suficientes para saber que los tumores cerebrales a menudo hacen su «entrada en escena» con una crisis epiléptica. Hubo que esperar una semana para que le hicieran un escáner, durante la cual tuvimos buen cuidado de ocultarnos mutuamente nuestros temores. El escáner salió bien: no había ningún tumor. No me siento nada cómodo al pensar que tantos de mis pacientes tengan que pasar por el mismo infierno que pasamos Kate y yo cuando esperábamos los resultados de aquel escáner, y la mayoría de ellos tienen que esperar mucho más de una semana.

Me emocionó que Philip se hubiera acordado de aquello, y le contesté que Kate se encontraba bien y que su epilepsia estaba bajo control. Me contó que él continuaba teniendo crisis de poca importancia varias veces por semana, y que su negocio estaba en quiebra porque se había quedado sin carnet de conducir.

—Eso sí, con la quimio he perdido un montón de kilos —añadió riendo—. Tengo mucha mejor pinta ahora, ¿a que sí? Me hacía vomitar bastante. Pero estoy vivo. Y me alegro de estar vivo. Eso es lo único que importa, aunque necesito que vuelvan a darme el carnet de conducir. Sólo saco un beneficio de sesenta y cinco libras por semana. Vivir con eso no es precisamente fácil.

Accedí a pedirle a su médico de cabecera que lo enviara a un especialista en epilepsia. Pensé, y no por primera vez, en lo triviales que eran los problemas que yo pudiese tener en comparación con los de mis pacientes, y me sentí avergonzado y un poco decepcionado conmigo mismo porque aun así siguieran preocupándome. Cabría esperar que ser testigo de tanto dolor y tanto sufrimiento lo ayudaría a uno a ver sus propias dificultades con perspectiva, pero, por desgracia, no es así.

El último paciente era una mujer de treinta y tantos con una neuralgia del trigémino grave. La había operado el año anterior, y creía recordar que había vuelto unos meses después con dolor recurrente —la cirugía falla algunas veces—, pero no conseguía acordarme de lo que había pasado después. Hojeé la historia clínica y no conseguí encontrar nada que me fuera de ayuda. Preparé un discurso de disculpa, esperando que el dolor y la decepción la hicieran tener un aspecto lamentable. Sin embargo, cuando la vi, la encontré muy distinta. Me sorprendí de la buena cara que tenía.

—Desde la operación he estado perfectamente —declaró.

—Pero... ¡yo creía que el dolor había vuelto! —exclamé.

—¡Por eso volvió a operarme!

—¿De verdad? Ay, tendrá que disculparme... Veo a tantos pacientes que a veces uno olvida dónde y con quién está...

Cogí su historia clínica del montón y me pasé varios minutos tratando de encontrar algún dato sobre esa segunda intervención, pero fue en vano. Del fajo de papeles de varios centímetros de grosor sobresalía una etiqueta marrón... de uno de los pocos documentos que la fundación hospitalaria ha diseñado de forma que se encuentren con facilidad.

—¡Ah! —exclamé—. Mire esto. Es posible que no sea capaz de encontrar el informe quirúrgico, pero sí puedo decirle que el veintitrés de abril excretó usted un zurullo tipo cuatro...

Le mostré la elaborada tabla de deposiciones del hospital, coloreada con un marrón oscuro muy apropiado, en la que cada página venía con una pequeña guía ilustrada de forma muy gráfica con los siete tipos diferentes de excrementos, según la clasificación de heces realizada, según la propia guía, por un tal doctor Heaton de Bristol.

La paciente miró el documento con cara de incredulidad, y acto seguido se echó a reír.

Le señalé que al día siguiente había excretado heces de tipo 5 —«pequeños terrones, como nueces», según el tal doctor Heaton— y le mostré la ilustración correspondiente. Le dije que, como cirujano, me importaban una mierda sus evacuaciones, aunque estaba claro que la dirección de la fundación hospitalaria las consideraba una cuestión de gran importancia.

Nos reímos juntos durante un buen rato. Cuando la había conocido, sus ojos habían perdido el brillo debido a los muchos calmantes que se veía obligada a tomar, y, cuando intentaba hablar, el dolor atroz que sentía le contraía toda la cara. Pensé que ahora se veía radiante y guapísima. Se levantó para marcharse y fue hacia la puerta, pero entonces dio media vuelta y me dio un beso.

—Confío en no volver a verlo nunca más —dijo.

—Lo comprendo muy bien —contesté.

Agradecimientos

Espero que mis pacientes y colegas me perdonen por haber escrito este libro. Aunque las historias que cuento son todas verdaderas, he cambiado muchos detalles para preservar la confidencialidad siempre que ha sido necesario. Cuando estamos enfermos, el sufrimiento es sólo nuestro y de nuestras familias, pero para los médicos que se ocupan de nosotros se trata sólo de una más entre muchas historias similares.

Mi agente, el sensato Julian Alexander, y mi excelente correctora, Bea Hemming, me han ayudado enormemente. ¡El libro habría sido mucho peor sin su guía! Varios amigos tuvieron la amabilidad de leer borradores del manuscrito y hacer sugerencias valiosísimas, en especial Erica Wagner, Paula Milne, Roman Zoltowski y mi hermano Laurence Marsh. Geoffrey Smith no sólo fue responsable de un documental maravilloso y de mucho éxito sobre Igor y sobre mí, *El cirujano inglés*, sino que desempeñó un papel muy importante en la evolución del libro. Durante mis veintisiete años como especialista en neurocirugía, he tenido la buena fortuna de tener como secretaria a Gail Thompson, cuyo apoyo y eficacia y la forma en que vela por los pacientes no tienen rival.

Este libro nunca se habría escrito sin el amor, los consejos y los ánimos de mi esposa Kate, que además dio con el título. Y es a ella a quien está dedicado.

Índice